RENTI JISHENGCHONGXUE
SHIYAN JISHU ZHINAN JI CAISE TUPU

人体寄生虫学
实验技术指南及彩色图谱

张瑞琳◎主编

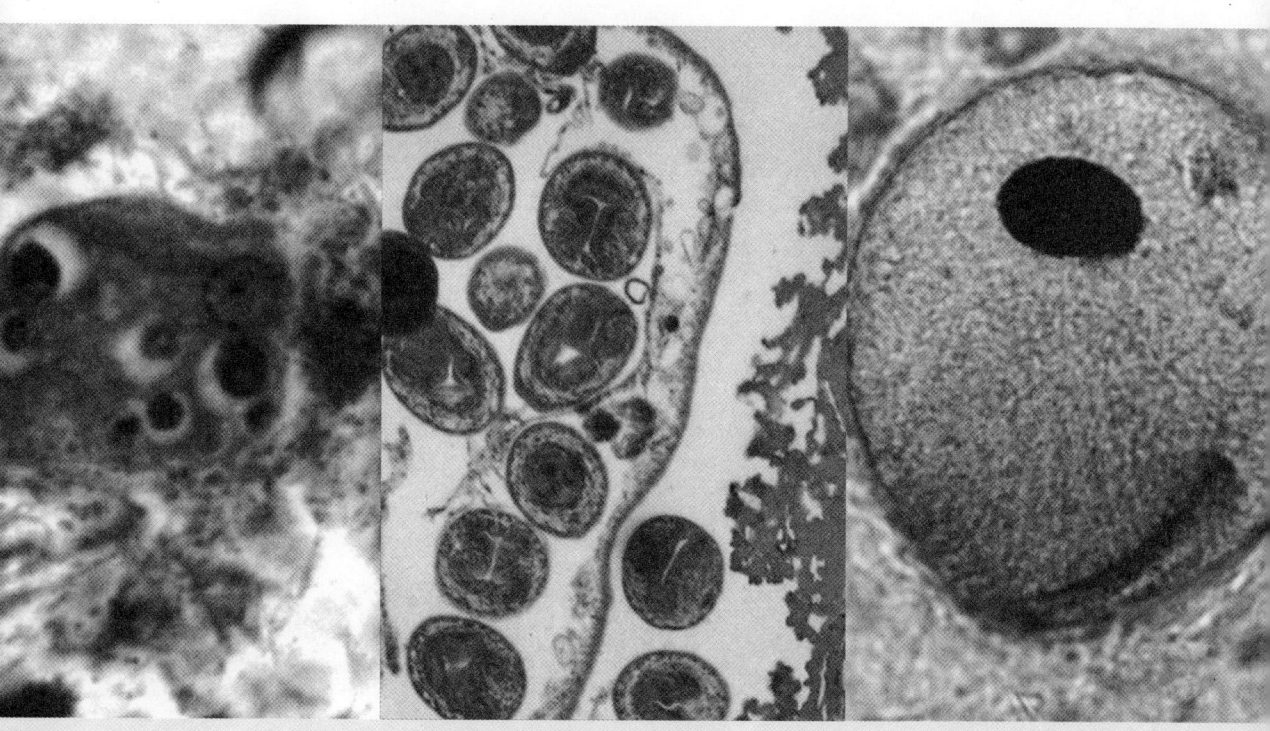

中山大学出版社
·广州·

版权所有　翻印必究

图书在版编目（CIP）数据

人体寄生虫学实验技术指南及彩色图谱/张瑞琳主编.—广州：中山大学出版社，2013.6
ISBN 978-7-306-04563-8

Ⅰ.①人… Ⅱ.①张… Ⅲ.①医学—寄生虫学—实验—图谱 Ⅳ.①R38-33

中国版本图书馆 CIP 数据核字（2013）第 114490 号

出 版 人：徐　劲
策划编辑：赵丽华
责任编辑：赵丽华
封面设计：曾　斌
责任校对：张礼凤
责任技编：何雅涛
出版发行：中山大学出版社
电　　话：编辑部 020-84111996，84113349，84111997，84110779
　　　　　发行部 020-84111998，84111981，84111160
地　　址：广州市新港西路 135 号
邮　　编：510275　　　　传　真：020-84036565
网　　址：http://www.zsup.com.cn　E-mail：zdcbs@mail.sysu.edu.cn
印 刷 者：广东省农垦总局印刷厂
规　　格：787mm×960mm　1/16　12 印张　250 千字
版次印次：2013 年 6 月第 1 版　2013 年 6 月第 1 次印刷
印　　数：1～1000 册　　定　价：22.00 元

如发现本书因印装质量影响阅读，请与出版社发行部联系调换

《人体寄生虫学实验技术指南及彩色图谱》编写人员

主　　　编：张瑞琳

主　　　审：陈省平

秘　　　书：侯春莲

图片拍摄处理：张瑞琳　陈穗君　梁　炽

参 编 人 员：（以编写中首次出现姓名的先后为序）

　　　　　　张瑞琳（中山大学中山医学院病原生物学实验室）

　　　　　　陈穗君（中山大学中山医学院医学标本馆）

　　　　　　李美玉（中山大学中山医学院病原生物学实验室）

　　　　　　袁广明（中山大学中山医学院形态学实验室）

　　　　　　胡黎平（中山大学中山医学院形态学实验室）

　　　　　　吴金浪（中山大学中山医学院电子显微镜实验室）

　　　　　　黄锦桃（中山大学中山医学院病原生物学实验室）

　　　　　　朱兆玲（中山大学中山医学院病原生物学实验室）

　　　　　　侯春莲（中山大学中山医学院形态学实验室）

　　　　　　梁　炽（中山大学中山医学院寄生虫学教研室）

前　言

　　《人体寄生虫学实验技术指南及彩色图谱》是中山大学医学实验教学中心从事相关实验技术工作的结晶。主要参编人员总结了人体寄生虫学实验教学工作30多年来的实践经验，以及中山医学院寄生虫学教研室老一辈专业人员的经验，整合形态学切片技术，编写了本书。全书包括医学原虫、医学蠕虫、医学节肢动物、寄生虫切片、寄生虫超薄切片等实验技术；病原学诊断技术、免疫学检测技术、动物实验基本知识、实验室生物安全等章节，内容涉及常见人体寄生虫实验标本的采集、保存、制作技术；实验教学中常用的寄生虫动物模型构建、人工培养和饲养等实验技术；寄生虫组织切片制作技术；寄生虫的病原学检查操作方法、免疫学检测操作方法及其基本原理。此外，本书还按照实验教学的先后顺序和进度，编入了在实验教学中常见的人体寄生虫相关彩图276幅。

　　本书编写过程中，得到了寄生虫学教研室柯小麟教授、李桂云教授、詹希美教授、钟作良副教授和李道宁主任技师等寄生虫学界老前辈的支持和鼓励；同时，也得到了中山医学院吴忠道副院长、陈省平副院长等相关领导的支持和鼓励；并得到中山大学实验教学研究（改革）基金（编号：YJ201123）和广东省科技计划项目（编号：2012B060400011）的资助支持，特在此致谢。

　　由于编者水平有限，难免有不妥之处，敬请广大读者、各位专家和同仁批评指正。

编者
2012年9月

目　录

第一章　概述 ··· 1
　第一节　人体寄生虫教学标本的种类 ··· 1
　　一、液浸标本 ··· 1
　　二、干制标本 ··· 1
　　三、玻片标本 ··· 1
　第二节　寄生虫标本的采集、保存、制作和邮寄 ·························· 2
　　一、标本的采集 ··· 2
　　二、标本的保存与制作 ·· 3
　　三、标本的邮寄 ··· 4
　第三节　寄生虫标本制作的一般原理 ··· 5
　　一、标本的固定 ··· 5
　　二、染色 ·· 9
　　三、脱水 ·· 14
　　四、透明 ·· 15
　　五、标本封固 ·· 16

第二章　医学原虫 ··· 18
　第一节　肠道、腔道原虫的采集、检查、标本制作、培养与保存 ········ 18
　　一、采集标本 ·· 18
　　二、新鲜标本检查法 ··· 19
　　三、永久标本制片法 ··· 19
　　四、活组织及其他标本检查 ··· 21
　　五、保存 ·· 21
　　六、溶液与染液的配制 ··· 22
　　七、培养 ·· 22
　　八、实验动物模型的构建 ··· 25
　　九、低温冷冻保存与复苏 ··· 26
　第二节　血内寄生原虫的采集、检查、标本制作、培养与保存 ········· 27
　　一、疟原虫 ·· 27
　　二、锥虫 ·· 29
　第三节　其他组织器官原虫的采集、检查、标本制作、培养与保存 ······ 30
　　一、杜氏利什曼原虫 ··· 30

二、弓形虫 …… 31
三、卡氏肺孢子虫（卡氏肺囊菌）…… 32

第三章　医学蠕虫 …… 35

第一节　蠕虫成虫的采集、保存及标本制作 …… 35
一、蠕虫成虫的采集 …… 35
二、蠕虫成虫的固定及保存 …… 36
三、蠕虫成虫的染色和制片 …… 36

第二节　蠕虫幼虫的采集、保存及标本制作 …… 40
一、吸虫幼虫 …… 40
二、绦虫幼虫 …… 43
三、线虫幼虫 …… 45

第三节　蠕虫卵的采集、保存及标本制作 …… 46
一、蠕虫卵的采集 …… 46
二、蠕虫卵的保存 …… 48
三、蠕虫卵的玻片标本制作 …… 48

第四节　蠕虫液浸瓶装标本的制作 …… 49
一、器材和试剂 …… 49
二、标本装置方法及步骤 …… 49

第五节　常见蠕虫动物模型构建及虫体传代培养技术 …… 53
一、华支睾吸虫 …… 53
二、并殖吸虫 …… 55
三、日本血吸虫 …… 56
四、布氏姜片吸虫 …… 58
五、包生绦虫（棘球蚴模型）…… 59
六、缩小膜壳绦虫 …… 60
七、猪囊尾蚴培养 …… 61
八、钩虫 …… 61
九、马来丝虫 …… 62
十、旋毛形线虫 …… 63
十一、蛔虫幼虫 …… 64
十二、广州管圆线虫 …… 65

第四章　医学节肢动物 …… 67

第一节　实验物品的准备 …… 67
一、器材与试剂 …… 67
二、采集 …… 69
三、毒杀 …… 69

四、保存 69
　　五、玻片标本制作 70
第二节　蜱类标本 71
　　一、采集、饲养 71
　　二、固定与保存 72
　　三、成虫玻片标本制作 73
第三节　螨类 73
　　一、革螨 73
　　二、恙螨 74
　　三、疥螨 75
　　四、蠕形螨 76
　　五、尘螨 76
第四节　蚊 77
　　一、采集 77
　　二、饲养 78
　　三、保存 80
　　四、标本制作 81
第五节　蝇 83
　　一、采集、饲养 83
　　二、保存与标本制作 85
第六节　白蛉 86
　　一、采集 86
　　二、保存与标本制作 86
第七节　蚤 87
　　一、采集、饲养 87
　　二、保存与标本制作 87
第八节　虱 88
　　一、采集 88
　　二、保存与标本制作 88
第九节　臭虫 89
　　一、采集 89
　　二、保存与标本制作 89
第十节　蜚蠊（蟑螂） 89
　　一、采集、饲养 89
　　二、保存与标本制作 90

第五章　寄生虫组织切片技术 91
　第一节　组织切片的原理 91
　　一、石蜡切片技术 91

二、冰冻切片技术 … 94
第二节　组织切片操作步骤 … 95
　　一、石蜡切片操作步骤 … 95
　　二、冰冻切片操作步骤 … 97

第六章　寄生虫超薄切片技术 … 98
第一节　处理标本 … 98
　　一、取材 … 98
　　二、固定 … 98
　　三、脱水 … 101
　　四、渗透与包埋 … 102
第二节　超薄切片与染色 … 102
　　一、超薄切片 … 102
　　二、切片染色 … 104
　　三、透射电镜样品操作步骤 … 105

第七章　病原学诊断技术 … 106
第一节　粪便及其他分泌物、排泄物的检查 … 106
　　一、粪便检查 … 106
　　二、肛周虫卵检查 … 110
　　三、排泄物与分泌物等标本的检查 … 110
　　四、其他组织器官检查 … 113
第二节　血液检查 … 115

第八章　免疫学检测实验技术 … 118
第一节　寄生虫特有的免疫学检测技术 … 118
　　一、环卵沉淀试验 … 118
　　二、环蚴沉淀试验 … 119
　　三、尾蚴膜反应试验 … 120
　　四、弓形虫染色试验 … 120
第二节　其他常用免疫学检测技术 … 121
　　一、皮内试验 … 121
　　二、挑刺试验 … 122
　　三、间接血凝试验 … 122
　　四、间接荧光抗体试验 … 123
　　五、对流免疫电泳试验 … 124
　　六、酶联免疫吸附试验 … 125
　　七、免疫印迹试验 … 126

第三节　免疫组织化学技术 ·················· 128
　　　　一、实验操作过程 ······················ 128
　　　　二、免疫酶染色试验 ···················· 130

第九章　动物实验的基本知识 ················ 132
　　第一节　常用实验动物 ······················ 132
　　第二节　实验动物操作技术 ·················· 132
　　　　一、实验动物的抓取与固定方法 ·········· 132
　　　　二、实验动物编号与标记方法 ············ 134
　　　　三、实验动物除毛法 ···················· 135
　　　　四、实验动物麻醉方法 ·················· 136
　　　　五、实验动物的血液采集 ················ 137
　　第三节　实验动物的安死术 ·················· 140
　　　　一、安死术的概念 ······················ 140
　　　　二、采用安死术必须符合的条件 ·········· 140
　　　　三、安死术的常用方法 ·················· 141
　　第四节　实验动物的伦理与福利 ·············· 141
　　　　一、实验动物伦理与福利的概念 ·········· 141
　　　　二、实验动物福利与"3R"原则 ·········· 142

第十章　实验室生物安全 ···················· 143
　　第一节　实验室的安全制度与管理 ············ 143
　　　　一、建立管理组织 ······················ 143
　　　　二、制定安全规章制度 ·················· 143
　　　　三、贯彻安全规章制度，树立普遍防御意识 ·· 144
　　第二节　实验人员的安全管理 ················ 144
　　　　一、安全教育 ·························· 144
　　　　二、健康管理 ·························· 144
　　　　三、意外损伤防护 ······················ 145
　　第三节　实验动物安全管理 ·················· 145
　　　　一、人畜共患病的防护 ·················· 145
　　　　二、动物健康管理 ······················ 146
　　第四节　实验室安全操作技术 ················ 146
　　　　一、注射器的安全操作 ·················· 146
　　　　二、吸管的安全操作 ···················· 147
　　　　三、菌（毒）种接种安全操作 ············ 147
　　　　四、离心物品的安全操作 ················ 147
　　　　五、避免操作中产生气溶胶 ·············· 148

六、实验室内及时有效消毒 ······ 148
七、废弃物及动物尸体的无害化处理 ······ 148
八、其他注意事项 ······ 149
九、实验室生物安全术语 ······ 149

主要参考文献 ······ 151

附录 常见人体寄生虫相关彩色图谱 ······ 155
附图1：华支睾吸虫 ······ 156
附图2：片形吸虫 ······ 157
附图3：并殖、狸殖吸虫 ······ 158
附图4：血吸虫 ······ 160
附图5：绦虫成虫、节片 ······ 162
附图6：绦虫卵、幼虫 ······ 163
附图7：细粒棘球绦虫（包生绦虫）幼虫 ······ 164
附图8：绦虫中间宿主、病变液浸标本 ······ 165
附图9：蛔虫、鞭虫 ······ 166
附图10：钩虫、粪类圆线虫 ······ 167
附图11：旋毛虫、广州管圆线虫 ······ 169
附图12：蛲虫、丝虫 ······ 170
附图13：肠道、腔道等原虫 ······ 171
附图14：疟原虫等原虫 ······ 173
附图15：蚊 ······ 175
附图16：蝇、白蛉 ······ 176
附图17：蜱、螨 ······ 177
附图18：虱、蚤、臭虫 ······ 178

第一章 概 述

第一节 人体寄生虫教学标本的种类

根据人体寄生虫标本的保存和制作方法的不同，寄生虫实验教学标本可分为以下几类。

一、液浸标本

保存在药液中的标本称为液浸标本。例如，较大的猪、牛带绦虫，棘球蚴，蛔虫等蠕虫；鱼类、溪蟹、蝲蛄等中间宿主；血吸虫病患者的肝、肠病变，肺吸虫病肺脏病变，阿米巴病肝、肠病变等与寄生虫有关的病变组织；以及蟑螂、蜘蛛、蝎子、蜱类等大型医学节肢动物均可制成液浸标本。常用的保存液主要为5%～10%福尔马林液。

二、干制标本

经过防腐处理干燥后的标本称为干制标本。例如，蚊、蝇等有翅昆虫的成虫；扁卷螺、川卷螺、钉螺、纹沼螺等吸虫的中间宿主螺类和甲壳类动物等。制作干制标本的关键是注意防潮、防霉、防蛀以避免标本受损。

三、玻片标本

将寄生虫或相关宿主标本封存在载玻片和盖玻片之间，或涂布在载玻片上，以保存这些标本的完整性和特殊性，便于在显微镜、解剖镜下观察。如原虫、蠕虫的卵、幼虫和成虫，或虫体的某一部分以及医学节肢动物的虫卵、幼虫和成虫。玻片标本又分为临时玻片标本和永久玻片标本两类，临时玻片标本仅在实验教学中供学生在临时观察病原体或某些特征时使用，不能长期保存；永久玻片标本可长期保存、使用，但制作过程较复杂，一般需要经过固定、染色、分色、脱水、透明和封固等步骤。按其性质和制作方式的不同，分为以下几类：

（一）整封标本

体形较小的蠕虫、医学节肢动物或虫体的某一部分，以及寄生虫生活史各期幼虫和虫卵等，均可封藏于载玻片和盖玻片之间制成封片标本。例如，吸虫成虫、幼虫，绦虫节片，囊尾蚴，线虫幼虫，蜱，螨，蚤，虱，白蛉等。

（二）涂片标本

血液、骨髓液、组织内的寄生虫、肠道和腔道内的原虫、培养液中的病原体均可随同血液、组织液、培养液和排泄物直接涂于载玻片上，制作成涂片标本，如疟原虫、利什曼原虫、阴道毛滴虫、阿米巴原虫、蓝氏贾第鞭毛虫等。

(三) 切片标本

寄生在各组织或器官的寄生虫均可制作成切片标本，染色、封固于载玻片与盖玻片之间，有利于虫种的鉴定和细微结构的观察。例如，寄生在人体各部位的曼氏迭宫绦虫裂头蚴，寄生在横纹肌的旋毛虫囊包幼虫，沉积在肝、肠组织中的血吸虫卵，以及肝、肠等组织中寄生的阿米巴原虫等。

第二节　寄生虫标本的采集、保存、制作和邮寄

寄生虫标本的采集、固定、保存、制作和邮寄是人体寄生虫学实验教学和研究工作中需要掌握的基本技术之一。我们根据实验教学或科学研究的需要，将采集回实验室的各类寄生虫标本进行相应的处理，以达到所需目的。熟练掌握这些实验技术的基本知识和基本技能，有利于实验教学的顺利进行并确保教学质量，同时也有利于科研工作的开展。

一、标本的采集

人体寄生虫包括体内寄生虫和体外寄生虫，采集标本之前，应先了解这些寄生虫的形态、生活史、寄生部位、生活习性、地域分布等特点，以保证采集工作的顺利进行。

(一) 体内寄生虫的采集

体内寄生虫的寄生部位因虫种而异，有的寄生于人体的肠道、腔道，有的寄生于血液、淋巴管、骨髓，还有的寄生于肌肉、肝、肺、脑等器官组织内。寄生在肠道、腔道内的原虫滋养体或包囊、蠕虫虫卵及某些种类的成虫或幼虫，可从其寄生部位的排泄物或分泌物中获取；寄生于肠道内的蠕虫成虫则需服用驱虫药物驱出虫体后收集；血液及骨髓内的寄生虫则通过抽血或抽取骨髓液收集。一般寄生于肝、肺、脑等器官及肌肉组织内的寄生虫则多靠活组织检查、尸体解剖、动物解剖，以及人工构建实验动物模型来收集。近年来，通过构建实验动物模型收集实验教学标本是本实验室最重要的标本来源之一。例如，本实验室构建的肝吸虫、肺吸虫、血吸虫、曼氏迭宫绦虫、包生绦虫、旋毛形线虫、卡氏肺孢子虫、鼠疟原虫等动物模型，为实验教学标本的收集提供了方便，同时也为实验寄生虫课程的顺利开展提供了丰富的实验材料。

(二) 体外寄生虫的采集

体外寄生虫主要寄生在人和动物宿主的体表，或栖息在动物的养殖栖息场地、洞穴、鸟巢，甚至遍布动物的滋生场所。采集标本时可从动物的体表获取或在其孳生地和栖息场所收集，如在牛棚、猪栏采集成蚊，在稻田、水塘采集蚊幼虫；或捕获动物收集，如捕获鼠类，可收集蜱、螨、蚤类等；也可通过人工饲养或构建动物模型获取寄生虫生活史发育过程中的某个时期的虫体或各时期虫体，如我们在实验室饲养家猫，可获取大量的蚤类生活史各期虫体；饲养蚊、蝇、蟑螂也可获取这些寄生虫生活史各期的虫

体；构建人工生态室采集华支睾吸虫第一、二中间宿主阳性螺、阳性鱼等。

（三）采集标本注意事项

1. 采集记录

正确的采集记录应包括标本名称、采集地点、日期、标本来源、宿主种类、寄生部位和采集人的姓名等。对医学节肢动物标本，应详细记录采集场所的情况及气候条件等。

2. 保存标本的完整性

采集标本时操作要细致，应尽量避免损坏标本的任何构造。例如，昆虫标本的足、翅、体毛和鳞片等均为分类的重要依据，故标本须力求完整，最好无残缺。

3. 防止感染

采集前必须了解各种寄生虫的感染时期；采集过程中，必须采取适当的防护和消毒措施。如解剖动物或尸检时，需按照实验室生物安全相关要求做好个人防护，使用过的器具和实验台必须消毒清洗；采集钉螺、解剖钉螺和感染动物时，应预防血吸虫尾蚴侵入皮肤；采集病媒节肢动物时，应防止被叮咬；进入疟区采集疟原虫标本时，要使用驱避剂、服用防疟药物等。

二、标本的保存与制作

新采集的标本可能粘有污物，需将污物清洗干净后，再根据实验教学或其他实验的需要进行相应的处理。

从体内或体外采集所获得的寄生虫标本，须按其寄生虫的种类、大小、性质和制作的要求，对不同的标本尽快进行相应的处理。

（一）培养或人工饲养

对采获的标本如果要进行培养或人工饲养，应在虫体活力较好的时候，立即用生理盐水清洗干净，再用消毒生理盐水清洗多次，选择虫体发育所需条件进行培养或饲养，尽量避免虫体死亡。如果是从临床患者的分泌物中采集到的标本，如阴道毛滴虫、口腔毛滴虫等，须迅速接种到预先准备好的培养基内，放入恒温箱内进行培养。如果因当时条件所限不能及时接种，或采集时温度较低，则需预放在 35～37 ℃条件下临时保存。

（二）制作瓶装标本

清洁→固定→保存→装入标本瓶（或标本缸）→封盖→贴标签，是制作瓶装标本的基本过程。即先将虫体或组织器官表面黏附的污物洗净，置于生理盐水中清洗，然后按标本的特点选择玻璃固定容器，以及合适的固定液分别进行固定，并依据标本的大小固定 24～72 h 后更换保存液（或水洗后再更换保存液），经多次更换至容器内的保存液清澈，选择大小合适的玻璃或有机玻璃标本瓶（或缸），将标本放入，使病变部位或虫体特征突出，再加入保存液，封闭瓶口，贴上标签即可供教学使用。

(三) 制作干制标本

实验教学中常见的干制标本主要有纹沼螺、长角涵螺、川卷螺、扁卷螺、钉螺、锥实螺、福寿螺、溪蟹、蝲蛄等淡水螺类和甲壳类，蚊、蝇、蟑螂等医学节肢动物。对清洁干净的标本进行干燥处理、防腐处理，选择合适的标本容器，再把标本放入容器内，调整好标本的位置，盖上瓶盖或塞子，用石蜡封口，贴上标签即可使用。注意：蚊、蝇、蟑螂等医学节肢动物标本需加复方樟脑粉等防霉、防蛀、防潮的试剂后才能封口。

(四) 制作玻片标本

清洁→固定→洗涤→染色→分色→脱水→透明→封固→贴标签，是制作玻片标本的基本过程。即先将待制作的虫体置于生理盐水中反复清洗干净，用毛笔轻轻将虫体表面的污物去除，如果虫体消化道内的食物过多，可饲养数小时使其排泄或消化后再进行固定。如因特殊情况不能及时处理，应立即将标本放入冰箱内，但时间不易过久，以免虫体蛋白变性而影响制作效果。虫体经固定后，再置于合适的保存液（固定液）内保存，待染色。如肝吸虫、肺吸虫、姜片吸虫、肝片形吸虫等吸虫标本，固定前需在两块玻璃之间加压，使虫体处于合适的平整状态后，再滴加固定液在玻璃之间进行固定，依据虫体厚薄大小固定 $4\sim 8$ h 后，在微量流水冲洗的条件下，将虫体从玻璃之间取出处理后进行染色。如果选择劳氏液固定标本，需进行脱汞、脱碘处理才能进行染色。标本染色后需进行分色，然后经 70%，80%，90%，95% 的乙醇及无水乙醇脱水；二甲苯透明；用中性树胶封固在载玻片与盖玻片之间，阴干后供教学或科研使用。

三、标本的邮寄

标本邮寄前，必须按生物安全相关要求及其不同种类分别包装，才能交邮递公司运送。不同标本的包装和邮寄方法如下：

(一) 液浸标本

凡保存于乙醇或福尔马林等固定液中的标本，可置于大小适当的玻璃瓶或塑料瓶内，附上用铅笔写的标签，加满保存液，并用棉花填塞空隙，以防液体因震荡而损伤标本。盖紧瓶塞，再用石蜡封口。邮寄时，需用棉花或海绵或纸包裹在瓶（管）外，再装入邮寄箱内，四周用废纸填充后交专业物流公司运送。如果邮寄非瓶装标本，则将标本从保存液中取出，用浸湿保存液的棉花包裹标本，放入多层保鲜袋内封口，再置邮寄箱内邮寄。

(二) 干制标本

邮寄节肢动物标本时，将单个标本装入玻璃管内，或多个标本存放于玻璃瓶（管）或昆虫盒内，分别贴上标签，盖严瓶盖（塞），用石蜡封口或用胶纸封盒盖，再用纸包裹好即可放入邮寄箱内，用废纸填充好空隙即可交邮局或物流公司投递。邮寄螺类的干制标本时，先将待寄的螺类放入管或瓶内，盖紧瓶盖，用胶纸封好口，再用纸包裹好即可放入邮寄箱内邮寄。

（三）玻片标本

将待寄标本插在标本盒内，上下用纸垫好，在玻片之间用软纸或棉花塞紧即可放入邮寄箱内。也可将每两张玻片背对背，然后在玻片两端用厚纸片或海绵隔开，每20～30张玻片用线扎紧，用纸包好，再扎紧即可放入邮寄箱内，箱内不能有任何松动，以避免损坏标本。

（四）活体标本

活钉螺可放入竹筒内，或有孔的塑料管内直接特快专递，或装在网纱袋内放入小木盒特快专递；活蚊卵须先将产在滤纸上的蚊卵置室温中经48 h发育后，将带有蚊卵的湿滤纸放在海绵薄膜塑料袋里直接装入信封特快专递；寄蜱螨类标本时，可取一个广口瓶，放入湿润沙土和一团皱滤纸以利其在滤纸上停息，将待寄的活标本放入瓶中，用棉塞轻塞瓶口。另取一较大的广口瓶，瓶底置湿棉花，将装有蜱螨的小瓶放入大瓶内，塞上留有小孔的软木塞，使空气流通，放入邮寄箱内，在邮寄箱四周打些小空，避免虫体窒息死亡。寄阿米巴培养管或其他原虫培养管时，先用棉花或海绵将培养管包裹好，再放入较大的塑料瓶内邮寄。一般温度在25～30 ℃之间，均可存活3～5 d。

第三节　寄生虫标本制作的一般原理

寄生虫标本的制作方法较多，但其基本制作过程相似，制作玻片标本一般要经过固定、染色、分色、脱水、透明和封固等步骤。现简介如下：

一、标本的固定

（一）固定的目的

固定是将新鲜的寄生虫或宿主组织器官等标本放入固定液内，标本的形态结构和组织成分被化学试剂固定后能够保持原有的姿态，与生活时相仿，以达到防止细胞自溶、蛋白变性和组织腐败的目的；沉淀和凝固细胞内物质，如使蛋白质、脂肪、糖、酶类等成分产生不同的折光率，使这些物质通过染色后易于识别细胞的结构；同时，使组织硬度增加防止变形等。另外，有些固定剂具有助染的作用，可与细胞的蛋白质结合，也能与染料相结合，促使细胞各部着色清晰。

（二）固定的方法

主要用物理法和化学法固定标本。物理法可选用加热、冰冻或干燥等方法，化学法可选用甲醛、乙醇和某些化学试剂配制的混合固定剂。由于细胞具有多种成分和结构，在用化学方法固定时，用单一固定剂固定效果往往不理想，因而常用两种以上试剂配成混合固定剂，以达到令人满意的固定效果。每种固定剂各有其优点和不足，与随后进行的染色有密切的关系，因此应针对拟选用的染色液来选择合适的固定液。

（三）固定剂的性质与作用原理

1. 固定剂的性质

固定剂分为还原剂和氧化剂两类，如甲醛、乙醇、甲醇等属于还原剂，苦味酸、重铬酸钾、锇酸等属于氧化剂。还原剂和氧化剂一般不可混合使用。另外，固定剂对蛋白质的作用有所不同，有的使蛋白沉淀，如乙醇、升汞、苦味酸等；有的不能沉淀蛋白质，如甲醛、重铬酸钾等。

2. 固定剂的作用原理

一种良好的固定剂必须具备以下条件：
（1）能够迅速穿透组织，并防止细胞自溶和腐败。
（2）能使细胞内的各种成分凝固为不溶解和不变形的物质。
（3）使虫体和组织基本保持原来的大小。
（4）硬化组织的程度适中，既不变性又便于制作标本。
（5）能增加细胞内含物的折光率，有利于鉴别。
（6）增加媒染作用及染色能力，并起到保存作用。

（四）固定剂的种类及标本固定

在制作寄生虫教学标本过程中，常用于配制固定液的试剂主要有甲醛、乙醇、甲醇、氯化汞、苦味酸、冰乙酸、氯仿、丙酮等。可根据实验材料的性质及制作标本的要求选择较为满意的固定液，将需要固定的标本放入其中进行固定。一般情况下，标本与固定液的比例为1：（20～30），有些标本需要稍加热后再进行固定，如寄生虫虫卵、血吸虫毛蚴等，以保持标本与固定前的形态结构相近。固定液分为单纯固定液和混合固定液两类，混合固定液由两种以上的试剂配合而成。关于固定液的种类和配制下文将作详细介绍。

（五）单纯固定液

1. 甲醛（fomaldehyde）

甲醛为一种无色液体，溶于水称甲醛水溶液或福尔马林液。固定和保存时所用的溶液是指福尔马林的百分比，市售甲醛为37%甲醛水溶液，在实验中稀释时当作100%的溶液使用。37%甲醛水溶液易挥发，有强烈的刺激性气味。由于甲醛是一种强还原剂，一般不可与氧化剂混合使用。甲醛水溶液有很强的杀菌力，是较好的防腐保存液，可保存大块组织和大型虫体。但甲醛水溶液不能使白蛋白和核蛋白凝固或沉淀，而对脂肪、神经的固定效果很好，常用10%的中性甲醛水溶液固定此类细胞，在测定细胞内DNA含量时，也常用此液固定。经甲醛水溶液固定的细胞，对碱性染剂的染色效果要比酸性染剂好，故对细胞核的染色也较细胞质为佳。

通常所用的甲醛水溶液必须呈无色透明状，若储藏较久或暴露于日光或在低温下存放，会变成混浊状，甚至变为白色胶冻状沉淀物，称为多聚甲醛（paraformaldehyde），因其是变性的甲醛水溶液，而不宜作为固定剂使用，但加少许甘油可使其聚合（沉淀物加热）。

一般采用以下方法配制，以使甲醛水溶液的 pH 值保持在 7.0 左右（中性甲醛水溶液）：甲醛水溶液 10 mL，蒸馏水 90 mL，磷酸二氢钠（$NaH_2PO_4 \cdot H_2O$）4 g，磷酸氢二钠（Na_2HPO_4）0.5 g。常用于固定和保存标本的浓度为 5%～10% 甲醛水溶液，小型寄生虫和小块组织（1.5 cm×1.5 cm×0.2 cm）在 5%～10% 甲醛水溶液中固定数小时即可，大型虫体和大块组织则需固定 24～48 h。

2. 乙醇（ethyl alcohol）

俗称酒精，为无色液体，能与水在任何比例下混合。乙醇作为还原剂，很容易被氧化为乙醛，再转变为乙酸，故不能与氧化剂混合使用。乙醇具有固定、保存标本及脱水的作用，一般采用 50%～100% 的乙醇浓度对标本进行脱水。由于高浓度的乙醇易使组织收缩变硬，一般标本只保存在 70% 乙醇中，且因乙醇较难渗入组织内部，不宜固定大块组织。乙醇可沉淀白蛋白、球蛋白、核蛋白，前二者所生成的沉淀不溶于水，后者所生成的沉淀能溶于水，因此，经乙醇固定的标本对于细胞核的染色较差。乙醇浓度在 50% 以上时，可溶解脂肪和类脂体，并能溶解血色素及损坏其他多种色素，如需要表明这些色素存在时，不能用乙醇作为固定剂。

3. 甲醇（methyl alcohol）

又称木醇，是一种无色液体，易燃，有毒。其固定性能与乙醇相同，主要用于固定血液、骨髓液、组织渗出液等液体制作的涂片标本，固定时间为 1～3 min，固定完即可进行染色。

4. 升汞（mercuric chloride）

又称氯化汞，为白色粉末，有剧毒，以针状结晶为最纯。氯化汞能升华，对黏膜有腐蚀作用，其 7%～8% 水溶液即为饱和溶液，pH 值为 3.2。可溶于 70% 乙醇，还可溶于醚、乙酸等。常用浓度为接近饱和的 5% 水溶液。其穿透力较弱，通常用于固定小型标本，对所有蛋白质（包括核蛋白）均有强烈的沉淀作用，用此液固定的标本能够较好地接受卡红、苏木精等染液的染色。升汞能使组织收缩，很少单独使用，多与冰乙酸及甲醛混合使用。升汞还是组织切片技术中，特别是研究原生动物及寄生虫的主要化学试剂。

用升汞固定的组织常有针状和无定形的结晶出现，前者一般认为是氯化亚汞（甘汞）的沉淀物，后者可能是金属汞，这些沉淀物的产生可能是升汞与组织内磷化物作用的结果。凡使用含有升汞的固定液固定的标本，应先将沉淀物冲洗干净后才能染色。其冲洗方法为：先根据配制溶液的性质用水或乙醇冲洗，再转入 0.3%～0.5% 碘酒（用 70% 乙醇配制）中浸泡，使其转化为碘化汞，再移入 70% 乙醇中除去碘化汞，反复多次置换乙醇，至浸泡过夜后，乙醇颜色仍为清晰无色时，即可保存于 70% 乙醇中待染色。

5. 苦味酸（picrc acid）

为有毒黄色结晶，是一种极强的酸，味苦，干粉易于燃烧和爆炸，一般以含水量 35% 包装，在实验室内可配成饱和溶液备用。苦味酸一般不单独使用，常与甲醛、乙酸等混合使用。固定组织时间不宜过久，否则会影响碱性染色剂的染色效果。常用饱和苦味酸水溶液作为实验动物的体外标记染色剂。

6. 冰乙酸（glacial acetic acid）

又称冰乙酸，是一种有强烈的刺激性酸味的无色液体，在 16.7 ℃ 以下就会凝结成冰状固体，故名冰乙酸。冰乙酸能与不同比例的水和乙醇混合使用，用于固定标本的浓度为 0.3%～0.5%，一般固定时间为 1 h 左右。常用冰乙酸与乙醇、甲醛、铬酸、升汞等液混合配制成混合固定液使用。

7. 氯仿（chloroform）

无色，与日光、空气接触后会逐渐分解，生成极毒的光气，故应装入有色玻璃瓶中保存。氯仿挥发性大，具有麻醉作用，常用于固定双翅目昆虫。

（六）混合固定液

1. 卡氏（garnoy）固定液

含无水乙醇 60 mL、冰乙酸 10 mL、氯仿 30 mL。无水乙醇固定胞质及沉淀肝糖，冰乙酸固定染色质，并具有防止乙醇的硬化及收缩作用，可增加渗透力，对外膜致密不易渗入的组织尤其适合用此液，固定后的标本适合各种染液染色，此液能固定胞质和胞核，尤其适合固定染色体，故多用于细胞学的制片，也适用于固定肠内原虫和某些吸虫、绦虫标本。该液穿透速度快，小块组织及小型寄生虫一般固定 40 min 左右即可，大型标本固定时间控制在 4 h 以内，以防组织出现膨胀和硬化现象。固定后的标本用 95% 乙醇洗涤 2 次，再移到 95% 乙醇中继续脱水，或移至石蜡中，也可保存于 80% 乙醇中。

2. 鲍氏（bouin）固定液

含苦味酸饱和水溶液 75 mL、福尔马林液 25 mL、冰乙酸 5 mL。该液渗透力强，固定均匀，组织收缩少，可将一般的细微结构显示出来，适合于固定昆虫、吸虫及一般动物组织。对苏木精及酸性复红染液易于着色。此液适宜于临用前配制，否则会因氧化还原反应影响固定效果。一般根据标本大小固定 4～24 h，固定后的标本可用 70% 乙醇洗涤 10 余小时或更长，而脱去黄色的苦味酸；也可在每次更换乙醇时加一滴氨水以中和酸性和漂白苦味酸；或加入少许碳酸锂饱和水溶液以洗去黄色，然后将标本保存于 70% 乙醇中待制作。

3. 肖氏（schaudinn）固定液

将饱和升汞水溶液 600 mL、95% 乙醇 300 mL、甘油 15 mL 混合储存。临用前，在每 100 mL 储存液中加 5 mL 冰乙酸。此液适合固定肠内原虫，包括阿米巴原虫和鞭毛虫。若为涂片标本，可在 40 ℃ 下固定，直接将标本材料固定在载玻片上。固定后的标本需经碘酒处理以除去其中沉积的升汞。

4. 劳氏（looss）固定液

饱和升汞水溶液 96 mL、冰乙酸 4 mL（临用前混合）。该液可凝固蛋白质，也可较好地固定胞质和胞核，并可使虫体伸展。标本固定后须用碘酒脱汞，用 70% 乙醇脱碘，反复换洗多次，再保存于 70% 乙醇中待染色。此液为固定吸虫和绦虫最常用的固定液。

5. 布氏（bless）固定液

70% 乙醇 90 mL、福尔马林液 7 mL、冰乙酸 3 mL（临用前混合）。此液渗透力强，为昆虫幼虫良好的固定剂,也可固定小型吸虫和绦虫。

6. 甲醛、乙醛、冰乙酸(formalin alcohol and acetic acid,FAA)固定液

福尔马林液 10 mL、95% 乙醇 40 mL、冰乙酸 45 mL。该液常用于固定线虫,有利于横纹肌结构的观察。

7. 聚乙烯醇(polyviny alcohol,PVA)固定液

先配制 A 液:氯化汞 4.5 g、95% 乙醇 31 mL、冰乙酸 5 mL,混合后在室温下保存。将聚乙烯醇 5.0 g 放入广口容器中,加入甘油 2 mL,用玻棒搅拌至所有颗粒均被甘油包被;加入蒸馏水 62 mL 即为 PVA 混合物,盖上容器塞在室温下过夜。将装有 PVA 混合物的容器松口,放入 70~75 ℃ 水浴箱中并搅拌,待 PVA 粉接近完全溶解时,加入上述 A 液混合,振荡几分钟以促使 PVA 完全溶解,并排出气泡,直至溶液清亮,从水浴箱中取出冷却后即可使用。此液主要用于固定肠道原虫。

8. 硫柳汞、碘、甲醛(merthiolate-Iodine-formalin,MIF)固定液

A 液:福尔马林液 9 mL、硫柳汞 40 mL、蒸馏水 50 mL、甘油 1 mL,混合后用棕色瓶保存。B 液:蒸馏水 100 mL、碘化钾 10 g、碘 4.5 g,混合后用棕色瓶储存。临用前,将 18 mL A 液与 1.4 mL B 液混合(过早混合会有沉淀物形成)。在适当的小瓶内,按 3 份 MIF 液与 1 份粪便的比例混合,自然沉淀 24 h,瓶内混合物形成 3 层。上层清亮橙色,不含有机物;中层薄,橙色至黄色,含少许有机体;最底层的沉淀物即为制作标本的材料。此液常用于固定肠道原虫。

9. Hoare 固定液

苦味酸 95% 乙醇饱和液 75 mL、福尔马林液 25 mL,临用时加冰乙酸 5 mL,也可再加氯仿 0.2 mL,有助于溶液渗透到组织内,尤其是能使昆虫表皮柔软。此液常用于固定准备切片的昆虫标本。

(七)固定标本注意事项

(1)待固定的虫体或组织必须新鲜,必须用生理盐水清洗干净才能放入固定液内。

(2)病变标本要尽可能保持虫体与宿主组织的自然位置和状态。

(3)固定标本用的容器大小要适中,标本放入后稍宽松,避免拥挤而使虫体或组织变形,并预防组织内水分在固定时渗出而影响固定剂的浓度。容器底部最好垫上棉花,同一容器内的标本之间最好用棉花隔开,以免标本出现人为的痕迹。

(4)标本放置好后,应在表面覆盖棉花或纱布,以防标本凸出部分暴露在液体之外。

(5)固定液一般以新配制的为佳,配好固定液后应放在冰箱内或阴凉处,不宜放在日光下。

(6)固定好的标本应保存于紧塞的瓶中或加盖的玻璃器皿内,并在容器外贴上标签,标签上注明固定液名称、标本种类、来源、日期等。

二、染色

(一)染色的目的

寄生虫标本经染液染色后,组织和细胞的不同成分被染上不同的颜色,产生不同的

折光率，其形态和内部结构在光学显微镜下显得更为清晰，有利于观察和鉴别虫种。

（二）染色的一般原理

生物的组织和细胞的不同成分之所以能够被染液染成各种不同的颜色，是由于染剂对其所起的化学和物理的综合作用。

1. 物理作用

主要通过吸收和吸附作用，使染液进入组织和细胞内而着色。吸收作用为组织吸收染液中的色素颗粒，并与之牢固结合，组织的着色与染液的颜色相同，但不一定与干燥染料的颜色相同。例如，复红染液为红色，而干的复红粉为绿色。吸附作用为染液中分散的色素颗粒进入组织细胞间隙内，由于分子的引力作用，色素颗粒被吸附而着色。

2. 化学作用

生物的细胞内含有酸性物质和碱性物质，分别与染剂中的阳离子和阴离子结合而使组织细胞着色。例如，胞核含酸性物质，易与碱性染液苏木素中有染色作用的阳离子结合；胞质含碱性物质，易与酸性染液伊红中有染色作用的阴离子结合。但嗜碱性和嗜酸性只是相对而言，如果标本在碱性染液中留置过久，胞质也可对碱性染剂着色；反之亦然。

蛋白质是两性物质，在酸性溶液中带正电荷，能与带负电荷的离子结合；在碱性溶液中带负电荷，能与带正电荷的离子结合，当染液的pH高于组织的等电点时，组织呈酸性，需染碱性染剂；相反，pH低于组织的等电点时，需染酸性染剂。例如，长期保存于福尔马林液中的组织，由于甲醛氧化后产生甲酸，使组织变成了嗜酸性，故不易被苏木素所染。在近似中性的染液中，细胞核内的染色质着碱性染色，胞质着酸性染色，由于染液的酸碱度可影响染色的效果，故通常用弱酸性或弱碱性的盐类，配制成pH合适的染液，以达到理想的染色效果。例如，用pH值为 $7.0 \sim 7.2$ 的磷酸盐缓冲液稀释Giemsa染液染制血内原虫的血涂片。

（三）染料的分类

染料可按来源、化学性质或用途进行分类。

1. 按来源分

（1）天然染料是从动植物体内提取出来的物质，如苏木精和卡红。

①苏木精，是南美洲苏木干枝的乙醚提取物，其结晶呈浅黄色或浅褐色。苏木精不能直接染色，必须经氧化成熟变为苏木红后才能使用。配制苏木精染液时，可将其暴露于日光中，使其自然氧化成熟为苏木红，但需要的时间较长；染液配制后放置时间越长，其染色能力越强。急用时可加强氧化剂，如氧化汞、高锰酸钾、过氧化氢等可加速氧化，但宜随配随用，放置过久效果反而减弱。苏木红为弱酸性，对组织亲和力很小，不能单独起染色作用，必须加入媒染剂，如钾明矾、铁明矾和胺明钒等，才能产生染色效果。苏木精易溶于乙醇而微溶于水（加热），故与甘油配制时应先将其溶于乙醇。苏木精染液是一种细胞核的优良染色剂，并可使细胞中不同的结构呈现不同的颜色。

②卡红（carmine），又称胭脂红（cochineal），是从一种热带昆虫胭脂虫的雌虫中提取的粉末状染料。虫体经干燥磨碎后获得的粗制品称胭脂红（虫红），用明矾除去其

中的杂质即得卡红（洋红），可溶解于酸性或碱性溶液中。溶于酸性染液中的卡红，如醋酸卡红对染色质有较强的亲和力；溶于碱性溶液中的卡红，如硼砂卡红可使细胞核和细胞质同时染色。卡红是细胞核的优良染色剂，染色标本不易褪色。特别适于染小型蠕虫成虫以及昆虫的内部结构。

（2）人工合成染料，指以化学方法制成的染料，其种类繁多，本书仅简述与染制寄生虫标本有关的常用染料（见下文"2. 按化学性质分"）。

2. 按化学性质分

按化学性质，染料可分为碱性染料、酸性染料和中性染料。

（1）碱性染料，多为氯化物，如硫酸盐、乙酸盐等。因其碱性部分有染色作用的是阳离子，故称碱性染料，一般作为细胞核的染色剂。常用的种类有以下5种：

①美蓝，又称亚甲蓝（methylene blue），为蓝色粉末，是细胞核的主要染料。无锌美蓝（氯盐）对活体无毒，常用于神经组织活体染色。能溶于水和乙醇，常为1%～2%水溶液。纯美蓝对组织的染色力积弱，但美蓝久置后或加少量碱，易变为多色性，主要是其中所含的天青及亚甲紫（美紫）被氧化后产生的。

②碱性复（品）红（basic fuchsin），为暗红色粉末或结晶，是由副品红碱、品红碱和二号碱性品红所组成的混合物。能溶于水和乙醇，是一种优良的细胞核染色剂。在制作昆虫标本中，配制成碳酸复红作为几丁质的染色剂。该染料易褪色，很少用于永久制品。

③甲苯胺蓝O（toludine blue O），为蓝色粉末，是一种重要的胞核染色剂，可用于原虫的核染色，一般用0.3%～1.0%水溶液。

④孔雀绿（malachite green），为绿色粉末，是弱碱性的胞核染剂，也是一种良好的指示剂，可显示动物活细胞的内容物。能溶于水和乙醇，一般用0.01%～1.00%水或生理盐水溶液配成。

⑤吖啶橙（acridine orange），为橙红色粉末，常为氯化锌复盐，是一种活性染色剂，也是一种重要的荧光素，用于原虫、蠕虫幼虫和虫卵的荧光染色。经吖啶橙染色后的生物标本，在荧光显微镜下含DNA的成分发出亮绿色荧光，含RNA的成分发出橙红色荧光。例如，活血吸虫卵经吖啶橙染液染色后，初产期虫卵和空泡期虫卵因含丰富的RNA，卵内呈现粗细不等的红色荧光亮点；以后虫胚逐渐发育，DNA迅速增加，分布在虫胚周围，形成发黄绿色荧光的胚团；虫卵内的毛蚴发育成熟后，含丰富RNA的头腺发出明亮的橙红色荧光，而生殖细胞和神经中枢发绿色荧光，整个虫卵呈现出红绿相嵌的荧光色彩；虫卵死亡后，核酸逐渐分解，橙红色或绿色的特异荧光也相继消失。

（2）酸性染料，通常是钠盐，偶尔为钾盐、钙盐和铵盐。其酸性部分有染色作用的是阴离子，故称酸性染料，一般作为细胞质的染色剂。常用的种类有：

①甲基蓝（methy blue），为蓝色粉末，是强酸性染料，为重要的胞质染料。能溶于水和乙醇，其水溶液可作为原虫的活体染色剂。其配方为：甲基蓝1 g，氯化钠6 g，蒸馏水100 mL。

②酸性复（品）红（acid fuchsin），为红色粉末，是良好的胞质染色剂，也是一种指示剂。可溶于水和乙醇，易与碱作用，过染后易在自来水中脱色。

③伊红，又分为曙红（eosin）和伊红Y（eosin agueous）。伊红为胞质或嗜酸性颗

粒等的常用染料，常与苏木精合用对比染色，简称 H. E. 染色。较常用的为伊红 Y。伊红 Y 是四溴荧光素，易溶于水（15 ℃时可达 44%），惯称"伊红 W"，不溶于 95% 以上乙醇和二甲苯，是一种很好的胞质染剂，常与苏木素进行对比染色，应用极为广泛，在寄生虫的组织切片中常用其染色。如染色时着色困难，可在 100 mL 伊红水溶液中加 1～2 滴冰乙酸。如将伊红与碘液合用可作为阿米巴的对比染色，在实验中观察活虫体；伊红与美蓝合用可染血涂片，如用于染微丝蚴涂片较为鲜明。

④固绿，又称快绿（fast green），为绿色粉末，在细胞学中应用较广。溶于水和乙醇，常配成 0.1%～1.0% 乙醇溶液（95% 乙醇配制），与某些染剂作双色、三色、四色等染色，不易褪色。

⑤苏丹Ⅲ（Sudan Ⅲ），为红色粉末，弱酸性染料。易溶于脂肪，在脂肪中溶解度较在乙醇中大，故常用于为脂肪染色，一般用 70% 乙醇配制为饱和液使用。

(3) 中性染料，由碱性和酸性染料中和而成，也称复合染料，能溶于水和乙醇。常用种类有瑞氏（Wright）染色剂和吉氏（Giemsa）染色剂。两种染色剂均由 Romanowsky 染色剂衍变而来。Romanowsky 是用美蓝和伊红配制成的复合染色剂。

3. 按染料的用途分

(1) 胞核染料，如苏木精、胭脂红、甲苯胺蓝 O、美蓝、孔雀绿、中性红、碱性复红等。

(2) 胞质染料，如伊红和伊红 Y、酸性复红、苦味酸、固绿等。

(3) 脂肪染料，如苏丹Ⅲ、苏丹黑等。

（四）媒染剂与促染剂

1. 媒染剂

某些天然染料只有经过媒染剂作用后，才能发生染色现象。例如，苏木精必须经钾明矾的作用才能成为优良的核染色剂。媒染剂具有与染色剂和生物组织两者相结合的作用。既能同时与染色剂和组织结合，又能增进染色能力的带金属离子的盐类都可称为媒染剂。常用的媒染剂有铝盐、铁盐及明矾。苏木精和卡红染剂常以明矾（钾明矾、铵明矾、铁明矾）作媒染剂，硫酸铝也可代替钾明矾或铵明矾作媒染剂；氯化铝（可代替硫酸铝）、三氯化铁和乙酸铁等均为苏木精的媒染剂。媒染剂可在染色前或染色后分别使用，也可混合在染色剂内一次使用。

2. 促染剂

促染剂具有促使组织着色的作用，但本身并不参与染色反应，如在卡红染液中加适量硼砂、在伊红染液中滴加冰乙酸，均可增强染色的作用，使其效果更好。

（五）分化与分化剂

标本染色后，须将过多的染色剂分化至适当程度，并把由于吸附作用染上的颜色去掉，使组织和细胞染色适宜，也称分色或脱色。分化作用的原理是改变组织表面的电荷，使染色剂从组织上脱离下来。一般用低浓度的酸性溶液（或含碱的自来水）分化碱性染剂；用低浓度的碱性溶液分化酸性染剂。例如，苏木精染色后用酸来分色，H^+ 可使组织表面带正电荷，阻断带正电荷的苏木精色素与组织结合，颜色被分化。将分色后的标本放入自来水中复蓝,等于加碱强化,这是因为自来水的 OH^- 可使组织表面带负电荷,恢复与染剂的结合,细胞核恢复原来的蓝色。同样,以碱来分化酸性染剂,是因为碱性溶液中的 OH^- 可吸附于组织表面使其带负电荷,以阻断带负电荷的酸性染剂色素根和组织的结合,从而起到分色的作用。

(六) 常用染液的配制

1. 哈氏(Harris)苏木精染液

A液:苏木精 1 g,95% 乙醇或无水乙醇 10 mL。B液:铵明矾或钾明矾 20 g,蒸馏水 200 mL,氧化汞 0.5 g。先将 A液置于烧瓶中煮沸几分钟至溶化;将 B液置于另一烧瓶内,用微火煮沸 20 min,再将 A液缓慢滴入煮沸的 B液中。然后离开火焰缓慢加入氧化汞,继续煮沸 3～5 min,将烧杯放于流动冷水中快速冷却,24 h 后过滤,储存于棕色瓶中备用。使用时再加入冰乙酸 5 mL,可增强其染色力,对细胞核着色更好。该染液适用于小型吸虫的染色,对原虫标本、蠕虫和昆虫标本的内部结构染色效果也很好。

2. 德氏(Delafield)苏木精染液

A液:苏木精 4 g,95% 乙醇或无水乙醇 10 mL。B液:硫酸铝铵 10 g,蒸馏水 10 mL。C液:甘油 25 mL,甲醇 25 mL。先将苏木精溶于乙醇,再将 B液一滴一滴加入 A液中,用多层纱布包裹棕色瓶口并扎紧,暴露于空气中及阳光下,使其充分氧化,经过 2～4 周后过滤,再加入 C液,直至转化为暗色,再过滤一次后密封保存。使用时取原液 1 mL,加蒸馏水 10～20 mL 稀释。用该液染细胞核和嗜碱颗粒效果良好。

3. 海氏(Heidenhain)苏木精染液

将苏木精 10 g 溶于 100 mL 无水乙醇或 95% 乙醇中,装入大口棕色瓶内,加塞后置室温 6～8 周使其充分氧化成熟即可使用。若想加速成熟过程,可将染液瓶暴晒于阳光下,每天振摇。使用时取原液 1 mL,加蒸馏水 19 mL 稀释。该液染色过程需用 2% 硫酸铁铵液作媒染剂。适用于肠内原虫的染色,如阿米巴原虫。

4. 梅氏(Mayer)酸性苏木精染液

苏木精 0.5 g,碘酸钠 0.1 g,钾明矾 25 g,蒸馏水 500 mL,冰乙酸 10 mL,水合氯醛 25 mL。先将苏木精溶于蒸馏水中,然后加入钾明矾和碘酸钠,置阳光下照射,2 周后再加入冰乙酸和水合氯醛,过滤后即可使用。该液常用于染丝虫的微丝蚴,操作简便,染色标本用 1% 盐酸乙醇(70% 配制)分色。

5. 乙醇硼砂卡红(alcohol borax carmin)染液

硼砂 4 g,卡红 1 g,70% 乙醇 100 mL,蒸馏水 100 mL。先将硼砂溶于蒸馏水中煮沸,加入卡红,继续煮沸 5 min 使之溶解,冷却后置阳光下照射 2～7 d,再加入乙醇过滤后备用。该液适于染整体蠕虫标本,染色时间 4～12 h 至深红色,用盐酸乙醇分色至桃红色。

6. 乙酸明矾卡红(acetate alum carmine)染液

配方 1:铵明矾 4 g,卡红 2 g,蒸馏水 50 mL,冰乙酸 6 mL。将明矾溶于水中煮沸,加入卡红继续煮沸 5 min,不时用玻璃棒搅拌至卡红溶解为止。冷却后装入有色瓶中,置阳光下照射 2～7 d,过滤后加入冰乙酸即可使用。该液染色力强,颜色鲜艳,对吸虫、绦虫的染色效果甚佳，特别是对经升汞固定的标本，若分色处理得好，虫体可显示多种颜色。另外，还可用固绿、甲基蓝等染液复染使之呈现更多色彩。

配方 2：将铁明矾 3 g 加入钾明矾饱和液 100 mL 中，煮沸使其溶解后加 5 mL 冰乙酸，存放 3 周使其充分氧化，过滤后即可使用。此液常用于昆虫标本的染色。

配方 3：将卡红 4～5 g，加入冰乙酸 45 mL、蒸馏水 55 mL 的混合溶液中，在微火上加温煮沸，并用玻璃棒搅拌使其溶解，冷却后过滤即为饱和溶液，密封保存。使用时取 1 份原液用 99 份蒸馏水稀释后即可染色。该染液渗透快，着色美观清晰，并有固定虫体的作用，对新鲜组织的细胞核染色效果较好，最适合于细胞学结构的观察，染色后的标本如不急于制片，可用水洗去冰乙酸，再脱水封固。

7. 石碳酸复红（carbol fuchsin）染液

将 1 份碱性品红溶于 10 份无水乙醇中（分量依所需而定），再加入 5% 石炭酸水溶液 100 份配制而成。此液常用于染医学节肢动物（含几丁质）的标本。

8. 伊红（Iosin）水溶液（2%）

伊红（水溶性）2 g，蒸馏水 100 mL，冰乙酸 0.1～0.2 mL。先将伊红溶于水，再加冰乙酸作为促染剂，易使伊红着色，并且在经乙醇处理时不易脱色。

9. 改良抗酸（modified acid-fast）染液

A 液：碱性复红 4 g，95% 乙醇 20 mL，石碳酸 8 mL，蒸馏水 100 mL。B 液：纯硫酸 10 mL，蒸馏水 90 mL。C 液：孔雀绿 2 g，蒸馏水 100 mL。以上三液不能混合使用，需按先后顺序单独使用。该液适用于肠道原虫的染色，常用于染隐孢子虫。

10. 三色染液（trichrome staining）

A 液：铬变酸 6 g，固绿 3 g，磷钨酸 7 g，加入冰乙酸 10 mL，摇匀，混合 30 min 后，加入蒸馏水 1 000 mL 摇匀，储存于棕色瓶中备用。B 液：95% 乙醇 995 mL，冰乙酸 5 mL。该液适用于肠道原虫的染色。

11. 瑞氏（Wright's stain）染液

瑞氏粉 0.5 g，甘油 3 mL，甲醇 97 mL。将瑞氏粉加入甘油中研磨，磨细后逐渐用甲醇冲洗并倾入棕色玻璃瓶中，充分摇匀，塞紧瓶口，置阴暗处 1～2 周后过滤使用。也可置 37 ℃ 温箱中，24 h 后过滤备用。

12. 吉氏（Giemsa's stain）染液

吉氏粉 1 g，甘油 50 mL，甲醇 50 mL。将吉氏粉加入到含少量甘油的研钵中，研磨 30 min 以上，并继续加甘油研磨后装入烧瓶内，置 60 ℃ 恒温水浴摇床中 2 h，冷却后加入甲醇，储存在棕色瓶中，1～3 周后过滤使用。吉氏染液和瑞氏染液主要用于血液、骨髓液、组织液和培养液涂片的原虫标本的染色。瑞氏染液常用于临床诊断标本的染色。吉氏染液在实验教学中使用较多。

三、脱水

（一）脱水的目的和脱水剂的使用

脱水是将组织内的水分脱尽，利于透明组织和保存制片。脱水是制片的重要步骤之一，应逐步进行，以免组织因强烈收缩而变形。在寄生虫标本的制作中，最常用的脱水剂为乙醇，乙醇在任何比例下都能与水混合，脱水能力较强，一般将乙醇配制成由低到高的各种浓度（如30%，50%，70%，80%，90%，95%，无水乙醇），标本循序经不同浓度的乙醇脱水后，其水分逐渐减少，至完全脱尽即可用于透明。

（二）脱水注意事项

（1）在更换乙醇时，最好不要移动标本以免损坏，可用吸管吸出器皿中的乙醇，再加入高一级浓度的乙醇。

（2）标本在各级乙醇中脱水的时间，依标本的大小、虫体厚薄而定。例如，姜片吸虫、肝片型吸虫等大而厚的虫体，不应少于 2～3 h；毛蚴、尾蚴等小型虫体 5～10 min 更换 1 次即可。

（3）脱水必须彻底，否则不易透明，甚至使透明剂内出现白色混浊现象。为使标本彻底脱水，应在 80% 以上浓度的乙醇和二甲苯中浸泡 2 次。

（4）脱水过程必须在有盖的玻璃器皿中进行，特别是高浓度乙醇较容易吸收空气中的水分，湿度大时更应该注意防湿，以免损坏标本。

四、透明

（一）透明的目的和意义

将脱水后的标本放于透明剂内，使虫体内含有的脱水剂逐渐排出，透明剂渗入虫体内部，组织呈现出不同程度的透明状态，有利于在显微镜下观察虫体的内部结构，并有助于封固永久保存。透明剂能溶解油溶性的封固剂而与之混合。

（二）常用透明剂及其作用

1. 二甲苯

二甲苯是最常用的透明剂。为无色透明的液体，易挥发，溶于乙醇和醚，为石蜡溶剂，能与封固树胶混合，透明力强，作用快，但易使组织收缩、变硬、变脆，故标本不能在其中停留过长时间，同时必须完全脱水。通常在制片进入二甲苯前，先经过 1/2 无水乙醇和 1/2 二甲苯混合液，可避免标本收缩和在无水乙醇中脱水不净的不良因素。

2. 冬青油

冬青油，又称水杨酸甲酯。透明较慢，挥发性弱，不易干燥。标本在此液中浸泡 12～24 h 基本不会变硬。

除上述油剂外，还有甘油、石碳酸、乳酸、水合氯醛制剂等透明剂，使用这些透明剂时，标本可不经脱水而直接置于其中，但标本封固后不能长期保存。

（三）透明的方法

通常在标本完成脱水后，先置于二甲苯或冬青油与无水乙醇各半的混合液中浸泡，再换入纯二甲苯或冬青油中，以便透明剂逐渐渗入虫体，避免因溶液的急剧变化而使虫体收缩。标本在二甲苯中停留时间的长短，视标本大小、厚薄而定，一般为 10 min 左右。

五、标本封固

(一) 封固的目的

封固于载玻片的标本能永久保存,便于在显微镜下观察。标本经封固后可防止与空气接触,避免受潮、干裂和被氧化而脱色;更重要的是,虫体组织在封固剂的充实下,其折光率和玻片的折光率相似,可获得清晰的镜下观察效果。

(二) 封固剂的性质

封固剂必须能与透明剂相结合、对染色剂无影响,其折光率须与玻片相似,以及具有黏着作用。

(三) 常用封固剂的性能及使用

封固剂主要分油溶性封固剂和湿性封固剂两类。

1. 油溶性封固剂

油溶性封固剂又称干性封固剂,经乙醇脱水和二甲苯透明的标本多用此类封固剂封片,标本保存时间较长,教学标本一般用此类封固剂。油溶性封固剂主要有加拿大树胶、中性树胶、松树胶、Dammar 树胶、euparal 胶等。本实验室常用的有以下几种:

(1) 加拿大树胶(Canada balsam):是一种天然的黄色树胶,能溶于二甲苯、苯、氯仿等,但常以二甲苯为溶媒,其浓度以能在玻璃棒一端形成小滴而下,但又不出现丝状物时为佳。树胶的折光率为 1.541～1.547,溶于二甲苯后为 1.52,与玻璃接近,故透明度很好。

(2) 中性树胶(neutral balsam):为国产天然树胶,性能与加拿大树胶相似,折光率为 1.578。市售的中性树胶为溶解在二甲苯中的 60% 溶液,购置后即可使用。

(3) 优巴拉尔胶(euparal):为微黄色溶于 95% 乙醇的液体,由多种有机物混合而成。其折光率为 1.488,常用于封固经苏木精染色的标本,效果较好。标本可不经透明,直接从无水乙醇移至此胶中封片,一般 24 h 即可干燥。

2. 湿性封固剂

湿性封固剂又称水溶性封固剂,标本不必经过脱水、透明等步骤即可封固,但制成的玻片难以长期保存。一般用于封固节肢动物如螨虫蚋玻片标本或临时观察的标本。主要有明胶或动物胶、阿拉伯树胶、聚乙烯醇等制剂。

(四) 标本封固操作步骤

1. 准备玻片

封片前先用硫酸配制的清洁液处理载玻片和盖玻片,再用清水冲洗,烤干,然后用绸布擦干净,并根据虫体大小,选用不同规格的盖玻片。

2. 封固标本

(1) 用油溶性胶液封固标本时,先取洁净载玻片,滴加适量的封固剂在载玻片上;自透明剂中取出已透明的标本,放入封固剂内,摆正虫体位置;再用小镊子夹取盖玻片,使一侧或中间与封固剂接触,再慢慢放下盖玻片,缓慢放下盖玻片可避免标本内产生气泡。放好盖玻片后如胶液尚不足以满覆标本，可从盖玻片边缘补充胶液，以免虫体移动。

（2）用水溶性胶封固标本时，可从固定液中取出标本直接封固，方法同上，但标本封固在载玻片与盖玻片之间后，需取指甲油将盖玻片四周封固，以避免空气中的水分溶解封固剂或胶液干涸。

（五）封固注意事项

（1）封固剂应存放在专用的玻璃瓶中，使用过程中及时盖好瓶盖或瓶罩；在挑取或吸取胶液时切勿搅动，以免产生气泡。

（2）如滴加油溶性胶过多时，待封片干后，将外溢的树胶用刀片刮除；如水溶性胶外溢，则须用水湿棉签擦净盖玻片四周的胶液，否则会影响指甲油封边的牢固性。

（3）滴封固剂时，应将玻璃棒沾胶的一端与载玻片接触，使胶液缓缓流下，玻璃棒提得太高会产生许多小气泡。

（4）使用油溶性封固剂制作标本时，最好在干燥的环境中进行，如在潮湿环境中临时封片时，可将玻片在乙醇灯火焰上稍烤热，以保持干燥；尽量避免口、鼻呼出的水分使制片发生雾状现象。

（5）需要借助显微镜观察的玻片标本，封片时应注意将标本的头端或前端向下，腹部或分类重要的部分向表面。为使封片整齐美观，应将虫体封固在载玻片正中稍偏右的位置，标签贴在玻片的左边。玻片标本封固完毕后，应平放在干净无尘的地方晾干。

（张瑞琳　陈穗君）

第二章 医学原虫

第一节 肠道、腔道原虫的采集、检查、标本制作、培养与保存

一、采集标本

（一）消化道采集

1. 粪便

最好选择疑似患者的脓、血和黏液部分的粪便，如未见脓、血、黏液，应取粪便不同部位的表面标本。取材多少视检查方法和虫体阳性密度而定，直接涂片法只需用竹签取少许粪便即可，沉淀法则需取 20 g 左右粪便。如果粪便中虫体密度达到教学所需，可收集多量标本；如果阳性密度达不到教学要求，可以不收集标本，只作为诊断参考。采集标本时应该注意粪便取材须新鲜，特别是原虫滋养体，取材后必须立即检查并及时制作标本，或暂时保存在 35～37 ℃条件下待进一步处理。

2. 十二指肠引流液

主要检查疑似蓝氏贾第鞭毛虫感染者，采用直接涂片法置镜下检查或离心浓集后取沉渣涂片镜检，阳性者收集所需标本。取材须新鲜。

3. 活组织

采用乙状结肠镜检查法，取结肠溃疡边缘组织查溶组织内阿米巴滋养体。如为肝阿米巴病，可在 B 型超声仪引导下进行肝穿刺，从脓腔壁抽取脓液，涂片检查滋养体并收集阳性标本。

（二）口腔采集

用牙签或小镊子刮取疑似感染者齿龈边缘物，或挑取牙垢，涂片查口腔毛滴虫、齿龈内阿米巴，并收集阳性者标本。

（三）呼吸道采集

取痰液直接涂片或取支气管灌洗液沉淀物查蠊缨滴虫等。

（四）阴道和尿道采集

用棉签取阴道后穹隆分泌物，或吸取尿液沉淀物，或取前列腺液涂片检查阴道毛滴虫、蠊缨滴虫等。如果虫体密度低，可将采集的标本置 37 ℃培养后，再收集标本。

二、新鲜标本检查法

(一) 直接涂片法

肠道原虫发育过程中的包囊时期多见于成形粪便；滋养体时期多见于稀便，特别是溶组织内阿米巴滋养体，在脓、血和黏液便中较多见。

1. 生理盐水直接涂片与卢戈碘液染色检查

在洁净载玻片中间的左侧滴一滴生理盐水，右侧滴一滴碘液，用竹枝挑取少量粪便，先在生理盐水中涂成一均匀的粪膜，然后在碘液中涂成均匀粪膜，其厚薄以能隐约辨认粪膜下的字迹为宜，加盖玻片后置显微镜下观察。阳性标本在生理盐水涂片中可见以伪足运动的滋养体或以鞭毛运动的滋养体，无色透明；碘液涂片中可见包囊或卵囊呈黄色或黄绿色，囊壁、核仁、核膜均透明无色，糖原呈棕红色，拟染色体不着色。如果在冬季观察疑似患者标本时，须注意保暖，更有利于滋养体的观察。

2. 中性红活体染色检查法

在洁净载玻片上滴一滴0.5%中性红水溶液，挑取少许粪便制成粪薄膜，加盖玻片后置显微镜下观察。活虫体经染色后呈现深浅不同的玫瑰红色，阳性标本可观察到阿米巴滋养体、蓝氏贾第鞭毛虫滋养体活动中的形态结构特征。

(二) 浓聚法

适用于原虫包囊、卵囊及蠕虫卵的收集（具体操作见第七章）。

三、永久标本制片法

(一) 制作粪便涂片

用牙签挑取少许阳性粪便涂于载玻片中间，如粪便难于黏附在玻片上，可混入适量血清后再涂片，或将血清与蛋白甘油（1∶1）均匀涂于载玻片上再涂粪膜，黏附性会更好。阴干后再行固定。

(二) 固定

1. 福尔马林液固定

将福尔马林液滴于脱脂棉或滤纸上，置于立式染色缸底，再将染色缸放在45℃左右的恒温条件下，立即将涂好粪膜的玻片竖立放入缸内，固定1～2 min取出，阴干后待染色。

2. 锇酸液固定

将4%锇酸液加入立式染色缸底的脱脂棉或滤纸上固定（操作同上）。

经以上两种方法固定的粪膜，阴干后在甲醇或无水乙醇中再固定10 min，然后用蒸馏水清洗，晾干后用Giemsa染液染色1 min；或用锇酸液固定后，置Schaudinn液中固定，再用铁苏木精染液染色。

3. Schaudinn 液固定

将涂好粪膜的玻片浸入固定液中，如果采用热固定法，涂片标本在 40 ℃ Schaudinn 液中保留 3～5 min 后取出；如果采用冷固定法，滋养体标本在固定液中保留 10 min，包囊标本保留 20～30 min，取出涂片后放入 70% 乙醇中约 10 min，再放入加碘的 70% 乙醇中 1 h 或数日，再经各级低浓度乙醇降至水中，最后用铁苏木精染液染色。

4. Carnoy 液固定

将涂好粪膜的玻片浸入 Carnoy 固定液中 10～20 min，用无水乙醇洗 10～15 min，再用 95% 乙醇洗 10～20 min，经各级低浓度乙醇降至蒸馏水中洗 10～20 min，最后置苏木精染液中染色。

5. 聚乙烯醇（PVA）固定

制片时按一滴粪便加三滴 PVA 固定液的比例混匀后涂片。如果立即观察包囊，可加一滴碘液，混匀，再加盖玻片镜检；如制作永久标本，涂成均匀薄膜，阴干后用三色染液染色。

（三）染色

1. 海氏苏木精染液染色法

将固定的标本置于 70% 乙醇中 10 min、70% 碘酒精中 10 min、70% 乙醇中 1 h 以上或过夜，再转入 50% 乙醇中吹打 5 min，转用自来水流水冲洗 5～10 min，用蒸馏水冲洗 1 min。置 40 ℃ 2% 铁明矾媒染剂水溶液中 5～10 min；或置室温下 4% 铁明矾媒染剂水溶液中，如染原虫滋养体需浸泡 1 h，包囊需浸泡 4～6 h。流水冲洗 30 min，蒸馏水洗 1 min，置 40 ℃ 0.5% 铁苏木精染液中 5～10 min，流水冲洗 30 min。置 2% 铁明矾液中分色 2～10 min，标本需置显微镜下观察分色，置虫体内核结构清晰为止。流水冲洗 30 min 以上，蒸馏水洗 1 min，置 30%，50%，70%，80%，95%，无水乙醇Ⅰ、无水乙醇Ⅱ各 2～5 min。置二甲苯Ⅰ、二甲苯Ⅱ中各 2～5 min，透明即可封片。染色结果：核膜与核仁染成深蓝色；滋养体内质呈蓝色，外质浅蓝色；红细胞、细菌、包囊内的拟染色体为深蓝色；糖原泡无色。

2. 哈氏苏木精染液染色法

将固定的标本置于 70% 乙醇中 10 min、70% 碘酒精中 10 min、70% 乙醇浸泡 1 h 以上或过夜，转入 50% 乙醇 5 min，用自来水中流水冲洗 5～10 min，转入蒸馏水洗 1 min。置 40 ℃ 2% 铁明矾媒染剂水溶液中 5～10 min；或置室温下 4% 铁明矾媒染剂水溶液中，如染原虫滋养体需浸泡 1 h，包囊需浸泡 4～6 h。流水冲洗 30 min，蒸馏水洗 1 min。在 Harris 苏木精染液中染 5 min，流水冲洗 1 min，置 0.25%～0.50% 盐酸乙醇（70% 乙醇配制）中分色 0.5 min 左右，流水冲洗 1 min 后，置 0.5% 氨水中数秒钟，流水冲洗 1 min，置 0.5% 伊红水溶液中复染 1 min。置 70% 乙醇中 10 s、80% 乙醇中 10 s、95% 乙醇 15 s、无水乙醇中 30 s。置石碳酸二甲苯液（石碳酸 20 mL，二甲苯 100 mL）及二甲苯中各 1～2 min，中性树胶封片。染色结果：核膜、核仁、细菌、拟染色体染成深蓝色；胞质呈蓝色；滋养体外质呈浅红色，红细胞为红色。

3. 三色染液染色法

将从 Schaudinn 固定液中取出的标本置于 70% 乙醇中 10 min；在 70% 碘酒精中浸洗

2次，每次1 min；置三色染液中染色5～10 min；用95%乙醇脱水2次，每次2 min；转入无水乙醇中30 s。置无水乙醇和二甲苯（1∶1）中2 min，转入二甲苯中2 min，最后用加拿大树胶或中性树胶封片。结果：核膜、核仁、核周染色质、拟染色体均染成清晰的红色；红细胞和细菌染成深红色；鞭毛染成深紫色；囊壁、滋养体外质不着色；虫体内其他物质染成浅红色。涂片中的酵母菌、类霉菌通常染成绿色或浅绿色，与原虫可形成鲜明的对比。粪膜背景染成浅粉红色、浅紫色和浅蓝绿色，与原虫结构对比极易识别。

四、活组织及其他标本检查

（一）小肠

取小肠活组织涂片、压片或切片，查蓝氏贾第鞭毛虫、人等孢球虫等。

（二）乙状结肠

取直肠及邻近结肠病变组织涂片、压片或切片，查溶组织内阿米巴滋养体等。

（三）肝组织

取脓肿边缘组织涂片或切片，查溶组织内阿米巴滋养体。

（四）痰液

取痰液涂片查蠕缨滴虫、溶组织内阿米巴滋养体等。

（五）尿液

收集尿液，离心沉淀后取沉渣涂片，查阴道毛滴虫、蠕缨滴虫等。

以上具体操作见第七章。

五、保存

（一）汞碘醛液保存法

将阳性粪便加入该液中，搅拌均匀后即可涂片检查肠内原虫，或储存在有螺旋盖的标本瓶（或试管）中，待染色。

（二）聚乙烯醇液保存法

取聚乙烯醇液10 mL，置于有螺旋盖的标本瓶（或试管）中，加入1 g左右粪便，搅拌混匀，充分振摇，将瓶（管）倒置于吸水纸上，待吸水纸将固定液吸收，用竹枝挑取纸上粪便涂片加碘液检查，或用三色染液染色后检查。

六、溶液与染液的配制

(一) 新鲜标本检查法所用溶液的配制

1. 生理盐水

氯化钠 0.85 g，蒸馏水 100 mL。

2. 卢戈碘液

碘片 5 g，碘化钾 10 g，蒸馏水 100 mL。

3. 伊红水溶液

中性红 0.5 g，蒸馏水 100 mL。

4. 硫酸锌浮聚法溶液

硫酸锌 33 g，蒸馏水 100 mL。

5. 汞碘醛沉淀法溶液

A 液：甘油 5 mL，甲醛 25 mL，硫柳汞酊 (1:1000) 200 mL，蒸馏水 100 mL。临用时取 A 液 24 mL，加卢戈液 1.5 mL 混匀，加粪便 2.5 g 混匀即可。

(二) 永久制片法所用溶液的配制

1. Schaudinn 固定液配制

饱和升汞水溶液 (氯化高汞 8 g，蒸馏水 100 mL 加热配制) 2 份，95% 乙醇 1 份，冰乙酸 5 mL (临用时在 100 mL 上述混合液中加入冰乙酸)。其他固定液见第一章。

2. 染色液配制

见第一章。

3. 保存液配制

见第一章。

七、培养

(一) 接种与保种

人体内寄生原虫培养的实验操作须在无菌条件下进行。

1. 取材

采集标本需新鲜，如果取到滋养体，最好在便后 30 min 内接种，包囊在 1～2 d 内接种。

2. 接种

用竹枝挑取患者脓血便，或黏液稀便 0.5 mL 进行接种，或取不同部位的成形或半成形粪便多块 (每块约花生米大小)，与管内培养液混匀后，取液体进行接种；或采用沉淀法浓集粪便后取沉淀物 0.5 mL 接种。实验操作过程中保持温度在 35～38 ℃ 之间。

3. 酵母菌的清除

在每毫升覆盖液中加 0.1% 吖啶橙水溶液，能够抑制培养管内人酵母菌的生长繁殖。选择合适的培养基是培养成功的关键，如果将从患者或实验动物阿米巴溃疡病变部位分离到的病原体直接接种于琼脂-蛋白胨培养基中，虫体生长较快较好，但酵母菌也迅速增多；如果将标本先转入 Nelson 培养基中，虫体能够正常增殖，但酵母菌会逐渐减少，在此培养基中连续传代 3 次后，酵母菌基本消失，此时再将虫体接种到琼脂-蛋白胨培养基中，培养效果会更好。

4. 其他杂菌的清除

在每毫升覆盖液中加青霉素、链霉素各 1 000～1 500 U，即可抑制杂菌的生长。

5. 虫种保存

构建稳定的虫株体系后，如果暂不使用培养标本，可将含有大量滋养体的培养管置于低温（4 ℃）下保存，2～3 月再取出复苏接种，转入到新培养管中后，置于 37 ℃ 温箱培养 24 h，即可观察到虫体恢复活动。

（二）肠道、腔道等原虫常用培养基的制备及虫体培养

1. 洛克氏液琼脂双相培养基

主要用于培养阿米巴原虫。

（1）固体部分牛肝浸膏 3 g，蛋白胨 5 g，琼脂 15 g，洛克氏液 1 000 mL。

（2）洛克氏液成分为氯化钠 8 g，氯化钾 0.2 g，氯化钙 0.2 g，氯化镁 0.01 g，磷酸氢二钠 2 g，磷酸二氢钾 0.3 g，蒸馏水 1 000 mL。注意：氯化钙和氯化镁应分别另装入小瓶内，高压灭菌后，再混合在一起，而且必须缓慢加入上述溶液中，否则易引起沉淀。配制时，将上述培养基的固体部分放入 1 000 mL 烧瓶中，经沸水浴使其完全溶解，趁热分装到试管内，每管 4～5 mL，高压灭菌（15 磅，20 min），制成斜面，冷却后放冰箱储存备用。洛克氏液每次配 2 000 mL，其中 1 000 mL 用于配制固体部分，余下的 1 000 mL 为液体部分，消毒后置于 4 ℃ 冰箱保存，待传代接种时使用。

（3）操作方法。接种前依次在每支培养管内加入洛克氏液 2 mL、灭活小牛血清 0.5 mL、消毒米粉少许、青霉素和链霉素各 3 000～5 000 U，最后加入虫种 1～2 滴，加盖即可室温（25～27 ℃）培养，一般 8～10 d 转种一次。也可将培养 4～5 d 的阳性培养管置于 4 ℃ 冰箱中保存，需要时取出复苏后，按上述操作接种到新的培养基中培养使用。也可置于液氮中冻存，需要时再取出复苏，接种培养使用。

2. Diamond TPS-1 培养基

主要用于培养蓝氏贾第鞭毛虫。

（1）TP 肉汤酪蛋白酶 10 g，牛肝浸膏 20 g，葡萄糖 5 g，氯化钠 5 g，L-半胱氨酸盐酸盐 1 g，维生素 C 0.2 g，磷酸二氢钾 0.6 g，无水磷酸氢二钾 0.6 g，蒸馏水 875 mL。用 1 mol/L 氢氧化钠液调整 pH 值至 7.0，高压灭菌（15 磅，20 min）。

（2）营养液冷却后加入无菌小牛血清 100 mL，多种维生素混合液"107" 25 mL，NCTC-109 培养基（或 NCTC199）25 mL。"107"维生素混合液配方为：维生素 B 50 mL，维生素 H 25 mL，叶酸溶液 25 mL；维生素 A 250 mL，维生素 D 250 mL，维生素 K 250 mL，维生素 E 25 mL。经 3 号 Seitz 滤器过滤，储存于 -20 ℃ 冰箱中，使用时取出。

（3）操作。将 TPS-1 培养基分装于消毒无菌的 16 mm×125 mm 螺旋盖试管中，每管 15 mL；以逐渐加量的方式，用 TPS-1 培养基取代 HPS-1 培养基，待虫体适应

后,将 0.5 mL(约含虫 22 000 个/mL)培养物接种到 TPS-1 培养基中。置于 37 ℃ 培养箱中培养,至第 6 天虫体达到繁殖高峰,取出培养管放在倒置显微镜下观察,当虫体繁殖旺盛时,可见培养管玻璃表面形成单层蓝氏贾第鞭毛虫,当虫体达到高峰时即进行传代或转种,在转种前 48 h 观察虫体繁殖情况并计数。最好将培养管浸在冰水浴中 5~10 min,使活动的虫体脱离管壁,先以手心转动培养管,再将培养管置于 4 ℃ 离心机中离心(1 000 r/min),弃去上清液,使沉淀物悬浮于一定量培养基中,每管接种 0.5 mL,使虫体终浓度为 20 000 个/mL 以上,置于 37 ℃ 培养 4~6 d,即可取出供实验教学使用。

(4)HSP-1 与 HSP-2 培养基的制备。

①HSP-1 培养基。植物蛋白胨 1 g,葡萄糖 0.05 g,L-半胱氨酸盐酸盐 0.1 g,Hanks 液 85 mL。将上述成分溶于 Hanks 液中,调整 pH 值至 6.8~7.0;经 15 磅高压灭菌 10 min,储存于冰箱中备用;使用时加入 15 mL 灭能的无菌人血清,青霉素和链霉素各 50 000 U,分装于 10 mm×100 mm 无菌试管中,每管 7 mL;初次接种时,加 2 mL 十二指肠吸出物和 5 mL HSP-1 培养基放入 37 ℃ 温箱中培养,48 h 后检查管底培养物并观察生长情况。

②HSP-2 培养基。HSP-1 培养基 100 mL,NCTC-135 组织培养基 7.5 mL,M-3 培养基的还原液 2.5 mL。

③M-3 培养基的还原液。谷胱甘肽 0.1 g,盐酸 L-半胱胺酸 0.1 g,Hanks 液 10 mL,用 1 mol/L NaOH 将 pH 值调至 9.0,过滤消毒后分装在小瓶中保存于 4 ℃,在 4 d 内使用。

④Hanks 液的配制。A 液:NaCl 16 g,KCl 0.8 g,$MgSO_4 \cdot 7H_2O$ 0.2 g,$MgCl_2 \cdot 6H_2O$ 0.2 g,以上成分溶于 80 mL 双蒸水中;将 $CaCl_2$(无水)0.28 g 溶于 10 mL 双蒸水中;二液混合后加双蒸水至 100 mL,再加 0.2 mL 氯仿防腐,储存于冰箱备用。B 液:$Na_2HPO_4 \cdot 12H_2O$ 0.304 g,KH_2PO_4 0.12 g,葡萄糖 2.0 g,以上成分溶于 80 mL 双蒸水中;酚红 0.4 g,溶于 10 mL 双蒸水中;二液混合后加双蒸水至 100 mL,再加 0.2 mL 氯仿防腐,储存于冰箱备用。

培养时,取 A 液 1 份、B 液 1 份、双蒸水 18 份,经高压灭菌(8 磅,15 min),储存于冰箱中,可使用 1 个月。临用前再加入 15 mL 灭能的无菌人血清、青霉素 500 U/mL、链霉素 5 mg/mL。

3. 肝浸液培养基

主要用于培养阴道毛滴虫。

(1)牛肝浸液培养基的制备。取牛肝 150 g,剪碎浸入 1 000 mL 洁净水中置冰箱过夜,次日煮沸 30 min,经多层纱布过滤除去沉渣,然后加入洁净水补足加热过程中蒸发失去的水分,即得澄清的 15% 牛肝浸液。加入蛋白胨 20 g、氯化钠 5 g、半胱氨酸盐酸盐 2 g、麦芽糖 10 g,加热溶解,调 pH 值至 5.6~5.8,用滤纸过滤后,分装于试管中,每管 6 mL,高压灭菌(8 磅,20 min)。置于 37 ℃ 温箱 24~48 h,证明无菌即可使用。

(2)操作方法。接种前,先将培养基煮沸 10 min,冷却后在每管中加入 2 mL 无菌马血清,然后将阴道分泌物接种到培养管中,加盖后置 36~37 ℃ 温箱培养。初次接种和第 1、第 2 次转接时,在每毫升培养基中加青霉、链霉素各 1 000～1 500 U,一般在第 3 次转接后即可获得无菌培养物,以后每 5～6 天传代接种一次。

八、实验动物模型的构建

(一) 溶组织内阿米巴原虫

1. 肠内阿米巴动物模型

(1) 选择实验动物。常用豚鼠、大鼠等鼠类作为实验动物模型,也可选用幼犬。感染后 3～10 d 解剖即可观察到肠道病变,特别是豚鼠和大鼠,经盲肠接种病原体后感染率均较高,易出现肠壁溃疡。沙鼠经盲肠接种病原体后,可同时产生肠道病变(100%)和肝脏病变(87%),且与人阿米巴肝脓肿的播散途径、症状及病理变化相似,是目前较为理想的实验动物。

(2) 动物接种操作。取培养 48～72 h 的阿米巴培养液,采用自然沉淀法除去较大的淀粉颗粒,经 1 000 r/min 离心沉淀 5 min,要用无菌生理盐水洗涤沉淀物,再加入适量生理盐水将洗涤后的沉淀物混匀,然后用血球计数板计数滋养体,并将滋养体密度调至 $5×(10^4～10^7)$/mL,依据当时使用动物的大小或体重选择最佳密度。先经动物腹腔注射 0.5% 巴比妥钠 0.4 mL/100 g 麻醉动物;随后在无菌条件下将实验鼠腹部剖开,充分暴露盲肠末端,结扎盲肠使之成为密闭的肠袢;然后用 5 号针头吸取已备的滋养体悬液注入盲肠内;拔出针头,用 75% 乙醇棉球轻压进针处后;用 1～0 号丝线分层缝合腹部切口;将接种动物放回饲养笼内,常规饲养 5～30 d,根据实验教学的需要收集标本。

(3) 模型鉴定。感染后注意观察动物的排便情况,如果发现动物粪便不成形,且带有明显黏液时,即可涂片检查。采用生理盐水直接涂片法制作粪膜,加盖玻片置镜下观察,发现活动中伸出伪足的滋养体和脱落的上皮细胞即可确定模型构建成功。

2. 阿米巴肝脓肿动物模型

(1) 选择实验动物。常用长爪沙鼠、金黄地鼠等作为实验动物模型。但在实验教学中用得更多的是小鼠,接种滋养体浓度为 $5×(10^2～10^4)$ 个/mL,容量为 0.1 mL。

(2) 动物接种操作——肝脏注射法。取培养 48～72 h 的阿米巴培养管,置冰浴 5 min 后,将滋养体收集于消毒离心管中,取适量洛克氏液离心洗涤后,经 1 000 r/min 离心沉淀 5 min,吸取沉淀物上层,然后用血球计数板计数滋养体,在镜下将滋养体浓度调至 $5×10^4$ 个/mL。先经小鼠腹腔注射 0.5% 巴比妥钠 0.4 mL/100 g 麻醉动物;随后在无菌条件下行腹正中切口将小鼠腹部剖开,充分暴露肝脏,然后取注射器将制备好的滋养体悬液 0.1 mL 缓慢注入肝中叶实质内,直到看见肝脏注射部位出现一白色小点突起后拔出针头,用已备的无菌生理盐水纱布压迫止血,需注意防止注射器内的悬液外溢,并滴加庆大霉素(0.04 mL),用 1～0 号丝线分层缝合腹部切口。将接种小鼠放回饲养笼内常规饲养观察 7 d 左右,确定发病时间。

(3) 模型鉴定。接种后注意观察小鼠的全身状况,发病后即可解剖小鼠,取肝脏脓肿腔周围刮取物,采用生理盐水直接涂片法检查滋养体,发现活动的滋养体即可确定模型构建成功。

(二) 蓝氏贾第鞭毛虫

1. 选择实验动物
小鼠、长爪沙鼠、家兔、家犬均可作为蓝氏贾第鞭毛虫的适宜动物模型。

2. 动物接种操作
从包囊携带者体内收集的粪便标本经水洗、过滤、离心、沉淀后,采用蔗糖密度梯度离心法浓集、纯化收集包囊,并用生理盐水调制成 1×10^6 个/mL 的包囊悬液,置 4 ℃ 冰箱备用。在冰箱内的存放时间最好不要超过 72 h。

选用灌注法进行实验:在实验感染前,需给每只实验鼠每天灌注甲硝唑 10 mg,连续灌注 3 d,以清除实验动物可能存在的自然感染。停药 1 周后,采用醛醚浓集法检查实验动物粪便,连续检查 3 d 未发现病原体即将动物单独饲养。接种前用血球计数板计数包囊悬液中的包囊含量,并将包囊数调为 5×10^4 个/mL,用圆形灌注针吸取相当于 1×10^4 个包囊悬液,经食道灌入小鼠胃内。常规饲养小鼠 4～6 周。

3. 模型鉴定
从实验动物灌注包囊后的第 5 天开始,每天收集动物粪便涂片检查包囊密度;或解剖动物,刮取实验动物肠黏膜,采用生理盐水涂片法检查滋养体,发现病原体即可确定模型建成。

九、低温冷冻保存与复苏

(一) 阿米巴原虫

1. 冷冻保存
取培养成熟的阿米巴培养管,吸取培养液,将虫体浓度调至 2×10^6 个/mL,在培养液中加入等量的 20% 二甲基亚砜(用马血清配制),使其终浓度达到 10%。吸取培养液分别封装入冻存管内,置 4 ℃ 冰箱 2 h,2 ℃ 冰箱 2 h,置液氮表面初冻 20 min,然后转入液氮内保存。

2. 复苏
复苏虫体时,从液氮中取出冻存管,立即置 40 ℃ 水浴中,轻摇,待其溶解,取一滴涂片置显微镜下检查虫体活力,其余置离心管,加 10 mL 蛋白胨水,缓慢离心 5 min,弃上清,取沉渣转入新培养基中。

(二) 蓝氏贾第鞭毛虫

1. 冷冻保存
冻存虫体前,用新鲜培养基配制 10% 二甲基亚砜冻存液,分装于 2 mL 的冻存管内,每管 0.5 mL,置 4 ℃ 冰箱保存备用,使用前需预冷。将培养 72 h 左右,且虫体生长旺盛的培养管置冰水浴中 10～15 min,使虫体脱离管壁。混匀后用血球计数板计数虫体,并用培养基调整虫体至 2×10^6 个/mL,然后取 0.5 mL 虫液缓慢滴入含 0.5 mL 冻存液的冻存管内,混匀。标记后置 4 ℃ 冰箱 2 h,取出,置液氮表面初冻 20 min,然后缓慢浸入液氮内保存。

2. 复苏

复苏虫体时，从液氮中取出冻存管，立即置 40 ℃水浴中，轻摇，待其溶解后，将培养物移至含适量新鲜培养基的培养管内，离心 5 min，弃冻存液。在管内加满新鲜培养基，置 37 ℃培养。第二天吸取 1/3～2/3 培养基，再加入等量培养基继续培养至虫体成熟使用。

第二节 血内寄生原虫的采集、检查、标本制作、培养与保存

一、疟原虫

（一）采血、制片、检查

具体操作见第七章。

（二）培养、保存及标本制作

1. 蚊媒的体内培养及标本制作

（1）直接叮咬感染。在感染病原体前使待染蚊饥饿 24 h 以上，将小鼠、鸡、猴等供血宿主置蚊笼上，让适宜蚊媒叮咬。一般情况下，斯氏按蚊的供血宿主选豚鼠、猴；埃及伊蚊、白蚊伊蚊的供血宿主选家鸡；中华按蚊嗜吸人血，一般经体外饲血感染蚊，或将自愿供血者的手臂伸入蚊笼内供蚊吸血。注意，用鼠类饲血时需将其固定在木板上，剪去腹毛，使腹面紧贴在蚊笼表面，或将固定鼠类直接放入蚊笼内供蚊吸血；用家鸡饲血时，将拔弃毛的光滑皮肤固定在蚊笼上；用猴饲血时，需将猴麻醉后才能放在蚊笼上饲喂蚊。

（2）胎盘膜体外饲血感染。取患者外周血 2 mL（加肝素抗凝），及时注入已备的广口瓶瓶底外侧面凹陷处后，立即盖上一层已备的胎盘膜，胎盘膜周围蘸水封闭，使之紧贴在瓶底外周，将瓶倒转注入 40 ℃温水，将有胎盘膜的一面紧贴在蚊笼上，并保持水温恒定在 38～40 ℃。在暗房中用微光照明诱蚊吸血，喂血时间为 1 h 左右。

（3）感染蚊媒饲养适宜温度、湿度。感染鸡疟原虫的蚊媒温度为 26～28 ℃，鼠疟原虫为 18～24 ℃，食蟹猴疟原虫为 26～28 ℃，人体间日疟原虫为 25～27 ℃。相对湿度在 70%～90% 之间，在饲养实验教学中使用的蚊时，常将棉质湿水毛巾盖在饲养室的蚊笼上，保持毛巾处于潮湿状态即可达到所需湿度。

（4）标本制作。从饲养笼中取出感染疟原虫的蚊，按原虫寄生部位和虫体出现的时间解剖蚊虫，取动合子、卵囊、子孢子置于载玻片上，晾干、固定、染色后置镜下观察。动合子、子孢子用甲醇固定，用吉氏或瑞氏染液染色；卵囊用劳氏液固定，用洋红染液染色，经分色、脱水、透明、封固后观察。

2. 恶性疟原虫红内期体外培养

（1）所需器材的清洁。培养中所使用的玻璃器皿与吸液管必须经过充分浸泡后，彻底洗刷，不能带有任何残留化学试剂、药物。一般的玻璃器皿可用煮沸肥皂水洗刷，

有油污的用5%磷酸钠浸泡，或用洗洁精浸泡洗刷干净，用自来水充分冲洗干净，再用蒸馏水清洗3次，置温箱低温烘干。切勿用重铬酸钾-硫酸清洁液浸泡，更不宜接触皂粉、新洁尔灭等消毒剂。培养所需的一切物品，如盛装培养基、血清等所用的器、皿、管、塞等一切物品必须无菌。通过上述清洁、干燥后，分别用纸包扎，经121℃高压灭菌20 min后，经烤箱烘干才能使用。塑料制品可按上述方法清洁后晾干，浸泡于医用酒精配制的75%乙醇中过夜，镊出晾干后，密封于洁净保鲜袋中，置30 W紫外灯下，距60 mm处，照射灭菌30 min后才能使用。不能烘烤或者经高压灭菌，以免物品变形。

(2) RPMI1640培养液的配制。该培养基是培养红内期疟原虫效果较好的培养基。取分装好的每包为10.4 g的RPMI1640培养基1包，打开后加入盛有900 mL双蒸水的玻璃烧瓶中，使其充分溶解，再加入5.94 g Hepes缓冲剂搅拌使其溶解，添加双蒸水至960 mL，然后加入庆大霉素（4 000 U/mL），经孔径为0.22 μm的微孔薄膜过滤灭菌，按每瓶96 mL分装于无菌瓶中，置冰箱储存备用。

临用前在每96 mL培养液中加5%灭菌碳酸氢钠溶液4.2 mL，即为RPMI1640培养液，简称RP液，但不含血清。如碳酸氢钠溶液新鲜，当加到培养液中时，会使培养液的颜色由淡黄色稍变为橙色。经10～15 min后，培养液pH值可升到7.0～7.4，培养液变为橙红色，一般情况下无需再作调整。如仍为淡黄色（pH值为7.0以下），可用1 mol/L氢氧化钠液，调pH值至7.2～7.3。未加碳酸氢钠液的培养液置4℃冰箱可储存4～5周；已加碳酸氢钠液的培养液只能储存1周。

(3) 培养用红细胞的制备。供培养用的血一般取自血库，血液袋内装有酸-柠檬酸盐-葡萄糖（ACD）或柠檬酸盐-葡萄糖保存剂。可在无菌条件下分装在25 mL小三角烧瓶中，储存于4℃冰箱备用，但购自血库的已除去血浆的红细胞不易保存。本室在实验中采自健康供血者的新鲜血，加柠檬酸盐抗凝的红细胞储存30 d左右仍可用于培养。临用前吸取血液10 mL，放入有螺盖的刻度离心管中，离心（2 000 r/min）10 min，用吸管吸弃含ACD的血浆及灰黄色层。在压积红细胞上加入不含血清的培养液（RP）10 mL，使压积的红细胞重新悬浮，再以同上转速和时间离心一次，弃上清液及残留的灰黄色层。如此再洗1次。洗过2次的压积红细胞约3 mL。此时，不管有多少红细胞，均加入等量含有10%相同血型（或AB型）人血清的培养液（即RP-10S）。此时的红细胞悬液即可供培养使用1周。A，B，O，AB型的红细胞均可用于培养，但一般需与相应的血清配合使用。

(4) 培养用血清的制备。培养用的血清应采自无疟疾史的健康献血者；也可用兔血清或绵羊血清替代。采血用具及盛血用的玻璃器皿均需无菌、充分干燥；采血时不能加入抗凝剂，避免摇动，静置于4℃冰箱1～2 d后，在无菌条件下收集血清，按需分装。一般100 mL血可获血清30～40 mL。血清可按每瓶10 mL分装，保存于-20℃备用。一般情况下于4℃保存7 d以上或反复冻融多次的血清不能再用于疟原虫的连续培养。

(5) 培养用含虫红细胞的处理。含疟原虫的红细胞可取自原有的培养物、疟疾现症患者、夜猴，以及低温保存的虫种，均能建立起稳定的连续培养。但取已经在实验室建立的稳定虫系培养，要比从现场分离一株新的原虫容易很多。如果取原有培养物建立新培养，应先将旧培养物置于有盖刻度离心管中，离心（1 000 r/min）10 min，弃上清，加入等量含10%人血清的培养液（RP-10S），使压积红细胞重新悬浮，并涂制薄血膜，置镜下观察，计算出含虫率。如含虫率为4%，可用新洗好的红细胞悬液稀释20倍，使含虫率降到0.2%供使用。如果是取采自现症患者或夜猴的含虫血，应加ACD或肝素抗凝，也可用脱纤维法先离心，除去血浆及灰黄色层，加入与原血量相等的RP洗2次，再加入与压积红细胞等量的、含血清为15%的完整培养液（RP-15S）混匀后涂薄血膜，置镜下观察，计算出含虫率，再用上述方法作适当稀释后供使用。如为取自夜猴的含虫红细胞，必须选用AB型或B型人血清和红细胞；如为取自患者血，适宜用相同血型的血清及红细胞。由于生长于体内的疟原虫转为体外培养有一定的适应过程，培养初期的增殖速率较为缓慢，故用上述红细胞稀释时，含虫率可稀释到0.5%～1.0%，即建新系培养要比用旧培养基建立新培养时的含虫率稍高为好。如果用现症患者或阳性夜猴的含虫血建立新的连续培养，4～6周才能建立起稳定虫系。

3. 动物保种及低温保存

（1）鼠疟原虫的保种。选择体重25 g左右的健康昆明小鼠作为保种动物。伯氏疟原虫每5～7 d转种一次，约氏疟原虫14 d左右转种一次，每次接种3～4只健康小鼠。当发现小鼠健康状况不佳时，应及时转种。接种前，先取种鼠尾尖血制作薄涂片，置镜下检查为阳性后，选择感染度适中的鼠作为种源鼠。在1 mL消毒生理盐水中加0.01 mL肝素（或枸橼酸钠生理盐水0.02 mL），取种源鼠尾尖血2～3滴，加入到肝素生理盐水中混合均匀，取0.2 mL经腹腔注入健康小鼠体内。

（2）鸡疟原虫的保种。选择体重为1 kg的健康家鸡，6个月左右转种1次，每次接种2只健康家鸡。自接种第5～6天起，经鸡冠或脚趾取血制作薄血片检查，查出原虫后，每日或隔日取血涂片观察原虫密度，至原虫密度自然下降至血内查不到虫为止。如果原虫密度上升到20%以上，须用氯喹治疗（40 mg/kg/d），连续给药3 d。原虫血症可抑制在20%以下。服药后每周观察2次，直至2个月以后。如原虫密度再度上升过高，可按上述方法再服药。

（3）鼠疟原虫的低温保存。从感染疟原虫第4～5天的小鼠心脏（或眼球、尾尖）取血，肝素抗凝，加入等量的20%二甲基亚砜（生理盐水80 mL，二甲基亚砜20 mL）为保护剂；或加入等体积的甘油、山梨醇保护液（4.2%山梨醇生理盐水180 mL，加纯甘油70 mL），充分混匀后在室温放置30 min，按0.5～1.0 mL分装到安瓿内，封口后放入标明批号的纱布袋，装于液氮罐的提筒内，先置于液氮罐的颈部（约-70 ℃），30 min后置液氮中（-196 ℃）冻存（可保存5～10年）。使用时再从液氮中取出。复苏时，从液氮罐中取出保种的安瓿，迅速投入37～40 ℃温水中，置室温（26 ℃左右）经5 min左右即可取保存液感染动物。

二、锥虫

（一）标本采集、制片、检查

取锥虫病患者血液，制作薄血膜或厚血膜涂片，用甲醇固定，用吉氏或瑞氏染液染色，置镜下观察到锥虫鞭毛体即可确诊或制作教学标本。必要时也可取淋巴液、脑脊液、骨髓穿刺液、淋巴结穿刺物等制作涂片检查，或进行动物接种。

（二）动物接种

取患者体内的阳性标本，或取低温冷冻保存的 RPMI-1640 液 0.1 mL（含 $10^3 \sim 10^5$ 个锥鞭毛体），经小鼠腹腔注入，5 d 后取尾部血制作涂片检查，直到虫体密度达到教学要求即可制作标本。

（三）低温保存

取感染 5 d 后的阳性小鼠血，离心后收集红细胞至 RPMI-1640 保存液中，将虫体稀释至合适浓度，置液氮中保存（操作步骤参照疟原虫）。

第三节　其他组织器官原虫的采集、检查、标本制作、培养与保存

一、杜氏利什曼原虫

（一）标本采集、制片、检查

具体操作见第七章。

（二）体外培养、保存及标本制作

1. 前鞭毛体的培养

一般选用 N N N 培养基（Novy-MacNeal-Nicolle culture medium）传代培养。

（1）培养基的配制。取琼脂 14 g、氯化钠 6 g、蒸馏水 900 mL。先将以上成分加热溶化，分装于洁净试管中，每管 5 mL，经 121 ℃ 高压灭菌 20 min，待冷却至 46 ℃ 时，在每管中加入相当于培养基 1/3 量的无菌去纤维蛋白兔血清，并混合均匀，制成斜面冷却后置 37 ℃ 温箱 24 h，检查证明无菌后置冰箱备用。

无菌去纤维蛋白兔血清的制备：采用心脏采血法，经心脏抽取健康兔血，置装有玻璃珠的消毒三角烧瓶内，迅速振摇 8～15 min，除去血中的纤维蛋白，以防凝固。然后按每毫升兔血加入青霉素 500～1 000 U，防止污染。

（2）操作步骤。接种传代时须无菌操作。使用前从冰箱取出培养基，按常规处理后，将患者或实验动物的穿刺液注入培养管的液体中。如果穿刺液量少，可在其中加入适量的无菌洛克氏液与之混合均匀后再注入培养基中，置 25 ℃ 恒温培养箱培养。一般情况下，培养 7～12 d 即可发现前鞭毛体，但有时需 15 d 左右才能找到前鞭毛体，虫体一般维持 2～4 周。为了保证虫体稳定传代，最好 2 周转种一次，转种前先在培养基中加洛克氏液 0.2～0.5 mL，再用接种环挑取培养物，接种到新的培养管内。采自患者或媒介白蛉进行首次培养的标本，应在培养基内加入抗生素，如庆大霉素 200 μg/mL、青霉素 100 U/mL、链霉素 100 μg/mL，以防其他病原体污染。

(三) 实验动物传代保种

1. 选取动物

一般选取健康成熟的金黄地鼠为实验传代保种动物。

2. 操作步骤

取一只保种的阳性地鼠，常规乙醚麻醉，然后在无菌条件下操作。剖开地鼠腹部，取出肝、脾置无菌乳磨内研碎，加无菌洛克氏液或生理盐水 10～20 mL，制成混悬液，取 0.2～0.5 mL 注入地鼠腹腔内。也可将取自实验动物肝、脾的混悬液注入培养基中，在 20～25 ℃ 培养 12 d，取出培养管，用 Hanks 液清洗 3 次，计数虫体含量，取 0.5 mL 含有 8×10^7 个前鞭毛体的 Hanks 液注入地鼠腹腔。还可采用同样的方法接种家犬，其接种量为 1×10^4～1×10^8 个前鞭毛体。

3. 饲养动物

接种病原体的动物必须饲养在特建的饲养房中，并单独分笼饲养，避免其互相残杀。保种动物必须每日观察多次，发现死亡需及时处理。刚死亡的地鼠可立即用于接种健康鼠，或取肝、脾印片制作教学标本。

4. 模型鉴定

在接种前鞭毛体 15～20 d 后，地鼠即可获得感染。接种两个月后，多数地鼠均有不同程度的感染，但有的地鼠感染后可能自愈，特别在接种量少的情况下，不但潜伏期延长，且自愈率更高。一般情况下，接种 1～2 个月后，采用安乐术将实验动物处死，取骨髓穿刺液制作涂片，或制作血液涂片，经吉氏或瑞氏染液染色，镜下查到无鞭毛体即可确定感染成功。肝脏穿刺涂片检查是较为可靠的诊断方法，且可保全实验动物生命。操作方法为：按常规抓取地鼠，用碘酒、乙醇消毒右上腹部，取干蒸消毒的 24 号针头，接上 2 mL 注射器，从腹部正中线稍偏右的肋下部进针刺入肝脏，抽取少许肝组织液涂片检查。也可取地鼠肝、脾、淋巴结组织，按常规制作切片，经 H.E. 染色后置显微镜下检查鉴定。

(三) 教学标本制作

取经 NNN 培养基培养 10 d 左右的培养物涂片，制作前鞭毛体玻片标本；将接种 3～4 周后的实验动物解剖，取脾、肝或骨髓印片或涂片，制作无鞭毛体玻片标本。标本晾干后，用甲醇固定，经吉氏染液或瑞氏染液染色，晾干贴上标签即可供教学使用。染液配制和染色时间同疟原虫，但前鞭毛体的染色最好取吉氏染液 1 mL，加入 pH 值为 7.0 的磷酸盐缓冲液 20 mL 稀释，随即加入瑞氏染液 3 mL 充分混匀，然后用吸管取混合染液滴于涂片上染色 30～40 min，用中性缓冲蒸馏水冲洗 1～2 min，自然干燥，贴标签后即可供教学使用。

二、弓形虫

(一) 标本采集、制片、检查

具体操作见第七章。

(二) 实验动物传代保种

1. 选取动物

一般选取健康小鼠作为传代保种动物（体重 25～30 g）。

2. 操作步骤

从液氮中取出保存的冷冻管，解冻后吹打混匀，吸取 0.2 mL，常规消毒待接种小鼠腹部，经腹腔注入小鼠体内；或取传代保种的阳性小鼠腹腔液 0.1～0.2 mL（含虫约 $5×10^4$ 个），同上法经腹腔注入小鼠体内，一般饲养 4～6 d 传代接种一次。在接种实验动物前，需用乙醚将阳性种源鼠轻度麻醉，置器械盘中的解剖弯盘内，使其腹面向上，用碘酒、75% 乙醇消毒腹部表面。用眼科剪小心剪开腹部外皮层，将外皮层分离；小心剪开腹肌，充分暴露腹膜，用眼科镊轻轻提起腹膜，将已备的消毒磷酸盐缓冲液或生理盐水 2 mL 注入小鼠腹腔内，轻轻洗涤腹腔，使液体在腹腔中渗透后，再抽取腹腔液滴片镜检，保留备用。如果首次构建实验动物模型，种源标本可采自患者或患病实验动物的血液、脊髓液、眼房水、骨髓、尿液、痰液、唾液、腹水、脑脊液、子宫渗出液和肿大的淋巴结，特别是颈部孤立肿大的淋巴结。脊髓液、尿液、腹水等液体需经离心沉淀（2 500 r/min，10 min）收集滋养体或包囊。如果动物已经死亡，可取脑、肺、心、肝、脾、肾、眼球、肌、肠道等病变相应部位的组织器官。经腹腔注入小鼠体内，7～10 d 后取小鼠腹水涂片检查，检查阴性时，用上述方法连续转种三代。

3. 饲养动物

接种病原体的动物必须放在特建的饲养房内饲养。小鼠感染 2～3 d 开始发病，有的 3 d 即死亡，有的可存活 8～9 d，一般存活 5～6 d。保种期间每天需按时观察实验动物，如果发现动物出现意外应及时处理。

4. 模型鉴定

抽取腹水液涂片检查，或取死亡动物的器官组织制作切片检查，发现滋养体或包囊即可按所需制作标本。

(三) 教学标本制作

取感染 5～6 d 的阳性小鼠，安乐术处死，如上法操作获取腹腔液制作涂片标本，晾干后用甲醇固定，经吉氏染液染色，晾干，贴标签后即可供教学使用。

(四) 低温冷冻保种

抽取小鼠腹水，用 20% 血清生理盐水稀释成 1∶15，加入等量 10% 甘油生理盐水，分装在冷冻管内；或取 10% 二甲基亚砜 2 mL，注入阳性小鼠腹腔，抽取 2 次，抽出后注入冷冻管内。将冷冻管放在液氮罐的提筒中，先放在瓶颈处 30 min，再放入液氮罐内。复苏时，将安瓿取出，投入 40 ℃温水中 5 min，解冻后即可使用。

三、卡氏肺孢子虫（卡氏肺囊菌）

(一) 标本采集、制片、检查

肺孢子虫（卡氏肺囊菌）可寄生于多种哺乳类动物，不同宿主源的肺孢子虫具有明显的宿主特异性。耶氏肺孢子虫或肺囊菌（*Pneumocystis jiroveci*）是寄生于人体并导致人类肺孢子虫（肺孢子菌）肺炎的病原体。标本采集主要取患者清晨痰液或支气管分泌物制作涂片，染色后镜检，但检出率较低；采用支气管肺泡灌洗法，收集灌洗液离心沉淀，取沉渣涂片检查可提高检出率；或直接穿刺肺组织活检、支气管镜肺活检或手术肺组织活检，检出率高但少用。涂片用吉氏染液或改良三色染液染色效果较好。具体操作见第七章。

由于寄生人体的耶氏肺孢子虫来源及体外培养均非常困难，而鼠源性肺孢子虫（肺孢子菌）来源相对容易，所以，在实验教学中主要选用鼠源性肺孢子虫（肺孢子菌）。卡氏肺孢子虫或肺囊菌（*Pneumocystis carinni*）是本实验室自1992年以来构建的大鼠实验动物模型。该虫（菌）作为机会性致病的病原体种类的代表，一直在病原生物学的实验教学、开放性实验教学或探索性实验教学中使用。

（二）实验动物传代保种

1. 选取动物

一般选择成年雌性SD大鼠或Wistar大鼠作为实验动物，体重在160～180 g之间。

2. 操作步骤

选择雌性实验大鼠，随机分笼，每笼6只，用饱和苦味酸标记液按实验要求标记大鼠，分别称取每只大鼠的体重，记录大鼠体重及全身状况。在实验大鼠的日常饮水中加入免疫抑制剂等，一般在1 000 mL大鼠日常饮用水中加入乙酸地塞米松1 mg、四环素1 g、白糖20 g，每只大鼠每天饮用含上述药物的水25～30 mL，其余饮水量不限，连续服药2周。取出冷冻保存的阳性肺脏或肺组织匀浆，解冻，混匀，用注射器取匀浆液0.2 mL待注射。随机取笼内大鼠2只，用乙醚轻度麻醉后，用碘酒、乙醇常规消毒大鼠右侧胸部外皮，每只大鼠经右胸注入卡氏肺孢子虫肺组织匀浆0.2 mL后放回鼠笼，继续服药3～4周后笼内6只大鼠均可发病，出现体重下降、活动减缓、食量减少、松毛、咳嗽、气喘等现象。但发病轻重不同，重者症状很明显，轻者体重有所下降，全身状况稍差。取症状明显的大鼠，安乐术处死，解剖大鼠取出肺脏，在肺组织表面可见暗红色点状病变，其颜色深浅不同、大小不一。剪取小块肺组织印片，固定、染色，置镜下检查包囊、滋养体。对病症轻、全身状况相对较好的大鼠需继续服药至病情加重，至全身状况差再解剖使用。

3. 饲养动物

将实验动物笼放入饲养房内，冬天饲养房室内温度应保持在25 ℃左右。大鼠每天定时服用上述药物，每周称取大鼠体重1次，并经常观察其全身状况，记录在表格中，其他正常饲养。在大鼠服用免疫抑制剂4周后，须每天观察大鼠1～2次，并根据大鼠的体重和健康状况，确定免疫抑制剂的用量。如果在服药4周以内发现大鼠体重下降过快、全身状况差，可暂时减少免疫抑制剂的用量，或暂时停药2 d，再继续服药；反之，则增加药量。

4. 模型鉴定

解剖接种病原体4周后的大鼠，取肺组织印片，用吉氏染液染色检查，或取肺组织包埋，制作切片染色检查，查到滋养体、包囊即可确定模型建成。

(三) 教学标本制作

取口服免疫抑制剂 6 周或接种病原体 4 周后，外观病症明显的实验鼠，采用安乐术处死，打开胸腔，将肺脏取出，用洁净水清洗外表血迹，置生理盐水中清洗，剪成块状，放在滤纸上吸去外表血迹，手持眼科镊夹紧肺组织，将其印在载玻片上，晾干，用甲醇固定，经吉氏染液染色，晾干、贴好标签即可供教学使用。

(四) 低温冷冻保存

取阳性肺组织，用消毒生理盐水清洁外表 2～3 次，按肺组织分叶剪成几块，分别置于冻存管内，加入适量的含 10% 甘油的消毒生理盐水，盖好瓶盖，先放入液氮罐的提筒中，在瓶颈处放 30 min，再放入液氮罐内保存。使用时，将冻存管取出，投入 40 ℃ 温水中，待解冻后即可制作肺组织匀浆。也可将阳性肺组织按常规清洁后，制作成肺组织匀浆，分装在冻存管中，加入 10% 二甲基亚砜置液氮中保存，使用时取出，解冻后按常规注入实验动物胸腔。

（张瑞琳）

第三章 医学蠕虫

第一节 蠕虫成虫的采集、保存及标本制作

蠕虫标本的实验操作技术主要包括蠕虫生活史发育过程中的成虫、虫卵、各期幼虫和各类宿主的标本采集、固定、保存和染色制片,以及液浸标本的制作等。其基本操作步骤为:

(1) 玻片标本:采集→清洁→固定→染色→分色→脱水→透明→封固→平置阴干→贴标签。

(2) 液浸标本:采集→清洁→固定→保存→装瓶(或标本缸)→封瓶口→贴标签。

一、蠕虫成虫的采集

(一) 从患者体内采集

肠道蠕虫病患者口服驱虫药后,每天收集其完整粪便,连续收集3 d。如果发现肉眼可见的大型蠕虫,如蛔虫、猪带绦虫、牛带绦虫或节片、布氏姜片吸虫等成虫时,可用长镊子直接取出,置生理盐水中清洁;较小的成虫可采用下列方法检查:

1. 自然沉淀法

在收集的粪便容器中加入少量洁净水,用玻棒搅成糊状,置于较大的玻璃缸或大沉淀杯内,加生理盐水至满。沉淀20 min后,弃上液,再加水至满,反复数次,至沉淀杯内上层水清晰,弃上液,留沉渣检查、收集虫体。如收集粪类圆线虫幼虫等。

2. 冲洗过筛法

同上,将糊状粪便置20目/英寸铜筛或不锈钢筛中,用自来水冲洗干净,取筛内粪渣查虫。此方法适于查找钩虫、鞭虫、蛲虫等。

3. 其他方法

温水坐浴诱虫法,采集猪、牛带绦虫成虫时,在患者服用槟榔、南瓜子合剂等驱虫药4~6 h后,可获得完整的虫体。如果虫体未排完,可让患者坐在温水盆上诱虫体缓慢排出(切勿用力拉扯,避免虫体拉断,头节仍然留在肠道内);蛲虫除按上述方法采集外,也可在儿童患者入睡后,在其肛门周围查找成虫。此外,还可从外科手术患者体内,或通过尸检、解剖等获取寄生虫标本。

(二) 从受染动物体内采集

许多蠕虫可寄生在狗、猫、猪、牛、羊、鼠等动物体内,可通过解剖自然感染寄生虫的动物采集标本,或通过人工感染实验动物收集所需标本。

（三）虫体的清洁方法

从分泌物、排泄物中收集的虫体体表常附有污物，需用生理盐水将虫体清洗干净后，再进行保存、培养或制作标本。

二、蠕虫成虫的固定及保存

虫体清洁干净后，应根据实验所需尽快固定，以防虫体死亡后蛋白变性而影响标本效果。如果固定待制作的液浸瓶装标本，常用 F. A. A. 固定液固定；另外，也可在 5%～10% 福尔马林液中加入氯化钠（9 g/L）和甘油（2 mL/L）混匀后固定虫体或组织，其保存时间更长、效果更好。如果需制作染色标本，其固定液的选择因虫种而异。

（一）体形扁的吸虫、绦虫

如布氏姜片吸虫、肝片形吸虫、肺吸虫、华支睾吸虫、绦虫的节片（猪、牛带绦虫孕节应先注射墨汁或染液后再固定）或成虫等。先将洗净的成虫放入生理盐水中，置 4 ℃冰箱过夜，使虫体松弛后再固定效果更好，并可收集到大量纯净虫卵。从冰箱中取出虫体后，将虫体摆放在大玻璃板上，然后用大小不等、厚薄不同的玻璃板或载玻片将虫体压平，再用吸管吸取劳氏固定液，从玻璃板的一角加入玻璃板之间，使虫体在该固定液中固定 4～8 h，期间如发现固定液减少，可适量补充固定液。将固定好的标本经洁净水冲洗，用 30%，50%，70% 的乙醇各浸泡 20 min，置于 70% 含碘酒精中 10～12 h 脱汞，再用 70% 乙醇脱碘 12～24 h，至乙醇清晰，置于 70% 乙醇中保存，待染色。

（二）虫体呈线状的吸虫

如血吸虫，固定前先将虫体轻轻洗干净，放入生理盐水中置于 4 ℃冰箱 2～6 h，使虫体松弛，并使雌虫吐出未消化的血液。将虫体从冰箱中取出后放在玻璃板上，在虫体表面加载玻片，用吸管取劳氏液固定 4 h 左右，取出如上述处理，待染色。

（三）线虫

线虫一般较少制作成染色标本，但在需要观察虫体的某些结构特征时，也制成染色标本永久保存，如钩虫的头部、尾部等。先用刀片切下虫体的头部或尾部，放入两张盖玻片之间，用眼科镊轻轻按压，使钩齿、板齿、交合刺、背腹肋分支等分类特征充分展示（置解剖镜下操作）后，用棉线稍扎紧两张盖玻片，然后放入固定液中固定 2～4 h，取出如上述处理，待染色。

三、蠕虫成虫的染色和制片

一般选用卡红染液、苏木精染液作为主色进行染色，必要时可用快绿等染液进行复染。

(一) 吸虫的染色制片

吸虫的生殖系统高度发达，结构复杂，其形状、大小、相对位置等均为鉴别虫种的主要特征之一。因此，吸虫的制片要以显示这些器官的特征为重点。一般小型吸虫以苏木精染液染色为佳，大中型吸虫常用洋红染液染色。实验教学中常见吸虫染色制片的具体操作步骤如下：

1. 华支睾吸虫的染色制片

将虫体自保存液中取出，在70%乙醇中洗5 min；置副洋红（盐酸或乙酸副洋红）染液中染色4~6 h；置2%盐酸乙醇（70%乙醇配制）中分色至合适为止；在70%乙醇中反复多次洗去酸乙醇，如果标本颜色较深，可在此液中浸泡至颜色合适为止，如颜色稍浅，应迅速洗涤后转入新的70%乙醇中吹打10 min左右；转入80%乙醇Ⅰ浸泡30 min；80%乙醇Ⅱ浸泡1~2 h（标本可在此液中放置过夜甚至数日）；95%乙醇Ⅰ浸泡4~6 h；95%乙醇Ⅱ浸泡10~15 min；无水乙醇Ⅰ、Ⅱ中各浸泡10~15 min；二甲苯Ⅰ透明2~6 min；二甲苯Ⅱ透明2~4 min；取中性树胶滴于载玻片中部偏右处，从透明液中取出虫体，置于树胶中，在虫体表面盖上大小合适的盖玻片，使虫体平整地封固于载玻片与盖玻片之间，平放在标本盘内，待树胶阴干后，贴上标签即可供教学使用。

2. 并殖吸虫（或狸殖吸虫）的染色制片

自保存液中取出，在70%乙醇中洗10 min；置副洋红（盐酸或乙酸副洋红）中染色6~8 h；在2%盐酸乙醇（70%乙醇配制）中分色至合适为止；在70%乙醇中反复吹打洗去酸乙醇，如果标本颜色较深，可在此液中浸泡至颜色合适为止，如颜色稍浅，应迅速洗涤后转入新的70%乙醇，反复洗涤3次，每次各15 min左右；置80%乙醇Ⅰ中浸泡30~60 min，80%乙醇Ⅱ浸泡4~10 h或过夜（在此液中可放置数日）；95%乙醇Ⅰ中浸泡6~10 h；95%乙醇Ⅱ中浸泡15~30 min；无水乙醇Ⅰ、Ⅱ中各浸泡15~20 min；二甲苯Ⅰ透明4~8 min；二甲苯Ⅱ透明2~4 min。同上用中性树胶将虫体封固于载玻片和盖玻片之间。如需复染虫体，可在标本脱水至95%乙醇时，用0.1%快绿染液复染（用90%乙醇配制）2~3 s，再置95%乙醇继续脱水、透明、封片。

3. 布氏姜片吸虫（或肝片形吸虫）的染色制片

自保存液中取出，放入50%乙醇、30%乙醇中各浸泡30 min；蒸馏水中浸泡30 min；置乙酸明矾洋红染液中染色8~12 h；用蒸馏水洗5~10 min；转入30%，50%，70%乙醇各浸泡30 min；放入5%~10%盐酸乙醇中分色，至颜色稍深，转入70%乙醇中分色，再转入70%乙醇中继续分色至颜色合适（按此方法处理虽然所需时间较长，但可使虫体器官结构更为清晰、颜色更鲜艳）；再转入70%乙醇中，反复多次洗去酸乙醇；置80%乙醇中浸泡30~60 min，80%乙醇Ⅱ中浸泡8~12 h或过夜（在此液中可放置数日）；转入95%乙醇Ⅰ中浸泡6~12 h；95%乙醇Ⅱ浸泡30~60 min；无水乙醇Ⅰ、Ⅱ中各浸泡30 min；二甲苯Ⅰ透明6~12 min；二甲苯Ⅱ透明至虫体完全透明；同上用中性树胶将虫体封固于载玻片和盖玻片之间。

4. 日本血吸虫的染色制片

将虫体自保存液中取出，放入50%乙醇、30%乙醇中各浸泡10 min，用蒸馏水洗

5 min；置德氏苏木精染液中染色 6～8 h；蒸馏水洗 5 min；用 30% 乙醇、50% 乙醇、70% 乙醇各浸泡 10 min；放入 2% 盐酸乙醇中分色，至颜色合适为止；用 70% 乙醇反复洗去酸乙醇，如颜色稍深可延长浸泡时间，至颜色合适为止；70% 乙醇浸泡 10 min；80% 乙醇 I 浸泡 2～6 h；80% 乙醇 II 浸泡 6～10 h 或过夜，或放置数日；转入 95% 乙醇 I 中浸泡 6～10 h；95% 乙醇 II 浸泡 10 min；无水乙醇 I，II 中各浸泡 5～10 min；二甲苯 I 透明 4～8 min；二甲苯 II 透明 1～3 min，至虫体完全透明；同上，用中性树胶将虫体封固于载玻片和盖玻片之间。

（二）绦虫的染色制片

绦虫的染色制片与吸虫基本相似。但细小绦虫如细粒棘球绦虫、多房棘球绦虫、微小膜壳绦虫、缩小膜壳绦虫、犬双殖孔绦虫等，制作均同吸虫，可将整条虫体或分节染色制片；大型绦虫一般需将虫体分切成 1 个节片、2 个节片或 3 个节片进行染色制片。其常见制片方法主要有以下几种：

1. 成熟节片的制作

参考吸虫的染色制片。

2. 带绦虫妊娠节片的制作

（1）自然法。将虫体自保存液中取出，依次放入 70% 乙醇、80% 乙醇、95% 乙醇、无水乙醇中脱水，二甲苯透明后即可封片。如果保存液为福尔马林液或其他水溶液，应先转入蒸馏水中清洗，再依次转入 30% 乙醇、50% 乙醇、70% 乙醇中脱水。

（2）染色法。主要显示子宫分支，由于子宫内充满虫卵，需选用虫卵易于着色的染液，如盐酸洋红、乙酸洋红等。其操作按上述常规制片程序进行。

（3）墨汁注射法。最好选用新鲜节片，用 0.5 mL 注射器或皮试针头，抽取调制好的墨汁（或鲜艳的染剂），注入子宫主干内，墨汁或染剂沿着子宫分支逐渐充满子宫，用手指反复轻压节片，使墨汁或染剂均匀分布于子宫侧支中，即可将针头拔出。将孕节轻轻摆放在滤纸上，吸去表面多余的墨汁或染剂。将节片夹于两张载玻片之间，用棉线缠绕玻片两端，然后浸入 70% 乙醇中固定 1～2 d；松解棉线，小心取下节片，放入新 70% 乙醇中浸泡 10 min；80% 乙醇 I 中浸泡 2～4 h；80% 乙醇 II 浸泡 6～8 h 或过夜，或放置数日；95% 乙醇 I 中浸泡 6～8 h；95% II 乙醇浸泡 30 min；无水乙醇 I 浸泡 30 min；无水乙醇 II 浸泡 10 min；二甲苯 I 透明 6～10 min；二甲苯 II 透明 3～5 min，至节片完全透明；同时，用中性树胶将孕节封固于载玻片和盖玻片之间。

（三）线虫成虫的染色制片

线虫的头部结构、体表的乳突和虫体尾部结构等可作为鉴定虫种的特征，有的结构无需特殊染色，只需透明后封片即可观察；有的结构需经过染色后才能观察到结构，在实验教学中，常用的线虫制片方法如下：

1. 钩虫成虫甘油明胶封制法

将标本从保存液中取出，置于盛有含 20% 甘油的 70% 乙醇的小瓶内，瓶内液体加至半瓶；以后每日加入甘油 0.5 mL 左右，并摇均匀；待甘油加至与乙醇量约相等时，即打开瓶塞，置 37 ℃温箱中使乙醇缓慢蒸发；当瓶中液体减少一半时，表示虫体已在纯甘油中透明，内部结构已清晰；此时即可用甘油明胶将虫体封固于载玻片与盖玻片之间；用滤纸吸净盖玻片外溢的胶液，四周用指甲油封固即可置镜下观察。

甘油明胶的配制方法：根据所需溶液的量，取白明胶1份、蒸馏水6份、甘油7份，加石碳酸至1%浓度。先将1份明胶溶于6份水中，2 h后加入甘油和石碳酸，温热15 min，不时搅拌调和，使甘油和明胶充分混合均匀，用棉花过滤后即可使用。

2. 钩虫成虫染色制片法

将虫体自保存液中取出，放入50%乙醇中，用绣花针在虫体前、中、后部扎穿几个小孔；置30%乙醇中浸泡30 min；蒸馏水洗30 min；置醋酸明矾洋红染液中染色6～10 h；蒸馏水洗5 min；依次转入30%乙醇、50%乙醇、70%乙醇各30 min；置5%盐酸乙醇中分色至基本合适；用70%乙醇反复洗去酸乙醇，如染色过深可在此液中停留至颜色合适为止；70%乙醇浸泡30 min；80%乙醇浸泡2～12 h；95%乙醇Ⅰ浸泡6～8 h；95%乙醇Ⅱ、无水乙醇Ⅰ中各浸泡10 min；无水乙醇Ⅱ浸泡4～8 min；冬青油或二甲苯Ⅰ透明5 min；冬青油或二甲苯Ⅱ透明3 min至虫体完全透明为止；最后用中性树胶将虫体封固于载玻片与盖玻片之间。

3. 钩虫头部和雄虫尾部交合伞染色制片法

自保存液中取出经过压片处理的虫体头部或尾部；置盐酸洋红或硼砂洋红中染色4～6 h；在2%盐酸乙醇中分色至口囊中的钩齿、板齿或交合伞清晰为宜；用70%乙醇反复洗去酸乙醇，转入70%乙醇中浸泡20 min；80%乙醇浸泡2～6 h；95%乙醇Ⅰ浸泡2 h；95%乙醇Ⅱ、无水乙醇Ⅰ中各浸泡10 min；无水乙醇Ⅱ浸泡5 min；二甲苯Ⅰ中透明2～3 min；二甲苯Ⅱ中透明至虫体完全透明；同上，用中性树胶将头节或尾伞封固于载玻片和盖玻片之间。

4. 钩虫头部和雄虫尾部交合伞非染色制片法

自保存液中取出经过压片处理的虫体头部或尾部；将头节或尾伞放在18 mm×18 mm的盖玻片上，调整头节或尾伞的位置至最佳状态，用滤纸轻轻吸弃保存液，在标本表面滴加甘油明胶，然后盖上15 mm×15 mm的盖玻片，再用中性树胶将其封固于载玻片上，晾干后即可使用。

5. 蛲虫、旋毛虫等小型线虫的染色制片

将虫体自保存液中取出，依次放入50%乙醇、30%乙醇中各浸泡10 min；蒸馏水洗5 min；置德氏苏木精染液中染色6～8 h；蒸馏水洗4～6 h；依次置于30%乙醇、50%乙醇、70%乙醇各10 min；2%盐酸乙醇中分色至基本合适；转入70%乙醇分色至合适为止；置于80%乙醇、90%乙醇浸泡2～3 h；95%乙醇Ⅰ浸泡2～3 h；95%乙醇Ⅱ、无水乙醇Ⅰ中各浸泡6～10 min；无水乙醇Ⅱ浸泡5 min；二甲苯Ⅰ透明4～6 min；二甲苯Ⅱ透明2～3 min；同上，用中性树胶将虫体封固于载玻片和盖玻片之间。

6. 线虫临时制片和观察

将某些标本固定后，置于保存液中，需要时观察时，从保存液中取出，放入透明液中，待虫体透明后即可观察。常用透明液主要有以下几种：

（1）石碳酸酒精液。将待观察标本自80%乙醇保存液中取出，在载玻片中间滴一滴透明液，将虫体置于透明液中，加盖玻片后置镜下观察，结束观察后再将虫体放回

80% 乙醇中保存，用时再取出，可反复透明、观察、保存。在镜下观察标本时，如果发现虫体透明过度而影响观察效果，可从盖玻片的右上角加一滴无水乙醇予以调节。经石碳酸乙醇液处理过的标本往往呈棕色，可更换新的石碳酸乙醇液数次，或将虫体置盐酸乙醇中浸泡除去颜色，再放回 80% 乙醇中保存。

（2）聚乙烯醇乳酸混合液。取 15% 聚乙烯醇水溶液 56 份、乳酸 22 份、石碳酸 22 份。先将聚乙烯醇粉放入 80 ℃水中溶解，然后混入乳酸、石碳酸搅拌均匀即制成混合液。在任何保存液中取出的虫体，均可直接放入该液中观察（操作同上）。观察完毕后再将虫体放回原保存液中。该液使用方便，但透明速度较石碳酸乙醇液缓慢。

（3）乳酸苯酚透明液（乳酸石碳酸液）。甘油 2 份、乳酸 1 份、蒸馏水 1 份、石碳酸 1 份。自乙醇保存液中取出虫体，投入 1% 福尔马林液中浸泡 1～2 h，移入 50% 上述透明液中 30 min（透明液 1 份，加水 1 份混匀），转入乳酸苯酚透明液中，虫体透明后按上述操作置镜下观察。经该液透明的标本，可观察到虫体的内部细微结构。用该液透明的标本虽然效果好，但因透明速度缓慢，所需时间较长。

（4）甘油乙醇透明液。将保存在 5% 甘油乙醇（80% 乙醇配制）保存液中的线虫，打开器皿盖放入 40～60 ℃温箱中，使乙醇挥发，剩下甘油，虫体呈现透明状即可置镜下观察。另外，也可将虫体从不同浓度的甘油乙醇过度到纯甘油中透明观察。

（5）乳酸液。自保存液中取出虫体，直接放入乳酸液中透明后再取出观察。该液透明速度较慢，小型线虫需 10 h 左右。

第二节　蠕虫幼虫的采集、保存及标本制作

一、吸虫幼虫

（一）毛蚴的收集、保存及染色制片

1. 收集与固定

主要从感染血吸虫的实验动物的肝组织中分离纯净虫卵进行孵化收集。将收集的虫卵放入毛蚴孵化瓶或合适的三角烧瓶内，待毛蚴孵出后，用吸管吸取孵化瓶上部的毛蚴，置离心管内离心（1 000 r/min）10～15 min，弃上液；用加热至 60 ℃的 70% 乙醇或 Bless 液固定 30 min，弃上液；加 30% 乙醇中离心沉淀 5 min，弃上液，反复 2 次；转入 50% 乙醇中离心沉淀 5 min，弃上液，反复 2 次；转入 70% 乙醇中离心沉淀 5 min，弃上液，反复 2 次后，将沉淀物保存于 70% 乙醇中。

2. 染色与制片

（1）离心沉淀法。将毛蚴从保存液中吸入离心管内，离心沉淀 2 min，弃上液 1/2；加 50% 乙醇至原量，离心沉淀 2 min，弃上液 1/2；按上述步骤依次置换 30% 乙醇、蒸馏水，弃上液；在沉淀物中加入稀释的德氏苏木精染液或梅氏苏木精染液或乙酸明矾洋红染液染色 2～4 h；离心沉淀 2 min，弃上液；加蒸馏水洗 2 min，离心沉淀 2 min，弃上液 1/2；加 30% 乙醇至原量混合均匀，离心沉淀 2 min，弃上液；按以上步骤依次置换 30% 乙醇、50% 乙醇各 2 次；加入 1% 盐酸乙醇分色。分色过程需在镜下完成，观察

到颜色基本合适或稍深，离心沉淀 2 min，弃上液；转入 70% 乙醇 5 min，离心沉淀 2 min，弃上液；按以上步骤依次置换 70% 乙醇、80% 乙醇、95% 乙醇、无水乙醇各 2 次；加二甲苯透明 1 min，离心沉淀 2 min，弃上液；加二甲苯自然沉淀，先滴一滴中性树胶在载玻片上，再用毛细吸管取毛蚴混悬液一小滴，置中性树胶中，加盖片封固，平放晾干后即可供实验教学实验。

（2）玻片法。吸取收集纯化的毛蚴悬液一小滴，滴在载玻片上，加上盖玻片，用浸过水的细棉线缠扎好；放入 30% 乙醇、50% 乙醇中各 5～10 min；移入稀释的德氏苏木精染液（30% 乙醇 3 份、德氏苏木精染液 1 份）中染色 4～6 h；转入 30% 乙醇、50% 乙醇中各 5 min；在 0.5% 盐酸乙醇中分色至颜色稍深；用 70% 乙醇反复洗去酸乙醇；分别在 70% 乙醇、80% 乙醇、95% 乙醇中各 2 次，每次 30 min；无水乙醇浸泡 6 min；二甲苯透明；在二甲苯中拆去细线，在盖玻片右上角边缘滴加中性树胶封固。此法制作的标本较上法平整，且内部结构清晰，更有利于观察。

（3）毛蚴纤毛板镀银法。将新鲜毛蚴吸入凹底染色皿中，加入 60～70 ℃ 热的 0.5% 硝酸银溶液（用蒸馏水配制，棕色瓶装，置暗处保存）约 3 min；弃硝酸银溶液，用蒸馏水洗数次，放置近窗口处，曝光 3～5 min；蒸馏水洗 2 次，每次 1 min；经各级乙醇脱水；二甲苯或冬青油透明；中性树胶封片。如需染色，则在蒸馏水洗后或脱水至 70% 乙醇时进行染色，步骤同前。

（二）胞蚴、雷蚴的收集、保存和染色制片

1. 收集幼虫

在载玻片上加一滴清水，将流行区采集或实验室感染的阳性螺清洁干净，置载玻片上压碎，用解剖针轻轻挑去螺壳，将载玻片置解剖镜下分离胞蚴和雷蚴，用毛细吸管吸至四方培养皿中，再吸取生理盐水反复清洗至生理盐水清晰。

2. 制作标本

吸取幼虫 10 条左右，放在载玻片上，加上盖片，用滤纸从左侧吸去载玻片与盖玻片之间的水分，然后用吸管从右侧缓慢加入固定液（70% 乙醇或劳氏液）固定 2～4 h；小心从玻片上取下幼虫，保存于 70% 乙醇中（如用劳氏液固定需经脱汞、脱碘处理）；以洋红类或苏木精类染液染色 4～6 h；经 0.5% 盐酸乙醇分色，各级乙醇脱水，二甲苯或冬青油透明，取中性树胶，加盖片封固，晾干后即可供教学使用。也可采用上述毛蚴玻片制作法制作胞蚴、雷蚴标本。

（三）尾蚴的收集和染色制片

1. 收集尾蚴

（1）收集血吸虫尾蚴。从流行区采集或购买阳性钉螺，将阳性螺放入小型钢筛中清洁干净→放入逸蚴器皿中→将逸蚴器皿放在四周围有棉花的大培养皿中间→再将培养皿放在方盘内→用吸管加去氯水至接近瓶口→置光亮处（窗台或灯光下）孵育，保持室内温度在 27 ℃ 左右，如果阳性螺来源于自然界，孵育 30 min 左右即可在水面上观察到早期逸出的尾蚴，2～3 h 达最多量，且尾蚴的雌雄比例合适，选择此时的尾蚴感染动物效果较好。如果制作尾蚴玻片标本，一般在尾蚴逸出 1 h 内取尾蚴固定。

（2）收集肝吸虫、肺吸虫、姜片吸虫尾蚴。将各种吸虫的阳性螺分别放在培养皿中，使尾蚴自动逸出后分离收集；或压碎阳性螺分离收集（操作同胞蚴、雷蚴）。值得注意的是，在实验室逸肝吸虫尾蚴时，如果观察到大量尾蚴逸出，需及时收集尾蚴，否则尾蚴还会返回螺体。多年来，本实验室在逸肝吸虫尾蚴的过程中，曾多次发现逸出的尾蚴又返回螺体的现象，有待进一步观察探讨。

2. 制作标本

（1）制作血吸虫尾蚴标本。用接种环挑取逸出 1 h 以内的尾蚴 10～20 条，置载玻片合适位置，在乙醇灯上微烤，使尾蚴伸展并紧贴于载玻片上。在其表面加一小滴固定液（70% 乙醇或鲍氏固定液），然后加盖 22 mm×22 mm 盖玻片，继续滴加固定液至两张玻片之间，最终使固定液浸满 22 mm×22 mm 盖玻片，使尾蚴固定在两玻片之间；固定 60 min 后，小心揭开盖片，放入染液中。用锂-洋红染液（在 100 mL 碳酸锂饱和液中加 2.5 g 洋红，煮沸，冷却过滤后使用）染色 4～6 h；从染液中取出，轻轻洗去悬浮的染液，移入饱和碳酸锂中分色；至尾蚴的腺体清晰易辨时，用蒸馏水轻轻洗去残留的碳酸锂；经 50% 乙醇、70% 乙醇、80% 乙醇、90% 乙醇、95% 乙醇、无水乙醇脱水，经二甲苯或冬青油透明，滴中性树胶，加盖片封固，晾干后即可供教学使用。也可将染液直接滴加在载玻片上的尾蚴表面进行染色，并且可直接在载玻片上进行分色、脱水、透明、加盖玻片封固。经此法制作的标本尾蚴形态自然、结构清晰，头腺、吸盘明显，整体清洁，且操作简单，易掌握，特别适于初学者。此外，也可将挑取的活尾蚴直接放在盖玻片上，按上述操作步骤进行制片。

（2）其他吸虫尾蚴标本。操作同胞蚴、雷蚴。

（四）囊蚴的收集、染色及制片

1. 华支睾吸虫

取流行区采集或实验室人工感染的阳性鱼，弃鱼鳞、内脏、头骨，清洗干净。用绞肉机将鱼肉搅碎（量少可用菜板剁碎），用生理盐水反复冲洗沉淀 3 次，称取鱼肉重量，置三角烧瓶内，按每克鱼肉加人工消化液 30～40 mL 计算，加入人工消化液（配方：胃蛋白酶 3 g，盐酸 8 mL，生理盐水 1 000 mL）；置 37 ℃ 温箱中 6～8 h，其间不时搅拌使鱼肉充分消化。从温箱取出，弃上液，用 40 目/英寸铜筛过滤于沉淀杯中，滤液经生理盐水反复多次清洗、沉淀至上液清晰，取沉淀物于培养皿内，置解剖镜下收集纯净囊蚴，将囊蚴放入 5% 福尔马林液中保存。采用甘油透明法封制于甘油或甘油明胶中，标本透明制作的方法同前。

2. 并殖吸虫

取流行区采集的阳性溪蟹或蝲蛄，去硬壳后用研钵磨碎，加入适量的 0.45% 盐水，用 20 目/英寸铜筛滤去粗渣，滤液自然沉淀 10～15 min，弃上液，反复换水 3～4 次，至上液澄清为止。取沉渣于培养皿内，置解剖镜下分离囊蚴。用甘油或甘油明胶封制。如进行染色，先将囊蚴放于载玻片上，加盖玻片，用浸泡过水的细线缠扎，置 70% 或 Bless 液固定 6～10 h；拆细线，用毛笔将囊蚴移入凹底染色皿内，用明矾洋红染液染色 6～10 h；弃染液，加入 0.5%～1.0% 盐酸乙醇分色至颜色稍深；用 70% 乙醇反复洗去酸乙醇；分别经 70% 乙醇、80% 乙醇、90% 乙醇、95% 乙醇脱水 2～4 h，无水乙醇Ⅰ浸泡30 min，无水乙醇Ⅱ浸泡5～10 min；置冬青油浸泡至透明，用毛细吸管取囊蚴于载玻片上，滴加中性树胶，将囊蚴封固于载玻片与盖玻片之间，阴干即可使用。

3. 姜片吸虫

姜片吸虫囊蚴一般附着在水生植物媒介表面及其与水体接触的部位。将流行区采集的菱角、荸荠、茭白等阳性水生植物媒介置于水中，用软刷将附着在其表面的囊蚴刷入水中，然后将水倒入沉淀杯中沉淀20～30 min，弃上液，反复多次沉淀至上液清晰，取沉淀物于培养皿内，置解剖镜下分离囊蚴。将囊蚴吸入四方皿内，加5%福尔马林液保存。如需制成玻片标本，可参照上法，但姜片吸虫囊蚴的囊壁较肺吸虫囊蚴薄，需注意控制好各环节的时间。

二、绦虫幼虫

（一）猪、牛囊尾蚴的收集、固定与保存、染色与制片

1. 标本采集

采集含有囊尾蚴的新鲜猪肉或牛肉，用自来水清洗血迹，再用生理盐水清洗后置于方盘内，持眼科镊沿着肌纤维分离囊尾蚴，将囊尾蚴集中在生理盐水中，清洗干净后待处理。

2. 固定与保存

如果制作液浸标本，可将囊尾蚴直接浸泡于70%乙醇、5%福尔马林液或5%宁氏固定液中固定24 h，之后更换固定液，固定48 h后再更换固定液1次，即可置于保存液中保存。

3. 制作玻片标本

先将洗净的囊尾蚴分别排列在载玻片上，再取另一张玻片盖在其上，轻轻加压，用细棉线缠扎使其扁平，置劳氏液或70%乙醇中固定6～8 h，松解棉线，从玻片上取下固定好的囊尾蚴，用硼砂洋红或乙酸明矾洋红染液染色4～6 h，按常规顺序分色、脱水、透明、封固。

如果制作头节外翻的囊尾蚴染色玻片标本，则应先把清洗干净的囊尾蚴放入30%～40%胆汁生理盐水中，置37 ℃温箱内孵育2～3 h，待内陷的囊尾蚴头节外伸后，从温箱中取出囊尾蚴，用生理盐水反复清洗虫体，洗净胆汁生理盐水后，如上法固定、染色、分色、脱水、透明，用中心树胶封固于载玻片和盖玻片之间，封固操作步骤参考肺吸虫染色标本制作。

（二）棘球蚴、原头蚴标本的制作

1. 采集标本与虫体分离

在流行区采集自然感染棘球蚴的羊、牛等动物肝脏，或解剖实验室构建的动物模型，分离出不同大小的棘球蚴（分离过程中要小心取棘球蚴，避免剪破棘球蚴壁），放入生理盐水中清洗干净待处理。

2. 制作棘球蚴液浸标本

将生理盐水中的棘球蚴转入5%～10%福尔马林液或5%～10%宁氏固定液中固定

24 h，更换固定液，继续固定48 h，再更换固定液1次，即可置于保存液中保存，或直接装入标本瓶（缸）封存。

3. 制作原头蚴玻片标本

选取内壁上有原头蚴的成熟棘球蚴，用有齿镊子提起棘球蚴外壁，用手术剪在开囊壁上轻轻剪约0.5 cm大小的孔，将吸管插入棘球蚴囊腔内，吸取囊腔内的棘球蚴液；然后，用吸管吸取消毒生理盐水反复冲洗棘球蚴内壁，使黏附在内壁上的原头蚴脱落，收集冲洗液与棘球蚴液混合。经自然沉淀或离心沉淀，弃上液，在沉淀物中加入劳氏液固定，或加入70%乙醇固定6～8 h，然后保存于70%乙醇中。用硼砂洋红、乙酸明矾洋红或苏木精染液染色4～6 h，按常规顺序分色、脱水、透明，用中性树胶封固在载玻片与盖玻片之间。操作步骤同毛蚴制片法。

（三）原尾蚴标本的制作

1. 采集标本与虫体分离

在流行区采集剑水蚤，清洗干净，少量分批放入培养皿内置解剖镜下观察，分离出自然感染原尾蚴的剑水蚤。如果剑水蚤的血腔内有原尾蚴寄生，可见椭圆形的原尾蚴在剑水蚤体内蠕动。吸取阳性剑水蚤，放在凹玻片中，加一滴生理盐水，置解剖镜下，用解剖针挑破剑水蚤的体腔，可见原尾蚴逸出体外。一般情况下，1个剑水蚤血腔内寄生有6～12个原尾蚴，实验中也可见1个剑水蚤体内有多达20余个原尾蚴。用毛细吸管吸取原尾蚴，置于四方皿内，用洁净水清洗，收集在有盖试管内备用。

2. 制作玻片标本

吸取原尾蚴滴在载玻片上，加盖玻片，用滤纸吸去水分，加入波音氏液固定4～6 h，按常规转入70%乙醇中保存。染色时从70%乙醇中取出，用盐酸副洋红染液染色4 h，按常规分色、脱水、透明、封固，操作步骤见毛蚴标本制作。也可将原尾蚴直接放在载玻片上固定，按照制作血吸虫尾蚴标本的方法制作原尾蚴标本。

（四）剑水蚤的标本制作（体内含原尾蚴的剑水蚤）

在流行区采集剑水蚤，按上述方法分离出自然感染原尾蚴的剑水蚤，清洗干净后置于70%乙醇中固定24 h，更换固定液保存；或取人工感染钩球蚴7 d左右的剑水蚤，置解剖镜下观察血腔内原尾蚴的发育情况，选择原尾蚴发育较好的剑水蚤，置70%乙醇中固定24 h，更换固定液，将剑水蚤置于保存液中。用盐酸副洋红染液染色4～6 h，按常规分色、脱水、透明、封制，操作步骤见华支睾吸虫标本制作。按此法封制的标本，剑水蚤体内的原尾蚴清晰可见。

（五）裂头蚴标本的制作

1. 采集标本与虫体分离

在流行区采集自然感染裂头蚴的虎纹蛙，用小锥从蛙的枕骨大孔刺入处死蛙，剥去外皮，先在肌束间寻找乳白色、细长型、蠕动的裂头蚴，特别注意检查蛙的四肢及背部，用眼科镊将裂头蚴取出放入生理盐水中清洁干净，待处理。

2. 制作裂头蚴液浸标本

用70%乙醇或5%福尔马林液固定24 h，然后更换固定液保存裂头蚴。制作标本时将虫体取出，置于有机玻璃板上，调整虫体姿态达最佳，滴加胶液，将虫体固定在有机玻璃板上，选择合适的标本瓶或标本缸，装入其中，封瓶口，贴标签后即可使用。也可将整条裂头蚴直接封存于透明胶液中供教学使用。

3. 制作裂头蚴玻片标本

染色制片法操作步骤见吸虫成虫染色标本制作。

三、线虫幼虫

（一）粪便或土壤内幼虫的分离、保存与制片

将采集的阳性粪便用多层纱布包裹，扎紧口端；在大沉淀杯中放入45℃温水；将粪便悬浸于沉淀杯上层的温水中，保持水温静置数小时；弃粪包，在沉渣中收集幼虫。此法主要用于分离粪类圆线虫幼虫、用炭末或泥土培养的钩虫幼虫或土壤中的各种线虫幼虫。也可采用巴门氏幼虫分离法收集线虫幼虫。粪类圆线虫和钩虫幼虫一般无需制作染色玻片标本，主要是固定于或保存于5%甘油乙醇中，临用时以碘液染色制成临时封片置镜下观察，但必要时也可制成永久染色标本保存。

（二）旋毛虫幼虫的采集、保存及制片

自肉联厂采集含旋毛虫幼虫的肌肉，或取实验室感染的动物模型的肌肉，沿肌纤维剪成小块状，置于两张载玻片之间压薄，用细线扎紧；置70%乙醇中固定12～24 h；取出压平的肌肉，置于培养皿中，加入石碳酸乙醇液透明，再转入冬青油至完全透明，用中性树胶封片观察。也可在压平后置洋红类或苏木精类染液中染色，制作永久标本。操作见吸虫染色标本制作。

（三）丝虫微丝蚴的采集及标本制作

由于微丝蚴有夜现周期性，夜晚才在外周血液中出现，一般需在夜间采集患者外周血，将血滴于载玻片中间偏右处，用玻片的一角从内向外涂开，制成约1分硬币大小的厚血片。将血片置室温晾干，置洁净水中溶血，至血膜呈乳白色取出，用洁净水轻轻过洗，置室内晾干后，用甲醇固定5 min，即可进行染色。常用德氏苏木精染液染色，先将固定的厚血膜置10～15倍稀释的染液中染色6～24 min，用0.5%～1.0%盐酸乙醇分色；70%乙醇反复洗去酸乙醇；1%伊红染液染色1 min；70%乙醇清洗1 min，晾干；在厚血膜上滴加中性树胶，取20 mm×20 mm盖玻片盖其上，待胶干后即可使用。另外，还可用吉氏染液进行染色。

（四）蚊体内丝虫幼虫标本的制作

从蚊笼中取出数只成蚊，用氯仿或乙醚麻醉后，放在载玻片中央的蒸馏水中，在解剖镜下用眼科镊去掉足、翅，将蚊移入另一张载玻片上的蒸馏水中，用解剖针将成蚊头、胸、腹切断，分别置3滴生理盐水中解剖，解剖胸部时，按照蚊虫胸肌排列方向顺

次撕开胸肌，在解剖镜或低倍显微镜下观察各期幼虫，发现蚊体内活动的幼虫时，在乙醇灯火焰上稍加热，使幼虫黏附在载玻片上，在其表面加一张盖玻片，用细线轻轻缠扎，放入70%乙醇中固定并保存。从保存液中取出，取下盖玻片，置30%乙醇稀释的德氏苏木精染液中染色6～12 min，如果染色合适则无需分色，如果过染，则用0.1%～0.5%盐酸乙醇分色至基本合适，转入70%乙醇中继续分色至合适。用70%乙醇反复洗去酸乙醇，依次经各级乙醇脱水，经二甲苯透明，用中性树胶封片。也可将幼虫从蚊体分离出来，用加热至60 ℃的70%乙醇固定，此法既可避免实验人员自身感染，又可防止幼虫卷曲。再将加入固定后的标本置于凹底染色皿中，选用透明法或染色法封制标本。操作步骤同前。

（五）蚊喙中丝状蚴标本的制作

在自然界采集蚊喙中丝状蚴的阳性标本较困难，一般是在实验室经人工感染收集标本。抽取含微丝蚴较多的患者外周血（抗凝）或保种动物血，置于胎盘膜饲养皿内，选取中华按蚊或其他合适蚊媒叮刺吸血。将吸取阳性血的蚊媒正常饲养7～9 d，取出数只蚊虫，轻麻醉后分别放在载玻片上，剪去双翅，置解剖镜下滴加温水于蚊口器上，引诱幼虫向温暖方向移动，即向外蠕动，当观察到丝状蚴由蚊喙伸出部分虫体时，立即将蚊投入70%乙醇中固定，然后用甘油封制法制作玻片标本。或经洋红或苏木精染液染色后制作染色玻片标本。操作同前。

第三节　蠕虫卵的采集、保存及标本制作

一、蠕虫卵的采集

（一）从粪便中收集

人体常见蠕虫主要寄生于人体消化道或动物消化道，虫卵随粪便排出体外，因此，可收集患者的粪便，采用自然沉淀法、离心沉淀法和浮聚法收集虫卵（操作步骤见第七章）。

（二）从动物组织中收集

1. 从肺组织中收集肺吸虫卵

一般从实验室感染肺吸虫的动物肺组织中收集，可获得纯净的虫卵。在生理盐水中撕碎肺组织，最好将虫囊置生理盐水中反复冲洗，然后用20目/英寸铜筛将上述组织悬液过滤于沉淀杯中，用生理盐水反复冲洗筛面组织，滤液自然沉淀30 min，弃上液，加生理盐水反复沉淀至上液清晰，即可在沉淀物中收集到大量肺吸虫卵。

2. 从胆囊、肝胆管中收集虫卵

主要收集肝吸虫卵、肝片形吸虫卵。解剖感染肝吸虫的家猫取出肝脏，或取自然感染肝片形吸虫的牛、羊肝脏（或其他动物肝脏）置盛有生理盐水的器皿中，剪开胆囊、肝胆管，用生理盐水冲洗，冲洗液自然沉淀30 min，弃上液，加水反复沉淀多次，至上

液清晰，取沉淀物收集虫卵。

3. 从肝组织中分离纯净血吸虫卵

从实验感染的家兔中收集。取感染 1 000～1 200 条尾蚴 42～45 d 的家兔，采用空气栓塞法处死，解剖取出肝脏，弃胆囊、胆管、血管和结缔组织，将肝脏剪成碎块，反复清洗，加入 1.2% 盐水，放入组织捣碎机中捣碎，捣碎过程分 2～3 次间隔进行（每次旋转 2 min，停 5 min，再行下一次捣碎），捣碎完成后，加 1.2% 盐水稀释，经 80 目/英寸、120 目/英寸铜筛过滤于大沉淀杯中沉淀 40 min，弃上液，继续加盐水沉淀，反复多次沉淀至上液基本澄清，弃上液，将沉淀物倒入锥形离心管内，离心（3 000 r/min）6～10 min，沉淀物中上层多为肝渣，下层为金黄色虫卵，此时可用于孵化毛蚴。如肝渣较多，可弃掉中、上层沉淀物，加盐水，反复离心沉淀多次，至上层无灰褐色肝渣为止。也可将捣碎的肝组织直接用尼龙绢筛（140～150 目/英寸、260 目/英寸）收集，获得的虫卵经尼龙绢过滤，进一步去除残留的肝组织，滤液经沉淀后即可获得纯净的血吸虫卵。另外，也可将剪碎的肝组织浸入 5%～10% 氢氧化钠液中 8～12 h 后，再用捣碎机捣碎，收集到的虫卵更纯净。

（三）从蠕虫成虫培养液中收集

将从动物体内取出的活成虫用生理盐水清洗，置台氏液中培养，每天收集虫卵 1 次，可收集到大量的纯净吸虫卵。

（四）从成虫子宫内收集

主要收集蛲虫卵、蛔虫卵、绦虫卵、姜片虫卵等。

1. 收集蛲虫卵

用解剖针挑破雌虫子宫，轻轻挤压虫体使虫卵散出，集中在小培养皿内，加入少量生理盐水，置 36 ℃培养 24 h 可发育成熟，即可加热固定保存。

2. 收集钩虫卵

用解剖针挑破雌虫子宫，轻轻挤压虫体使虫卵散出，可直接收集固定，收集单细胞、双细胞时期；也可集中在小培养皿内，加入少量血清于生理盐水中，置室温培养，分别在不同时间收集发育不同时期的虫卵，如四细胞、八细胞、桑葚期和含幼虫钩虫卵，加热固定、保存。

3. 收集蛔虫卵

解剖雌虫，取子宫末端约 2 cm，挤出虫卵，置培养皿中，用生理盐水冲散卵块，即可加热固定、保存。也可置 37 ℃温箱或在室温培养，至发育为感染期虫卵，再加热固定、保存。

4. 收集绦虫卵

将患者排出的妊娠节片用生理盐水洗净，置于 35 ℃左右的生理盐水中，节片在水中收缩蠕动即排出大量虫卵；也可磨碎妊娠节片收集虫卵、固定、保存。

5. 收集姜片虫卵

将采集的成虫用生理盐水洗干净，用解剖针挑破子宫末端，轻压虫体，虫卵即从子宫内散出，收集、固定、保存。

二、蠕虫卵的保存

将收集的蠕虫卵先用生理盐水清洗干净，根据虫卵的种类选择固定液和固定方法。卵内含有幼虫的虫卵可直接浸入固定液内，24 h 后更换固定液保存；含细胞的虫卵则先将固定液加热至 60～70 ℃，再浸入虫卵，浸泡 24 h 后，更换固定液保存。5% 福尔马林甘油固定液和 70% 乙醇甘油固定液为常用固定液。

三、蠕虫卵的玻片标本制作

实验教学中的虫卵玻片标本一般分为临时封片标本和永久封片标本，其制作操作方法较多，在此主要介绍本实验室多年来常用的方法。

（一）虫卵临时封片法

1. 石蜡油封片法

滴一滴虫卵混悬液在载玻片上，在滴液四周加 4 粒碎玻片，在其表面加 18 mm×18 mm 或 20 mm×20 mm 的盖片，用滤纸吸去盖玻片四周多余的水分，用细玻棒或竹支取液体石蜡油封在盖玻片周围，即可置镜下观察。标本一般可保存 2 周左右。

2. 凡士林（石蜡）封片法

在载玻片上滴一滴虫卵混悬液，在滴液四周加 4 粒碎玻片，在其表面加 20 mm×20 mm 或 22 mm×22 mm 盖片，用滤纸吸去盖玻片四周多余的水分，用毛笔蘸凡士林（或加热溶化的石蜡）封在盖玻片周围，即可置镜下观察。一般可保存 2 周左右。也可取大小合适的试管，蘸取加热融化的石蜡液印在载玻片上，将虫卵混悬液滴加在蜡圈内，加盖玻片封蜡后观察。

（二）虫卵永久封片法

1. 中性树胶双盖片法

从保存液中取出虫卵，将悬液中的虫卵含量调至每滴含 10 个虫卵左右（如姜片吸虫卵较大，可少于 10 个；华支睾吸虫卵较小，可多于 10 个）。用细吸管吸取虫卵悬液，滴加一小滴在 18 mm×18 mm 的盖玻片中央；在滴液的四个角，各垫一小粒厚薄相同的碎盖片（碎玻片粒相对要小，只要能用眼科镊夹起即可）；用眼科镊取 10 mm×10 mm 的小盖玻片盖在滴液和碎片表面；用滤纸吸去小盖玻片四周多余的水分，轻压盖片无液体溢出为宜；取一张洁净载玻片，在中间偏右处滴 2～3 滴中性树胶；取放置好虫卵悬液的盖玻片，翻转，轻轻平放在胶液表面，使中性树胶自然缓慢浸满盖玻片，切勿用力压盖玻片。如果发现盖玻片不正，可用解剖针轻轻拨正。制作好的标本最表面是 18 mm×18 mm 的盖玻片，接触载玻片上胶液的是 10 mm×10 mm 的小盖玻片，即虫卵悬液被封固于 18 mm×18 mm 与 10 mm×10 mm 的盖片之间。将封存好的标本平放，自然阴干即可供教学使用。此法制作的虫卵标本可保存多年。

2. 琼脂树胶双盖片法

吸取一滴经固定的虫卵混悬液，滴在载玻片上，加入经预热的 1% 琼脂，盖上 10 mm×10 mm 的小盖片，平放，待琼脂凝固变硬后，再滴加中性树胶在 18 mm×

18 mm 的盖玻片上，盖在其上封固，阴干后即可使用。此法制作简单，但标本保存时间不如中性树胶双盖片法长。

第四节　蠕虫液浸瓶装标本的制作

一、器材和试剂

（一）器材

各种类型、大小不等的玻璃或有机玻璃标本瓶、标本缸；有机玻璃切割机，打磨机；衬垫标本的玻璃底板，不同颜色的有机玻璃；大小方盘，量杯，烧杯，培养皿，大小镊子，手术剪，手术刀，玻璃刀，棉花，纱布，毛笔等。

（二）试剂

5%～10%福尔马林液、70%乙醇、95%乙醇、乙醚、甘油、动物明胶、石蜡、氯化钠、乙酸钾、麝香草酚、502黏附剂等。

二、标本装置方法及步骤

（一）中小型蠕虫标本（如钩虫、蛲虫、鞭虫、小型棘球蚴、华支睾吸虫等）

1. 选标本瓶

选择大小合适的圆形柱状标本瓶或有机玻璃标本缸，先在底部垫一层用纱布包裹的棉花，再用玻璃刀切一块其长宽比标本瓶或缸稍小的玻璃或彩色有机玻璃，放入标本瓶或缸内，作为固定、衬托标本的底板。

2. 摆放标本

从保存液中取出标本，用清水洗去固定液，挑选虫体置玻璃或有机玻璃板上，摆好姿态和位置，用滤纸吸去虫体周围的水分，用毛笔蘸取适量加热融化的动物明胶（动物明胶的配制：动物明胶 15 g，蒸馏水 85 mL，混合后加热溶解即可使用）于虫体和玻璃板或有机玻璃板上，轻轻压平，待明胶凝固后，虫体即封存固定于其中。也可用市售的 502 黏附剂取代明胶，对某些虫体而言其效果更好，操作也简单，将虫体直接黏附在底板玻璃上即可，但封存的标本不可再修复。另外，可将虫体从保存液中取出，摆放在大小合适的玻璃板或有机玻璃板上，在其表面盖一块相同大小的玻璃，用细棉线扎紧两端放入标本瓶。还可在将小型棘球蚴摆放在标本瓶内的彩色有机玻璃上之前，使之游离在瓶内，加满保存液即可封装，此法制作的标本不易损坏，可修复。

3. 封装标本

将粘好虫体的玻璃板或夹好虫体的玻璃板放入标本瓶或标本缸内，加满保存液（一般选择5%～10%福尔马林甘油液作为液浸标本的保存液，下同），擦干瓶口内壁的保存液，盖上瓶盖（注意瓶盖切勿接触到瓶内液体），用溶解的高温石蜡液封瓶口，贴上标签，即可永久保存。

（二）大型蠕虫标本（如猪、牛带绦虫，曼氏迭宫绦虫，节片，蛔虫等）

1. 选择标本瓶、摆放虫体

选择两个一大一小能套装的圆形柱状玻璃瓶，在大标本瓶底部垫一层纱布包裹的棉花，在小标本瓶内壁贴一圈彩色纸，取新鲜采集，用2%福尔马林液稍固定过的绦虫成虫，从头部开始自上而下轻轻盘绕在标本瓶上，上部用细线缠扎，并使头节端2～3 cm游离于保存液中，用毛笔蘸取溶化的明胶，涂于虫体各部位，使虫体粘固在标本瓶上。也可将虫体缠缚在大小合适的玻璃板上，直接装入选择好的标本瓶或标本管内。

2. 封装标本

将缠缚绦虫的小瓶放入大瓶内，在小瓶内加满保存液，如发现小气泡，可用毛笔、解剖针或接种环挑散。在小瓶和大瓶之间插入一根细玻璃棒，沿玻璃棒加入保存液至瓶口，取出玻璃棒，擦干标本瓶内壁，加瓶盖，用石蜡封口，贴上标签，即可永久保存。另外，在制作蛔虫标本时，将雌雄蛔虫用明胶或细棉线固定在彩色有机玻璃板上，整理虫体形态至最佳，充分显示雌雄虫末端特征即可装瓶，加满保存液，如上法操作即可。

3. 猪、牛带绦虫妊娠节片彩色瓶装标本制作

（1）明胶色素液的配制。甲液：动物明胶3 g，朱砂或朱红1.5 g，蒸馏水30 mL。乙液：动物明胶3 g，普鲁士蓝1.5 g，蒸馏水30 mL。取两个150 mL 三角烧瓶，分装甲、乙两液，置水浴箱加热溶解，待明胶、色素粉完全溶解，混匀，即可制成明胶色素悬液使用。

（2）标本制作步骤。取新鲜妊娠节片或固定妊娠节片（脱去固定液），用注射针头在子宫主干前后两端向主干方向刺一下，展平在玻璃板上，用滤纸吸去节片周围的水分，再用一张载玻片盖在节片上，轻揉挤压，使子宫内的虫卵从刺孔处向外溢出。

（3）将盛有明胶色素液的三角烧瓶、注射器置水浴箱中加热至60～70 ℃，待明胶色素液完全溶化后，取出注射器，吸取甲液，将针头插入子宫主干，注入明胶色素液，使明胶色素液流入子宫主干和侧支，然后投入冷水中使明胶色素液凝固。

（4）自水浴箱中取出另一个注射器，吸取乙液，将针头刺入节片侧缘的排泄管内，使其充满排泄管，投入冷水中使明胶色素液凝固。

（5）取一个长圆形标本瓶和一块与标本瓶内径长、宽相当的玻璃底板，将两种绦虫的节片展平在玻璃底板上，用吸水纸吸去节片周围的水分，用毛笔蘸取加热溶化的明胶，滴加在相当于其中一个节片位置的玻璃底板上，使节片、明胶、玻璃底板充分接触，待明胶冷却凝固，再用同一方法使另一种绦虫的节片也粘固在玻璃底板上。

（6）在标本瓶底垫一层纱布包裹的棉花，将玻璃底板插入标本瓶内，自标本瓶壁加入5%～10%福尔马林甘油保存液，加瓶盖密封即可保存使用。

（三）钩虫、鞭虫、细粒棘球绦虫等病理标本

1. 解剖动物获取肠组织

将重度感染以上寄生虫的动物采用安乐死术处理，取出消化道组织，置生理盐水方盘内，先将肠内容物挤压排出，或推至肠管后末端，用棉线结扎肠管，尽可能避免肠内

容物前移。剪开肠管，用镊子持蘸有生理盐水的棉花团或滤纸，慢慢清除肠内容物（勿水洗）。

2. 处理病变肠管

将病变明显的肠管分段平铺在玻璃板上，展示肠壁上寄生的虫体，用纱布、滤纸吸净水分及内容物。将病变组织固定在玻璃底板上，可用带线的针穿过两端肠壁的边缘，将线绑缚在玻璃底板上；或将组织夹在两块玻璃之间，缠紧两端；或用502黏合剂粘在底板玻璃上。将肠组织放入大小合适的标本瓶或标本管内，加入加热至60 ℃的组织固定液，固定12 min。取出后置于70%乙醇中至恢复原来色泽，放置约6 min，再移至清水中6 min，重新放入标本瓶内，加入组织保存液，加瓶盖密封即可保存使用。

3. 组织固定液的配制

福尔马林液保存液100 mL，人工矿泉盐25 g（成分：硫酸钠22 g，重碳酸钠3 g，氯化钠9 g，硫酸钾1 g）。

4. 组织保存液的配制

乙酸钾100 g，甘油200 mL，蒸馏1 000 mL。

（四）其他寄生虫病变器官和组织标本

病变组织器官标本通常固定和保存在10%福尔马林甘油液中，保存液应是标本体积的10～20倍。装瓶时，将杯本由保存液中取出，按制作标本所需，展示病变部位，即可装瓶。

1. 感染华支睾吸虫、肝片形吸虫的动物肝脏

从保存液中取出肝脏，平放在方盘内，用手术剪将肝胆管切开，充分暴露寄生在肝胆管内的虫体和管壁明显增厚的肝胆管，常规固定→保存→装入标本瓶或标本缸→封盖。也可在采集标本清洗后，用线结扎胆总管开口，将肝胆管寄生的虫体挤压到胆总管，结扎胆管末端后固定24 h后，切开胆管，展示胆管内寄生的虫体，调整标本姿态，更换固定液，继续固定→保存→装入标本瓶或标本缸→封盖。

2. 肺吸虫寄生的动物肺脏

将从实验动物体内获取的肺脏放入器皿内，在肺脏表面可观察到由于虫体寄生而出现的灰褐色的虫囊。先用眼科镊提起虫囊边缘组织，取手术剪或解剖刀在虫囊表面开个小口，轻压虫囊使寄生在其内的虫体部分外露，分别展示多个虫囊和部分外露的虫体，及其在囊内的寄生状态，常规固定→保存→装入标本瓶或标本缸→封盖。

3. 血吸虫寄生在肠系膜血管的标本

解剖抽血后的实验动物，取出肠管，先清除血管内血液，以及肠腔内的粪便，然后根据肠管的粗细程度，选择不同粗细的胶线沿肠管弯度穿入肠管内（注意不要损坏肠系膜），使之形成自然弯曲的圆圈，然后用线结扎肠管两端，充分暴露肠系膜血管和寄生其内的虫体，即可进行固定→保存→装入标本瓶→封盖。特别提示，在处理标本过程中需小心操作，尽可能保护完整的肠系膜及其血管，使虫体自然保存在血管内。

4. 血吸虫卵沉积的肝脏

解剖感染60 d左右的实验动物取出肝脏后，挑选表面虫卵结节明显、病理变化特征显著的肝脏，清洗血迹后，直接固定保留48 h，用清水冲洗过夜，置保存液中24 h，

更换保存液,至保存液颜色清晰再装入标本瓶。

5. 感染棘球蚴的牛、羊、骆驼等动物肝脏

选择重度感染的肝脏,充分展示棘球蚴寄生肝脏的病变特点,清洗干净后置固定液中48 h,用清水冲洗过夜,置保存液中24 h,更换保存液,至保存液颜色清晰,选择大小适宜的标本瓶装入其中。另外,可根据病变组织的大小,特制大小合适的有机玻璃标本瓶,将切开的病变组织或整体肝脏从保存液中取出,直接装入有机玻璃标本瓶内,封口即可使用。

6. 感染囊尾蚴的猪肉、牛肉,心、脑、舌、眼或其他器官组织

选择感染严重的组织,充分暴露囊尾蚴;将心肌、脑、舌组织切开,展示囊尾蚴寄生特点;将眼球附近遮盖囊尾蚴的组织分离,使囊尾蚴寄生眼部的病变清晰暴露。将展示病变特点的标本固定→保存→装入标本瓶内。

(五)中间宿主与水生植物媒介标本的制作

1. 淡水螺类

从流行区采集新鲜螺类,如纹沼螺、长角涵螺、赤豆螺、川卷螺、扁卷螺、钉螺、椎实螺、东风螺、福寿螺等。先将螺清洗干净,弃内容物,分别晾干螺体和螺盖待制作干制标本;或将清洗干净的螺置固定液中24 h,更换固定液一次,置保存液中待制作液浸标本。制作干制标本时,根据螺类大小,选择合适的玻片、玻璃板或培养皿;先在准备放螺的位置滴一滴中性树胶,用眼科镊将螺放到中性树胶上,按照制作设计样式,摆放成正面、背面,或双面摆放,调整好姿态;平放,阴干后装入合适的标本管、标本瓶或标本盒内,用石蜡密封后使用。如果用培养皿盛放制作好的小型螺类标本,需在室内放置,待中性树胶阴干后再加盖,用胶纸封接口后使用。此外,在干制的螺壳表面涂一层环保胶液,可起到保护螺类的作用,并且观察标本时更美观。

2. 淡水鱼类、溪蟹、蝲蛄

从流行区采集标本,清洗干净后用10%福尔马林液固定48 h,保存在5%福尔马林液中。制作标本时从保存液中取出,分别将淡水鱼类、溪蟹和蝲蛄用线缠扎在合适的玻璃板上,置于相应的标本瓶内,加满保存液,用石蜡密封使用。此外,也可将待制作的标本从保存液中取出后,先用滤纸吸干表面液体,再用胶液将标本粘在合适的玻板上,稍放置后装入标本瓶。采用此法制作的标本与上法比较易损害,不可修复。

3. 媒介水生植物

从流行区采集或市场购买新鲜荸荠、菱角等水生植物,清洗干净后用5%福尔马林液固定48 h,然后保存在5%福尔马林液中。制作标本时将植物从保存液中取出,用针线从中穿成串,每串4～6个,将穿成串的荸荠或菱角固定在合适的玻璃板上,放入标本瓶内,加满保存液;或根据标本瓶的大小,用特定竹枝穿成串,直接放入标本瓶内,加满保存液,按上法封瓶后使用。

第五节 常见蠕虫动物模型的构建及虫体传代培养技术

一、华支睾吸虫

(一) 选择实验动物

常用家猫、家犬、家兔、豚鼠、大白鼠等动物作为终末宿主构建实验动物模型。在这些实验动物中,以豚鼠感染该虫后的肝脏表面病变比其他动物明显,感染率也高。如果在实验教学中学生观察肝脏病变、收集成虫、虫卵或制作组织切片标本,最好选用豚鼠。但饲养过程中需注意,豚鼠易死亡,饲养温度最好保持在25～27 ℃,并保证供给营养,每天除了喂食常规饲料外,应添加胡萝卜、大白菜等蔬果食物;在实验中以取成虫为主,如果条件允许,最好选择家猫、家犬作为实验感染动物;学生在探索性实验或开放性实验中,选择大鼠作为实验对象较为合适;由于家兔的感染效果不如以上动物,一般情况下在实验教学中少用。

(二) 收集囊蚴

1. 采集阳性鱼

到华支睾吸虫病流行区采集含囊蚴的淡水鱼,或在人工生态室采集人工感染的含华支睾吸虫成熟囊蚴的淡水鱼。

2. 处死阳性鱼

将鱼处死,去掉鱼鳞、内脏、鱼头等硬组织,冲洗干净,用绞肉机搅碎鱼肉,称取鱼肉重量。将鱼肉放入合适的沉淀杯中,用生理盐水清洗沉淀,重复3次,置于有盖的玻璃器皿内。

3. 消化鱼肉

按每克鱼肉加人工消化液30 mL计算,加入人工消化液(配方:胃蛋白酶3 g,盐酸6 mL,生理盐水1 000 mL);置37 ℃温箱6～12 h,在消化过程中不时搅拌,使鱼肉充分消化。

4. 分离囊蚴

从温箱中取出消化物,弃上液,用60目钢筛过滤,滤液经生理盐水反复清洗沉淀,至上液清晰,取沉淀物置解剖镜下收集纯净囊蚴,放入盛有生理盐水的四方培养皿,置4 ℃温箱备用。

(三) 感染动物

感染方法主要采用直接饲喂法和囊蚴定量法。

1. 直接饲喂法

将流行区采集或人工饲养的含有华支睾吸虫成熟囊蚴的第二中间宿主,如麦穗鱼、草鱼等淡水鱼或虾,直接饲喂或与食料混在一起饲喂待感染动物,此法感染简便易行,但不能定量,一般在淡水鱼、虾体内含囊蚴少的情况下采用。

2. 囊蚴定量法

根据待感染动物的种类、大小定量囊蚴，感染实验动物。家犬感染 800～1 000 个囊蚴。用吸管吸取已备囊蚴，包在鱼肉、鸡肉、猪肉等肉类食物中间，置饲喂盘内让家犬自然迅速食取；家猫感染 400 个囊蚴左右，饲喂方法同家犬；家兔感染 300 个囊蚴左右，用连接注射器的特制圆形灌胃针吸取囊蚴，经口、食道插入胃内感染，或用吸管吸取囊蚴饲喂感染；豚鼠、大白鼠一般感染 60～80 个囊蚴，感染方法同家兔。

（四）饲养时间与模型鉴定

1. 饲养时间

一般情况下，实验动物感染囊蚴 25 d 左右即可在粪便中查到华支睾吸虫卵，但收集教学标本最好在感染 40～60 d 解剖实验动物。

2. 模型鉴定

取实验动物粪便，采用直接涂片法，置显微镜下检查到虫卵即可确定模型构建成功。

（五）培养成虫

1. 制备培养基

取台氏液（配方见前）10 mL，加入灭活兔血清（马、牛、人血清均可）10 mL，再加入肝素化的兔血浆 1 mL，三者混合后，按每毫升加青霉素 100 U，链霉素 100 μg，分装于 4 个培养瓶内备用。或取 199 培养基加入 5% 兔血清，按每毫升加青霉素 50 U，链霉素 100 μg，分装于 4 个培养瓶内备用。

2. 培养虫体

解剖实验动物，取出肝脏，用无菌生理盐水洗涤多次，采用肝脏挤压法使虫体从肝胆管溢出，用眼科镊将虫体挑入无菌生理盐水中，用消毒吸管吸取生理盐水冲洗虫体，反复洗涤 3～4 次，再用台氏液洗涤 2 次。挑选无损伤、活力好的虫体放入已备好的培养瓶内，每个培养瓶放入 3～5 条虫，置 35 ℃ 温箱培养，每周更换培养液 1 次，每次操作均在无菌条件下进行。虫体在上述两种培养液中可存活 6 个月左右，期间可收集到大量的华支睾吸虫卵。

（六）活囊蚴的保存

将分离的囊蚴用消毒生理盐水洗涤多次，保存在无菌生理盐水中，置 4 ℃ 冰箱内，每周吸出旧生理盐水，取新生理盐水冲洗后更换生理盐水保存，囊蚴可存活 6 个多月，但随着囊蚴排泄囊颜色变浅、变空虚，感染率逐渐减弱。本实验室对用置 4 ℃ 冰箱 30 d 后的囊蚴感染实验动物，与用刚分离的新鲜囊蚴感染动物比较，结果无统计学上的差别；保存 60 d 后，选择排泄囊颜色较深且饱满的囊蚴感染动物，感染结果仍然与新鲜囊蚴相似；但选择排泄囊颜色较浅而空的活囊蚴感染动物，其效果较差（将 340 余个囊蚴平均感染 3 只豚鼠，40 d 后解剖动物，有 2 只豚鼠分别查到 3 条虫和 5 条虫，另 1 只豚鼠仅查到 1 条虫）。

二、并殖吸虫

(一) 选择实验动物

常用实验动物主要是家猫、家犬、大鼠,有条件可感染果子狸。制作教学标本主要选择家犬、家猫,学生开放性或探索性实验一般选用大鼠。

(二) 收集囊蚴

1. 采集、处理阳性溪蟹

从流行肺吸虫病流行区采集含囊蚴的阳性溪蟹、蝲蛄等第二中间宿主。在实验室清洗干净,去背板、生殖板等硬壳和内脏;将蟹体放入研钵内砸碎,适当磨碎;加入适量的0.85%盐水,倒入20目钢筛滤去粗渣;在滤液中加入生理盐水自然沉淀10～15 min,弃上液,再加生理盐水(反复换水3～4次,至上液清晰),弃上液,留沉渣。

2. 分离囊蚴

吸取沉渣于培养皿内,置双目解剖镜下分离囊蚴,先用解剖针将囊蚴集中成堆,再用吸管吸取囊蚴,放入盛有生理盐水的四方培养皿,置4℃冰箱备用。

(三) 感染动物

1. 囊蚴定量法

吸取囊蚴包在肉类食物中饲喂感染,或用连接注射器的特制圆形灌胃针吸取囊蚴,经口、食道插入胃内感染动物。依据实验动物的大小、体重决定感染囊蚴的数量,一般家犬感染200～300个囊蚴、家猫感染80～100个囊蚴、大鼠感染20～30个囊蚴。

2. 后尾蚴腹腔注入法

将分离好的活囊蚴吸入圆培养皿内,加入适量的生理盐水胆汁液(含30%家猫或家犬胆汁的生理盐水),置37.0～37.5℃温箱内孵育2 h,使囊蚴脱去囊壁成为后尾蚴。将脱囊的后尾蚴从温箱中取出,用消毒生理盐水清洗后尾蚴,反复更换生理盐水,至胆汁液清洗干净。按常规方法消毒实验动物右下腹部,用注射器吸取后尾蚴,经腹腔注入实验动物体内。

(四) 饲养时间与模型鉴定

1. 饲养时间

一般情况下,卫氏并殖吸虫囊蚴感染实验动物60 d左右可在粪便中查到虫卵,但收集教学标本最好在感染90 d以后解剖动物,使虫体更成熟、内部结构更清楚,并收集更多的虫卵。斯氏狸殖吸虫要在感染囊蚴120 d以后,解剖实验动物才能收集到教学所需标本。

2. 模型鉴定

取实验动物粪便,采用生理盐水直接涂片法,检查到虫卵即可确定模型构建成功。

（五）培养成虫

1. 制备培养基选择199培养基

取199粉剂5.94 g，溶于600 mL无菌蒸馏水中，用赛氏滤器过滤除菌，分装于培养瓶，并存放于4 ℃冰箱或-20 ℃低温冰箱内，用时再加入20%人血清。

2. 培养虫体

解剖实验家猫或家犬，取出肺脏，用生理盐水清洗血迹，再用无菌生理盐水洗涤多次，在无菌条件下，分别剪开肺组织中的肺虫囊，将虫体轻轻从虫囊中挤出集中于培养皿内，用无菌生理盐水清洗干净，用消毒小铜勺（本实验室用铜丝自制，专用于制作肺吸虫标本，或培养虫体时挑取使用）移入无菌生理盐水中，取活跃无损伤的虫体，置于含6 mL 199培养基的培养瓶内，一个培养瓶放2条虫，加入幼犬血清0.5 mL青霉素100 U/mL、链霉素100 μg/mL，将培养瓶置36 ℃温箱内培养。48 h更换一次培养液，同时收集旧培养液中的虫卵。

三、日本血吸虫

（一）选择实验动物

家兔、大鼠、小鼠等动物均可作为常选用的终末宿主。在实验教学中一般选择健康，体重2 500 g左右的青壮年家兔；或体重在180 g左右的大鼠；或体重为25～30 g的健康小白鼠作为实验动物。

（二）逸尾蚴

1. 采集阳性螺

从血吸虫病流行区采集或购买含血吸虫尾蚴的阳性钉螺。

2. 实验操作

将阳性钉螺放入小筛子内流水清洗干净→放入逸蚴器皿中→将逸蚴皿放在四周围有棉花的大培养皿中间→将培养皿放在方盘内→用吸管加去氯水至器皿内接近满→置光亮处（窗台或灯光下）孵育，保持室内温度在25～27 ℃之间，器皿周围温度保持27 ℃左右。一般情况下，放置30 min左右即可在水面上观察到早期逸出的尾蚴，但2～3 h后达最大值，且尾蚴的雌雄比例合适，此时感染动物较合适。

（三）感染动物

1. 固定动物

将特制的家兔固定板摆放在地板或实验台上，选择长短合适的白边带套牢在固定板的四个角；抓取家兔放在固定板上，并使其腹面向上，用白边带将动物四肢绑在固定板上；选择家兔上腹部中间2～3 cm范围，蘸洁净水稍浸湿，用剃刀将该范围内的腹毛剃掉，暴露光滑的皮肤，用棉花蘸洁净水浸湿皮肤待放尾蚴。在无剃刀的情况下，可用剪刀剪毛、用脱毛剂脱毛或直接拔掉局部腹毛。

2. 感染动物

根据实验动物的大小、健康状况和实验用途，确定实验动物感染尾蚴的数量。一般情况下，实验教学中学生解剖使用的血吸虫病家兔模型，感染 500 条左右尾蚴；用于实验示教收集纯化虫卵，制作环卵反应实验、吖啶橙染色实验、虫卵封片标本，以及孵化毛蚴所使用的血吸虫病家兔模型，感染 1 200～1 400 条尾蚴。学生实验解剖的大鼠感染 80 条尾蚴；小鼠感染 30 条尾蚴。挑取尾蚴前，先将逸蚴器皿置于解剖镜下，摆好载玻片和盖玻片，用接种环小心挑取尾蚴放在载玻片上的盖玻片中央，移至另一台解剖镜下计数。将含有适量尾蚴的盖玻片贴到动物去毛处的皮肤上，与皮肤紧密接触，同时在盖玻片与皮肤之间滴加少许清水，保持湿度，感染 15 min。

3. 松解动物

先用长镊子取下动物皮肤表面的盖玻片，放入 70% 乙醇中处理；松解动物四肢，放回饲养笼正常饲养。

（四）饲养条件、时间与模型鉴定

1. 饲养条件

实验教学中使用的血吸虫病动物模型，以颗粒饲料为主食，每天配备适量大白菜和胡萝卜增加营养，特别在感染 40 d 以后，要特别关心实验动物，适当增加大白菜和胡萝卜的饲喂量。

2. 饲养时间

一般情况下，用于收集肝脏内成熟虫卵的实验动物，在饲养 42～45 d 之间解剖；学生解剖观察成虫、肝、肠、肺部等病变的实验动物，饲养 60 d 左右解剖。

3. 模型鉴定

收集感染 42 d 后的粪便，采用直接涂片法、沉淀法或毛蚴孵化法检查虫卵或毛蚴；或抽取兔血，采用环卵沉淀试验、酶联免疫吸附试验等检测循环抗体，进行辅助诊断。

（五）培养成虫

1. 制备培养基

购灭活小牛血清；取小鼠经眼球采血抗凝，用台氏液洗涤离心 3 次，弃上清液，加入与红细胞等体积的台氏液后混匀；按小牛血清与台氏液 1∶3 的比例混合，在 100 mL 混合液中加入小白鼠红细胞悬液 0.5 mL，按每毫升培养液加青霉素 100 U、链霉素 100 μg，分装在培养瓶内，每瓶含培养基约 6 mL。

2. 培养虫体

解剖实验兔，取出肝、肠、门脉——肠系膜系统组织，结扎两端肠管，将组织浸泡在生理盐水中，分离肝脏，将血管远端的虫体轻轻赶往门脉处挤出，用眼科镊或解剖针轻轻挑起，置于消毒生理盐水中。用吸管小心吹打清洗、分离虫体。将雌雄合抱的虫体移往另一生理盐水中，再用无菌生理盐水洗涤多次，在无菌条件下将收集的虫体清洗干净后，取无损的雌雄合抱虫体，迅速转入培养瓶内，一瓶培养基放一对虫体，置 37 ℃恒温孵育箱内培养。每周更换新鲜培养基 1 次，收集旧培养基中的虫卵。一般雌虫在该培养基中可存活 3 个月左右，雄虫的存活时间更长，可达 6 个月左右。雌雄虫体能在培养基中生存、产卵,虫卵可发育至其内毛蚴成熟。产卵高峰出现在离体培养后的第 2～3 天,此后逐渐减少,很难收集到虫卵。

(五) 培养童虫

取人血清与等量 199 培养液混合制成培养基,放入 60～80 条尾蚴,充入 8% 二氧化碳,使培养基的 pH 值为 7.2,每毫升培养基加青霉素 100 U、链霉素 100 μg,置 37 ℃ 温箱中培养,第 4 天在培养基中加入 1% 经洗涤的 O 型血人体红细胞,第 7 天后发育为童虫。每周更换培养基和红细胞 2 次。童虫的体外培养,受红细胞、血清种类、含量、糖含量、各种氨基酸等营养物质的影响,同时也受温度、pH 值、操作污染、更换培养液等条件的影响。

四、布氏姜片吸虫

(一) 选择实验动物

常选用家猪、家兔作为实验动物,前者感染效果较后者好,收集教学标本常选家猪仔。

(二) 收集囊蚴

1. 采集水生植物
到姜片吸虫病流行区采集菱角、荸荠、茭白、水浮莲等媒介水生植物。

2. 分离囊蚴
将水生植物放入盛有大量清水的实验盆内,用柔软的刷子轻轻刷洗水生植物表面,使附着在其表面的囊蚴脱落在水中,然后弃去水生植物,收集表层水,置解剖镜下分离囊蚴,将收集的囊蚴置四方培养皿内,待感染动物。

(三) 感染动物

1. 定量饲喂法
将分离的活囊蚴混在新鲜的果菜饲料中,诱导动物直接食入。一般家猪感染 200 个囊蚴左右、家兔感染 60 个囊蚴左右。

2. 灌注法
采用麻醉或非麻醉固定实验动物,取灌注针吸取囊蚴,经口插入胃内注入囊蚴,感染数量同前。

(四) 饲养时间与模型鉴定

1. 饲养时间
幼猪感染囊蚴后饲养 50 d 左右即可在粪便中查到虫卵,收集教学标本最好在感染 100 d 以后解剖动物。

2. 模型鉴定
收集感染囊蚴 60 d 左右的动物粪便,采用生理盐水直接涂片法或沉淀法,检查到虫卵即可确定模型构建成功。

(五) 培养成虫

培养基为无菌生理盐水或199培养基加20%猪血清。将收集的虫体置37 ℃消毒生理盐水中洗涤4～5次，在以上两种培养基中分别加入青霉素1 000 U/mL、链霉素2 500 μg/mL，每个培养瓶加培养液40～50 mL，每个培养瓶放一条虫。培养前3天最好24 h更换一次培养基，以后72 h更换一次，始终保持在35 ℃温箱内培养，培养液pH值在7.2～7.4之间较为合适。培养应在无菌条件下进行。

五、包生绦虫（棘球蚴模型）

(一) 选择实验动物

实验动物选择8周龄左右的昆明小鼠，体重在25～30 g，最好选取健康雌性未婚配小鼠。

(二) 收集原头蚴

1. 采集棘球蚴

到包虫病流行区采集自然感染棘球蚴的羊、牛等动物肝脏，或解剖实验室构建的动物模型。将分离到的棘球蚴（注意不要剪破囊壁）放入生理盐水中清洗干净，然后浸入消毒生理盐水中。

2. 分离原头蚴

用有齿镊提起棘球蚴囊壁，用手术剪在有齿镊旁轻轻剪破囊壁，取消毒吸管插入棘球蚴囊腔内，吸取棘球蚴液，再取另一吸管，吸取消毒生理盐水反复冲洗棘球蚴囊腔内壁，使黏附在内壁的原头蚴脱落，将冲洗液置尖底离心管内，自然沉淀10 min或离心沉淀2 min（1 500 r/min），弃上液，加生理盐水，反复清洗，沉淀3～4次，保留底层沉淀液。分离原头蚴的操作过程需在接种柜内进行。

3. 鉴别原头蚴

取沉淀液一滴，置载玻片上，加入美蓝染液一滴，加盖玻片，置显微镜或解剖镜下观察原头蚴的成活率。一般情况下，死亡虫体被美蓝染液染成深浅不同的蓝色，活虫体不着色；此外，需在镜下观察原头蚴头节是否外伸或内陷。如果多数虫体头节外伸，即可在镜下计数原头蚴感染实验动物；如果虫体头节多数内陷，可在原头蚴中加30%～40%生理盐水胆汁（犬或猫）液，置室温（30 ℃）条件下2～3 h，或置37 ℃温箱30～60 min，头节即可外伸，取消毒生理盐水反复清洗，至胆汁清洗干净即可计数感染实验动物。

(三) 感染动物

1. 处理原头蚴

接种实验动物前，先在待感染每只小鼠的原头蚴混悬液中加青霉素4 000 U，链霉素4 000 μg，用注射器轻轻吹打混均匀后再吸取。

2. 定量感染

用注射器吸取已备的原头蚴，一般每只小鼠感染 2 500 个左右。按常规消毒小鼠腹部，将原头蚴注入小鼠腹腔内。

（四）饲养条件与模型鉴定

1. 饲养房

接种原头蚴的实验动物须放在特定的独立饲养房间饲养，不可与其他动物混养。

2. 饲养时间

小鼠经腹腔注入原头蚴 3 个月左右，即可观察到实验动物腹部比感染前膨大、体重增加。随着时间的推移，腹部逐渐膨大，饲养 6 个月后解剖小鼠，可收集到圆形、类圆形，大小不等，数量多少不一的棘球蚴，最大者直径约 3 cm，最小者仅小米粒大小，直径在 1 cm 左右棘球蚴较多见。如果需要取阳性小鼠体内的棘球蚴收集原头蚴或再感染第二代实验动物，应在第一代实验动物感染 1 年以后解剖小鼠，此时才能收集到棘球蚴内壁上的成熟原头蚴。本实验室在实验过程中发现，轻度感染的小鼠可存活 2 年左右，体内棘球蚴最大直径可达 5 cm，最小者直径不到 1 cm，直径在 2 cm 左右的较多见。

3. 模型鉴定

取感染 6 个月以上、腹部明显膨大、活动迟缓、体弱消瘦、体重在 100 g 左右的实验小鼠，麻醉后剖开腹部，即可发现游离在腹腔中的棘球蚴，以及黏附在肝、脾、肠表面的棘球蚴，显示模型建成。本实验室曾采用酶联免疫吸附试验检测实验小鼠的循环抗体，但多批次检测均为阴性。

在 2006—2009 年，本实验室先后分别感染了 6 批共 92 只小鼠。感染第一、第二批小鼠的原头蚴，来源于青海省肉联厂采集的阳性牛、羊肝脏，取棘球蚴分离原头蚴感染小鼠；感染第三、第四批小鼠的原头蚴，来源于第一、第二批小鼠体内收集的棘球蚴收集分离的原头蚴；感染第五、六批小鼠的原头蚴，来源于第三、第四批小鼠体内收集的棘球蚴而分离的原头蚴。值得一提的是，在实验中感染多批小鼠所收集的棘球蚴中，只有少数棘球蚴的内壁有原头蚴寄生，多数棘球蚴内壁光滑，未发现原头蚴。

六、缩小膜壳绦虫

（一）选择实验动物

选择昆明小鼠（25～30 g）、SD 或 Wista 大鼠（160 g 左右）作为实验动物。

（二）收集虫卵

收集阳性实验大鼠或小鼠粪便，采用沉淀法分离虫卵；另外，也可取阳性小鼠体内寄生的成虫妊娠节片，研磨后分离纯虫卵。

（三）感染动物与鉴定模型

以饲喂法或灌注法感染实验动物，感染 15 d 左右解剖小鼠，可在肠道中获取大量成虫，并在粪便中查获虫卵。收集教学标本最好在饲养 20～30 d 解剖动物。

七、猪囊尾蚴培养

取新鲜的猪胆汁，用无菌生理盐水配成 30%～40% 生理盐水胆汁混合液。将肌肉中分离的囊尾蚴用无菌生理盐水清洗干净，放入生理盐水胆汁液中，置 40 ℃ 温箱 1 h 后，头节逐渐伸出，3 h 后全部虫体的头节伸出。立即将伸出头节的幼虫置生理盐水中洗涤 4～5 次，换无菌生理盐水培养 2～4 h，再换入台氏液或 199 培养基中培养，每天更换培养基，虫体可存活较长时间。

八、钩虫

（一）选择实验动物

常用金黄地鼠、长爪沙鼠、昆明小鼠等实验动物构建十二指肠钩虫转寄宿主模型，用幼犬构建美洲钩虫模型。

（二）收集丝状蚴

收集钩虫患者的粪便，采用沉淀法和漏斗滤纸法集中虫卵。取滤物直接培养钩蚴或采用平皿木炭法培养钩蚴。在相对恒定室温或温箱中（26～28 ℃）培养 10～12 d，即可获得感染性的丝状蚴，将丝状蚴集中感染实验动物。或收集患者粪便中虫卵，加入潮湿泥土中，在室温培养。在广州春夏季，温度在 28～32 ℃ 之间，培养 10 d 左右即可获得感染性的丝状蚴。采用巴门氏钩蚴分离法收集钩蚴感染实验动物。

（三）感染动物

1. 定量注射法

构建十二指肠钩虫转续宿主模型时，常规消毒实验动物腹部，吸取含钩蚴 600 条左右的混悬液，经动物腹部皮下分两点注入体内。

2. 定量灌注或注入

感染动物前，先在待感染幼犬的饮水中加入免疫抑制剂，1 000 mL 饮用水中加乙酸地塞米松 3 片（0.75 mg/片），诱导幼犬连续饮用 14 d。再根据感染幼犬的大小和健康状况，取感染性幼虫 1 000～2 000 条经皮下一次性注入，或用灌胃针经口灌入胃内，继续服药，至解剖实验动物前一周停药。服药期间注意观察实验动物的精神状况，如果实验动物身体状况差，可适当减少免疫抑制剂使用量或暂时停药 2 d 后再继续服药。

（四）饲养时间与模型鉴定

1. 十二指肠钩虫宿主模型

一般 30 d 左右即可建成。解剖动物去皮后，将骨骼肌、心、肺、肝、脾、肾、生殖器、肠及其肠系膜剪碎，分别置于 100 mL 量杯中的纱网上，加入 0.5% 盐酸溶液浸没组织，将量杯置于 37 ℃ 水浴箱中 24 h，弃上清液，留下 15 mL 左右的液体，倒入 20 mL 小沉淀杯中，沉淀后即可获得大量幼虫。

2. 美洲钩虫模型

幼犬感染 50 d 左右即可在粪便中查到虫卵，收集教学标本最好在感染 60 d 后解剖动物，可获得大量的美洲钩虫成虫和虫卵。

（五）培养成虫

取幼犬血清，按 1∶2 与无菌生理盐水混匀，分装在培养瓶内，每瓶 5 mL；或取幼犬血清，按 8∶2 与胎盘浸液（在 100 mL 蒸馏水中加 1 g 胎盘粉混合，调节 pH 值至 7.2，置冰箱 12 min，取上清液即为胎盘浸液）混合，分装在培养瓶内，每瓶 5 mL。

取人工感染幼犬的钩虫，在消毒生理盐水中洗涤 4～5 次，选择无损活成虫，放入培养瓶内，置于 35 ℃ 恒温环境中培养。每瓶培养液放一对虫，每天更换培养液一次，并收集旧培养液中的虫卵。用幼犬血清混合液培养十二指肠钩虫的效果较好，虫体增长发育明显，产卵数量较多，存活时间可达 100 d 以上。美洲钩虫在体外培养的存活时间较十二指肠钩虫相对短，一般在 40～60 d 之间。

九、马来丝虫

（一）选择实验动物

常用长爪沙鼠，以及人工饲养的中华按蚊。此外，家猫、恒河猴等动物也可作为实验动物模型。

（二）蚊媒感染

采用人工胎盘膜体外饲血法，用含有微丝蚴的抗凝血感染羽化 2 d 后的中华按蚊，感染时注意控制血内微丝蚴的含量，一般每 10 mm^3 血液含 50～60 条；置室温 27～30 ℃，相对湿度 70%～80% 环境中（恒温养蚊室）饲养；饲养期间以 10% 葡萄糖为食，间隔 2～3 d 吸鼠血一次；微丝蚴在蚊胃内脱鞘，穿过胃壁经血腔进入胸肌，形成腊肠期幼虫，脱皮 2 次后发育为感染期蚴虫，整个发育过程需 7～10 d。如果微丝蚴来自阳性长爪沙鼠腹腔液，需与抗凝的人血液混匀，并进行倍比稀释后再进行实验。

（三）感染期蚴虫的收集

在饲养阳性蚊的笼底部放一张白纸，先用吸蚊器将感染蚊吸出，并轻度麻醉。将麻醉的蚊虫放入垫有滤纸的培养皿中，去翅和足后，移至滴有 0.6% 盐水的凹玻片上，置解剖镜下解剖，分离感染期蚴虫，置 0.5 mL 生理盐水或 Hank's 液的玻璃凹皿内待接种。

（四）感染长爪沙鼠

常采用腹腔或皮下定量注射法，将感染期蚴虫接种于长爪沙鼠。先用乙醚轻度麻醉沙鼠，视沙鼠大小确定感染数量，一般每只感染 100～200 条。接种时，用 1 mL 注射器吸取 0.1 mL 生理盐水，然后吸入少量空气，再吸入感染期蚴虫，使生理盐水和感染蚴两液间呈现出一小气泡作为标记，常规消毒后经右下腹注入麻醉沙鼠腹腔。气泡注入后，再注入生理盐水，确保针头内蚴虫全部进入沙鼠体内。

（四）饲养时间与模型鉴定

将接种后的沙鼠分别饲养在有防蚊设备的实验室的蚊笼内，饲养3个月左右，抽取腹腔液置镜下检查，发现微丝蚴即确定模型建成。

如需长期保种，可在1年左右，从沙鼠腹腔内抽取微丝蚴感染蚊媒后再接种沙鼠。在实验室构建的马来丝虫实验动物模型，虽然虫体寄生部位与在人体内寄生部位不同，但可获得大量成虫和纯净微丝蚴，且接种后微丝蚴出现的时间较早、较集中，维持时间较长，是周期型马来丝虫较为理想的保种实验动物模型。

十、旋毛形线虫

（一）选择实验动物

常用实验动物为昆明小鼠、SD或Wista大鼠，要求小鼠体重在25 g～30 g之间，大鼠体重在160 g左右。

（二）分离囊包幼虫或幼虫

1. 阳性鼠分离幼虫

解剖实验室饲养的感染旋毛虫幼虫囊包42～50 d的小鼠模型，取膈肌剪成小块，放在两张载玻片之间，置镜下检查幼虫囊包含量并计数。

2. 阳性猪肉分离幼虫

用绞肉机将含有幼虫囊包的肌肉绞碎，置三角烧瓶内，按每克肌肉组织加人工消化液40 mL计算，加入相应的消化液（配方见鱼肉消化法），然后置37～38 ℃温箱6～8 h（消化过程中不时搅拌或摇动）。将消化产物从温箱取出，用4层纱布过滤，在滤液中加入等量37～40 ℃生理盐水，再过滤到沉淀杯内，沉淀10 min，弃3/5上层液，再加生理盐水沉淀，重复4次。取沉淀液置于离心管中，静置10 min，弃上清，加生理盐水离心5 min（2 000 r/min），弃上清，保留沉底的幼虫用于感染动物。

（三）感染动物

1. 定量饲喂法

用眼科镊取含30～40条幼虫囊包的肌肉，经口饲喂小鼠；如果感染大鼠，每只饲喂200～300条。一般情况下，用于传代保种的小鼠感染30条、大鼠感染200条；作为学生在实验中解剖的小鼠感染40条、大鼠感染300条。饲喂前最好让动物饥饿12 h以上。

2. 腹腔定量注入法

取上述纯净幼虫，经腹腔注入动物体内，数量同上。

（四）饲养时间与模型鉴定

将感染动物标记后分笼饲养，防止动物逃出笼外。感染成熟囊包4周后，即可在动物肌肉中查到囊包幼虫。学生在常规实验中解剖的实验动物，一般取感染 7~8 周的小鼠较为合适；如果在开放性实验中分离纯净幼虫，取感染 6 周左右的动物；作为实验室长期保种的动物，一般 2 个月转种一次。如收集旋毛虫成虫，可在感染 3~4 d 解剖小鼠，取出肠管，轻轻挤出肠内容物，然后剖剪小肠，用一张载玻片刮下肠黏膜及其内容物放入生理盐水中，采用沉淀法分离成虫。

十一、蛔虫幼虫

（一）选择实验动物

实验动物主要为普通昆明小鼠，选择体重在 25 g 以上的健康雌性小鼠。

（二）成虫标本采集

主要采集点在肉联厂，但近年来城市肉联厂采集点感染率较低，只能去边远地区的屠宰猪场采集，其感染率相对较高。采集到成虫后，先用水冲洗虫体表面的污物，再放入生理盐水中待解剖雌虫或制作其他标本。

（三）培养感染性蛔虫卵

在实验室解剖雌性活体蛔虫，先将近阴门 2 cm 处的子宫剪下，在培养皿中挤出子宫内蛔虫卵，将受精蛔虫卵置于用 2% 福尔马林浸过的滤纸上，将滤纸放入用湿棉花垫底的培养皿表面，加盖，置 25~30 ℃温箱内培养，期间需不时加水保持湿度。经 2~3 周的发育，受精蛔虫卵即发育为感染性蛔虫卵，有时在培养皿内可见有部分幼虫孵出。此时取虫卵感染小鼠。

（四）接种小鼠

将待接种的小鼠饥饿 24 h，按常规抓取小鼠，用眼科镊挑取类似半颗米粒大小的感染性蛔虫卵，放在一小块薄肉上或加在其他食物中，用小镊子饲喂小鼠，确保小鼠将整块实物食入体内，即可放入鼠笼正常饲养，从而构建小鼠蛔蚴模型。

（五）饲养时间与模型鉴定

1. 收集肝组织标本
感染后第 3~4 天，解剖小鼠，取肝脏检查，可收集到移行至肝组织中的蛔蚴。如果制作蛔蚴在肝组织中的病理切片标本，可在感染第 3 天后固定肝脏，按常规包埋制作肝组织切片，染色观察分布在组织中的幼虫。

2. 收集肺组织标本
感染第 6 天后，幼虫逐渐移行到肺脏，第 7 天后移行到肺脏的幼虫达最多，一般可持续 12 d，如果制作蛔蚴在肺组织中的病理切片标本，可在第 7~10 天解剖小鼠，取肺脏固定。如果制作肺脏液浸病理标本，可在第 11 天或第 12 天解剖小鼠取肺脏固定，病变更明显。

3. 分离蛔幼

解剖阳性小鼠，取出肝组织或肺组织，置培养皿内将肝组织或肺组织剪碎，用生理盐水洗涤，将洗涤液置离心管内，静置 10 min，弃 3/5 上液，加生理盐水离心沉淀 5 min（3 000 r/min），弃上液，保留沉底的幼虫备用。

（六）培养成虫

取患者体内排出的新鲜成虫或采自猪体内的成虫，置消毒生理盐水中（冬天保持水温在 30 ℃）洗涤 5～6 次，选择无损活跃的雌虫 4 条、雄虫 1 条，置 1 000 mL 培养液中，在 35 ℃条件下培养。每天更换培养液一次，并收集虫卵。培养液制备：生理盐水 1 000 mL，葡萄糖 1 g，二者混匀后经高压灭菌，冷却至 35 ℃，加青霉素 1 000 U/mL、链霉素 2 500 μg/mL，混匀即可使用。

十二、广州管圆线虫

（一）选择实验动物

实验动物主要选用小白鼠和大白鼠，BaLB/C 小鼠和 SD 大鼠为本实验室最常用的实验动物。选用小鼠体重 25 g 以上、大鼠体重 160 g 左右的健康雌性动物。

（二）收集感染性幼虫

1. 采集阳性螺

在广东省流行区采集东方玛瑙螺或福寿螺带回实验室，检查、分离阳性螺。

2. 分离第三期幼虫

取阳性螺，将螺壳压碎剔壳，取出螺肉，在菜板上将螺肉剁碎或用绞肉机绞碎，称取重量，放入三角烧瓶内，按每克螺肉加人工消化液 30 mL 计算加入人工消化液（配方同前），置 37～38 ℃温箱 6～8 h（消化过程中不时搅拌或摇动）。将消化产物从温箱取出，用铜筛过滤，在滤液中加入等量生理盐水，再过滤到沉淀杯内，沉淀 10 min，弃 3/5 上层液，再加生理盐水沉淀，重复 3～4 次。取沉淀液置离心管中，静置 10 min，弃上清，加生理盐水离心 5 min（3 000 r/min），弃上清，保留沉底的幼虫备用。

（三）感染动物

采用定量饲喂法。取纯净幼虫，用灌胃针或圆头专用注射器经口插入实验动物胃内感染动物，每只小鼠感染 60～80 条幼虫、大鼠感染 200～300 条幼虫。

（四）饲养时间与模型鉴定

1. 收集脑组织标本

感染后第 6～10 天，幼虫在脑组织进行第 3、第 4 次蜕皮。如果制作脑组织病理切片标本，可在其间解剖动物取脑组织固定，制作脑组织切片标本，观察脑组织中的虫体。

2. 收集肺组织标本

在感染第 24～29 天，幼虫到达肺部，如果制作肺组织病理切片标本，可在第 27 天或 28 天解剖动物，取肺组织固定，制作肺组织切片标本，观察肺组织中的虫体。

3. 收集成虫或病理标本

感染实验动物 35 d 后，雌虫发育成熟，收集教学标本一般在感染 50 d 左右解剖动物，从肺动脉收集成虫。用生理盐水将虫体清洗干净，置固定液中固定保存。制作肺脏液浸病理标本时，最好能展示外露的虫体。在广州，实验室感染大鼠 40 d 左右，取实验动物粪便检查，即可查到第一期幼虫。

4. 分离幼虫感染软体动物

如果实验需要感染软体动物螺类，可收集第 46 天左右的粪便，分离幼虫感染适宜螺类。以一只饲养的实验螺放入一粒阳性鼠粪计数，在螺饲养池中投入阳性鼠粪便，连续投放 5～7 d，实验螺类即可感染（投放阳性鼠粪便时切忌量不能过多）。

（李美玉　张瑞琳）

第四章 医学节肢动物

医学节肢动物的实验技术范围，主要包括与医学有关的节肢动物，本章重点介绍以昆虫纲和蛛形纲为主的常见种类，及其标本采集、保存与制作、饲养等实验技术。

第一节 实验物品的准备

一、器材与试剂

（一）采集用具

用具是外出采集医学节肢动物标本必备的物品。应选择符合生物安全规定、结实耐用的材料制作的采集背包，最好在背包内部分层，将采集过程中使用的麻醉毒管、昆虫镊子、昆虫针、解剖针、昆虫标本盒、昆虫笼等用品和试剂放入各层中。

1. **麻醉毒管**

用于毒杀有翅昆虫成虫。取长约 150 mm、直径约 30 mm 的平底玻管，在管底 1/5 以下放入碎木炭粉，如果没有碎木炭粉，可用碎橡皮胶块，注入三氯甲烷（氯仿），其容量与碎物平齐。用软木塞盖紧，过夜后氯仿即被碎物吸尽，在碎物上盖大小适中的双层滤纸片，即可带到现场使用。如果氯仿挥发尽，可将滤纸取出，再次注入，反复使用。一般添加一次氯仿一般可用 10 d 左右。

2. **昆虫镊子**

是一类为制作针插有翅昆虫成虫标本而特制的不锈钢镊子，主要用于在制作标本过程中取昆虫针。

3. **昆虫针**

为不锈钢丝制成的一端膨大、另一端尖细的针。一般分 7 种型号，即 00 号（微针），长 15 mm，直径 0.26 mm；0 号至 5 号长度均为 40 mm，但其直径不同，0 号为 0.29 mm，1 号为 0.32 mm，2 号为 0.38 mm，3 号为 0.45 mm，4 号为 0.55 mm，5 号为 0.71 mm。00 号微针的后端不膨大，主要用于插制蚊、蚋等小型昆虫，一般在制作双针插标本的时候使用。其他型号的昆虫针视昆虫大小、用途而取用。

4. **解剖针**

在实验教学中用途较广，除了用于解剖蚊虫及其内部器官结构外，还常用于收集各种囊蚴和线形虫体。解剖针可在专卖场购置，如果采购不到又急需使用时，可用绣花针插入竹枝中，再用胶纸或线扎紧，自制成较为实用的解剖针。

5. **昆虫标本盒**

用于储藏针插有翅昆虫标本，一般选用木制盒，底层表面为软木或泡沫，表面为玻璃，昆虫针可插在底层的软木或泡沫板上，透过表面玻璃可观察盒内昆虫的状况。

6. 昆虫笼

用于饲养有翅昆虫，可根据饲养的数量及昆虫的大小，选择不同类型的昆虫笼。大型昆虫笼主要饲养蝇类等大型有翅昆虫。昆虫笼外框骨架和底部为不锈钢材料，一般长60 cm、宽50 cm、高45 cm，笼顶部为玻璃，左右两侧及后面为不锈钢网纱，前面安装大小合适的布套，可将待饲养的昆虫和昆虫饲料从布套开口处放入笼内。中小型昆虫笼主要用于饲养蚊类，构架同前，适当缩小尺寸即可。

（二）试剂的配制和使用

相关试剂已如前述，在此仅列举常用于医学节肢动物标本制作的封存剂等溶剂。

1. 10%氢氧化钾或氢氧化钠水溶液

取氢氧化钾（或钠）10 g，加蒸馏水90 mL配制而成。该液主要用于溶解昆虫的软组织，并使深色几丁质的颜色褪浅变淡，将昆虫封制成玻片标本，有利于观察虫体的内外部结构和特征。

2. 复方樟脑粉合剂（或樟脑混合剂）

用于防蛀和防霉，是制作昆虫针插标本最常使用的试剂。一般在试剂公司订购。

3. 封存剂

用于封制各种医学节肢动物，如昆虫虫卵、幼虫、若虫及螨类等标本。常用以下几种水溶性胶液封片，这些封存剂对标本有固定、保存和透明的作用。

（1）皮氏液：阿拉伯树胶粉8 g，蒸馏水10 mL，水合氯醛30 g，甘油7 mL，冰乙酸3 mL。

（2）霍氏液：阿拉伯树胶粉30 g，蒸馏水50 mL，水合氯醛200 g，甘油20 mL。

（3）改良具氏液：阿拉伯树胶粉15 g，蒸馏水20 mL，水合氯醛160 g，甘油20 mL，冰乙酸5 mL，50%葡萄糖液3 mL。

（4）改良幼虫封存液：阿拉伯树胶粉25 g，蒸馏水35 mL，水合氯醛35 g，甘油12 mL，50%葡萄糖液3 mL。

（5）斯旺氏液：阿拉伯树胶粉15 g，蒸馏水20 mL，水合氯醛60 g，冰乙酸5 mL，葡萄糖10 g。

先将阿拉伯树胶粉放入大小合适的烧杯中，加入蒸馏水，将烧杯置于80 ℃水浴中，用玻璃棒搅拌，待胶完全溶解后，加入水合氯醛，待溶解后依次加入甘油和冰乙酸，继续搅拌，在50～60 ℃温箱内用薄棉过滤，滤液放置过夜即可使用。

（6）聚乙烯醇液：聚乙烯醇液原液60份，乳酸20份，石炭酸20份。先将20 g聚乙烯醇溶解在80 mL加热的蒸馏水中制成聚乙烯醇液原液，趁热加入乳酸和石炭酸，冷却后过滤即可使用。

4. 临时封片剂

主要用于封制需临时观察的昆虫标本。

（1）乳粉：石碳酸（结晶）20 g，纯乳酸20 mL，甘油40 mL，蒸馏水20 mL，依次混合。

（2）水合氯醛液：水合氯醛57 g，冰乙酸6 mL，加蒸馏水至100 mL。先取50 mL蒸馏水倒入烧杯中，将水合氯醛溶于蒸馏水中，再加入冰乙酸及剩余的蒸馏水混匀即可。

(3) 乳酸水合氯醛液：水合氯醛 0.5 g，蒸馏水 1.0 mL，甘油 1.0 mL，纯乳酸 2.0 mL，冰乙酸 0.5 mL，甲醛 0.5 mL。先将水合氯醛溶于蒸馏水中，再依次加入其他成分。

5. 保存液

双翅目昆虫的幼虫、蛹及螨类，均可置于以下保存液中保存。

(1) 马格氏液：硼砂 5.0 g，甲醛 100 mL，甘油 2.5 mL，加蒸馏水至 1 000 mL。先取 300 mL 蒸馏水溶解硼砂后，再依次加甘油、甲醛及剩余的蒸馏水。

(2) 乌氏液：70% 乙醇 22 mL、甘油 1 mL、冰乙酸 2 mL，依次混匀即可。

二、采集

由于各种医学节肢动物的生态习性不同，其标本采集场所和采集方法也不尽相同。详见相关种类的不同标本采集特点。

三、毒杀

将采集到的有翅昆虫成虫，先放入氯仿毒管中毒杀，然后用固定剂固定保存或干制保存。也可用乙醚毒杀，方法简单，但需注意昆虫易复活，应采取相应措施。制作体内含有病原体的昆虫标本一般不用乙醚毒杀，如果需用乙醚毒杀，须深麻醉并在接种柜内完成。

四、保存

(一) 干制保存法

主要保存有翅昆虫的成虫，常采用针插保存和瓶装保存方法。

1. 针插标本保存法

针插法是有翅昆虫最理想的干保存方法。用此法保存的标本其体表鳞片、刚毛、棕毛等不易损坏脱落，并能保持原有色泽。将野外采集或实验室饲养羽化的成虫分批放入毒杀瓶内，待毒杀后针插。在实验室内饲养羽化的成虫，最好根据虫体的大小，在羽化后 12～24 h 内制作标本。如果羽化后过早制作，因其体壁尚未变硬，插制后虫体易收缩而影响鉴定；羽化后时间太久则因飞行碰撞，使体表特征受到破坏而影响分类。根据有翅昆虫的种类和虫体大小不同，主要采用以下三种方法制作针插标本。

(1) 单针插法。插制体型较大的蝇类和虻类。取毒杀（或麻醉）的成虫，如果制作教学标本，则自昆虫胸部背面中间插入（待分类标本则从一侧插入，另一侧及正中作为鉴别虫种），自上而下垂直插入至接近昆虫针顶端，再插入一块小胶片（大小约 0.6 cm×1.0 cm），然后集中放入昆虫盒内，置温箱干燥后即可装瓶或管。

(2) 双针插法。主要插制蚊、蛉、蚋、蠓或体型小的蝇类。取已备的小胶片（或软木片），在其一端插入一支 00 号昆虫针，针尖向上。将针插的成虫倒在软木板上，腹面向上，用上述昆虫针尖从腹面的胸部 6 条腿之间插入，勿使针尖穿出胸部背面，然后在小胶片或软木片的另一端插一支长昆虫针即可进行干燥并装管。

（3）三角纸片针插法。用于插制白蛉、蠓、蚋等小昆虫。先取胶片或光面硬纸片，剪成长 0.8～1.0 cm，宽的一端为 0.3 cm 的三角形小片。取一长昆虫针插入三角片的宽端，在尖端蘸少许胶液，粘于昆虫的胸侧面，使昆虫的背面向外、腹面向内。

（二）瓶/管装标本保存法

除针插保存标本外，还可将昆虫标本保存在标本瓶或试管中。先在瓶内放少许复方樟脑粉，在樟脑粉上盖一层薄棉花，再盖一层比管径稍大的滤纸，然后放入适量已干燥的标本，封存；或用擦镜纸先将复方樟脑粉包裹成扁薄块状，用昆虫针固定在木塞上，然后将软木塞盖好，取加热融化的石蜡液封瓶口；还可将针插标本直接封存在大小合适的薄玻璃管内，用乙醇喷灯密封管口即可。以上方法封存的标本贴标签后即可储存在干燥避光处或直接供教学使用。

（三）湿固定标本保存法

常用 70% 乙醇固定和保存有翅昆虫的虫卵、幼虫和蛹、半翅昆虫，以及蜱、螨类生活史发育各时期虫体。在固定剂中加入 2%～5% 甘油可防止标本干燥和皱缩。如果昆虫身体弯曲，最好先将虫体投入 60 ℃ 热水中数秒钟，使其伸直后再固定；或直接用加热至 60 ℃ 的固定剂固定，24 h 后更换新固定剂保存。

五、玻片标本制作

（一）虫体整封制作法

制作蜱类、蚤类和臭虫标本时，需用 5%～10% 氢氧化钾（钠）溶液浸泡 24～48 h，浸泡时间长短视虫体大小、体壁厚薄、骨化程度等不同而定，体形大或干的标本其浸泡时间可延长。虫体浸泡后，须用洁净水清洗 3～4 次，再用 5% 乙酸溶液浸泡 30 min，以清除残存的氢氧化钾（钠）结晶，清洗干净后再进行脱水、制片。常用制片方法如下：

1. 石炭酸透明封片法

将标本置 70% 乙醇中浸泡数小时，然后移至滴有石炭酸液的玻片上，加盖片观察，可见虫体在该液中迅速透明。在观察过程中如果发现标本周围出现石炭酸结晶，可取一滴无水乙醇滴在结晶上，结晶即可溶化。为避免（或减少）石炭酸产生结晶，可用石蜡封固盖玻片四周，或用液体石蜡油封固四周。

2. 水溶性胶液封片法

从固定液中取出标本，置水中清洗 2 次，每次 30～60 min，并用毛笔尖清洗污物，然后将水溶性胶液滴在载玻片上，将标本放于胶内，摆正姿态，加盖片，置 50～60 ℃ 干燥箱内烘烤数日，待标本干后，取指甲油封固盖片四周，避免标本受损。

3. 中性树胶封片法

该法主要用于制作永久保存的玻片标本，操作步骤见虫种封片标本的制作，但在制作过程中更换各种液体或不同浓度乙醇时，最好用细吸管吸换更换液，勿移动标本，以免标本在反复移动中受损。

(二) 虫体内部结构染色制片法

1. 内部软组织染色制片法

主要制作昆虫的涎腺、消化系统、生殖系统和神经系统的标本。

2. 几丁质染色制片法

如恙螨的背板、白蛉的口腔咽甲、生殖器等构造。

具体操作步骤见各虫种。

第二节　蜱类标本

一、采集、饲养

蜱类的栖息场所较为广泛，如森林、牧场、鸟巢、家禽的厩舍、野生动物的穴洞和动物宿主体表等，依不同种类而异。以下简述硬蜱和软蜱的采集场所和饲养方法。

(一) 硬蜱的采集

1. 植被上采集

采用传统古老的拖旗法或摇旗法采集栖息在植被表面的游离蜱。拖旗法适用于林中或山间平坦处、低矮的草地上，摇旗法适用于植被茂密、穿行困难的生态环境。采集时间一般选择在清晨或黄昏。

（1）拖旗法采集用白色棉布制成约 90 cm×60 cm 的旗子（其大小依实地适用而定），一边固定在 120 cm 长的竹竿或木杆上，在竹竿或木杆两端拴上细尼龙绳，有利于在地面拖动。采集时将旗子平铺在地面上，拖拉绳子前行，每行走几步到十几步即可停下检查是否有蜱类。

（2）摇旗法采集旗子大小同上或稍小，由于生态环境不利于采用拖旗法，只能靠采集者边走边在植被上挥动旗子采集蜱类。发现蜱立即用小镊子轻轻镊取，放入保存瓶内。

2. 动物宿主体表采集

硬蜱多寄生在动物宿主体表皮肤较嫩的部位，如牛、羊、马、驴、狗等家禽；野鼠、野兔、野鸡、鸟类等野生动物的耳壳内外、眼睑、口周、颈部、四肢腹股沟、阴囊、肛周、会阴部、尾根等处。采集小型哺乳类动物体表硬蜱时，最好将动物放入白布袋内，扎紧袋口后带回实验室，用乙醚深度麻醉动物后将其取出，收集脱落在布袋内的硬蜱，或将动物置于解剖盘内抖动后收集脱落的硬蜱。

3. 动物宿主栖息场所采集

在动物栖息场所如畜舍、牛棚、鸡窝、鸟巢、洞穴等处的地面、墙缝、石块下等处寻找虫体。

4. 诱捕法采集

将诱捕动物放入蜱类孳生环境中，使其自然感染后带回实验室饲养采集。

(二) 软蜱的采集

在软蜱的生活史中，其若虫和成虫只在吸血时才爬到宿主身上暂时寄生，因此很难在动物身上采集到软蜱；而幼虫期吸血时间较长，在宿主身上停留的时间也较长，故可在宿主体表收集到幼虫。例如，波斯锐缘蜱的幼虫在鸡身上寄生 5～6 d 才离开。在禽类的窝巢内可采到锐预缘蜱的成虫和若虫；在哺乳动物洞穴可采到钝缘蜱类；在野鼠洞穴，狗窝，牛、羊等禽舍等可采到乳突钝缘蜱。

(三) 硬蜱的饲养

供血动物主要选择小鼠、豚鼠和家兔。小鼠适于供幼蜱吸血，豚鼠和家兔适于供若虫和成虫吸血。

1. 小鼠饲血法

传统方法是在小鼠颈部套上旧胶片制成的圆形颈枷，以防小鼠伤害吸血的蜱。将孵出的幼蜱挑到小鼠体表，每只小鼠可放 100 只左右的幼虫。将小鼠放入玻璃缸内，缸底垫多层滤纸，缸口用纱布盖严，并用胶纸缠紧，或盖不锈钢纱盖。把玻璃缸放在盛有水的白色瓷盘内。吸饱血的幼虫可沿着缸壁爬行，并爬出缸外掉落水中，每天在缸内及水盘中收集一次幼蜱，用毛笔尖将幼蜱移入饲养缸器内。也可将带有幼蜱的小鼠饲养在小型的不锈钢网鼠笼内，将笼悬挂，下面放一个盛水的器皿，每天收集掉落水中的幼虫。

2. 家兔饲血法

先将家兔置于固定板上，使腹面向上固定四肢，剪剃家兔腹面的毛，将待吸血的蜱饲养盒固定在剪过毛的皮肤上使蜱自然吸血，待吸饱血后再移入饲养器内饲养。

(四) 软蜱的饲养

饲养中的供血动物因虫种而异。例如，乳突钝缘蜱喜吸豚鼠血，也可吸小鼠血；波斯钝缘蜱其发育阶段不同，供血的动物条件也不同，需根据实验设计选择供血动物。

1. 乳突钝缘蜱

将豚鼠腹面向上，固定在合适的木板上，剪剃腹毛，将待吸血的软蜱饲养盒紧贴在剪过毛的皮肤上使其自然吸血，吸饱血后再放入饲养器内饲养。

2. 波斯钝缘蜱

若虫和成虫可用大鸡（或鸽子）供血，饲血方法同上；幼虫用雏鸡供血，可用毛笔挑取幼虫放在雏鸡身上。

二、固定与保存

先将待制作的活硬蜱或软蜱放入 60 ℃热水中致死，使其虫体松弛，肢体伸展，约 2 min 后从水中取出，放在滤纸上除去体表的水分，转入 70% 乙醇中固定，24 h 后再移入含有 5% 甘油的 70% 乙醇中，可长期保存。采用此法固定的标本，制作后整齐美观，更有利于观察、鉴定。

三、成虫玻片标本制作

（一）整体标本制片

将待制片的虫体浸入5%氢氧化钾溶液中24～48 h，按上述步骤制作。如选择已经固定的蜱制作整体标本，最好选体内不含血的蜱制作，效果更佳。制作前用绣花针在蜱体两侧扎几个小孔，再用扁平小铜铲轻压蜱体，使溶解的内脏组织等排出体外。用蒸馏水清洗数次，每次20～30 min。经各级乙醇脱水，每液2～3 h，置冬青油至虫体透明，用中性树胶封片，阴干后即可供教学使用。

（二）内部结构制片

待活虫体内的血液消化后，用眼科剪将蜱周缘轻轻剪开，然后放入盛有生理盐水的培养皿中，置解剖镜下解剖。用解剖针和眼科镊小心去掉外皮，取出消化系统、生殖系统等内脏组织，用吸管移入另一器皿中，轻轻吹打冲洗干净，按照昆虫软组织制片法进行固定、染色、脱水、透明和封片。

第三节 螨 类

一、革螨

（一）采集、饲养和保存

1. 采集

（1）宿主体表采集。革螨的寄生宿主较为广泛，包括昆虫类、两栖类、啮齿类、小型食肉类及鸟类等动物，采集方法因宿主而异。如果采集昆虫体表的革螨，常将昆虫放入加热的70%乙醇中稍固定后再采集；如为刚捕获的动物，可放在白布袋中带回实验室深度麻醉后收集革螨。

（2）动物巢穴及其外界环境采集。收集巢穴内的粪土、残物、窝草、碎片等带回实验室检查。

2. 饲养

（1）人工巢穴饲养法。适于饲养大量革螨。选择适当大小的玻璃缸，在缸内下层垫约4 cm高的细沙，其上铺盖木屑，沿缸壁加入少量水，使沙潮湿，缸内保持湿度。在缸内放入小白鼠作为供血者，缸口涂凡士林或防蚊油，以防螨外逃，在缸顶加盖不锈钢网盖，然后将玻璃缸放在盛有水的方盘中，置20～30 ℃恒温室饲养。

（2）试管饲养法。适于饲养小量革螨。取1.5 cm×15.0 cm的试管，加入冷开水，约占试管长度的1/4，用脱脂棉卷紧塞入水中。其上依次放一层0.5 cm高的消毒细沙，细沙表面铺薄层棉花，再加3层滤纸，保持潮湿。管中悬放一块直角滤纸供螨停留，管口盖上包有纱布的棉塞，始终保持管内有足够的湿度。根据螨的食性可饲喂游离血，或将小鼠放在饲血笼内，使尾部伸入管内喂血。

3. 保存

将所收集的标本置于70%乙醇中固定12～24 h后，更换新70%乙醇保存。

（二）标本制作

一般用霍氏液和浦氏液封固革螨制作玻片标本。体表骨化软弱的成虫、若虫和幼虫，可直接用上述胶液封制。但骨化较强，体色较深的革螨，需固定、水洗后用2%～5%氢氧化钾浸泡数小时至螨体呈浅黄色，用蒸馏水洗3～4次，从水中取出，先放在滤纸上再行封片，然后用指甲油封固盖玻片四周即可供观察。

二、恙螨

（一）采集、饲养和保存

1. 采集幼虫、若虫和成虫

主要从流行区动物、实验动物宿主体表采集和野外采集。

（1）从野鼠体表采集。在野外鼠类活动较为频繁的环境中，放置鼠笼捕获野鼠，常在傍晚放置鼠笼，次日清晨收集回实验室。先将野鼠深度麻醉后收集幼虫。一般在不同种鼠的耳壳内、外检查，查到后用湿毛笔尖或浸过水的解剖针尖蘸取，如果幼虫较多，可用浸水的耳匙取幼虫，再放入盛有水的平皿中，清洁、制作处理。

（2）从其他动物体表采集。恙螨幼虫在各种动物体表的寄生部位不同，如家兔的耳壳内、乳房、生殖器、肛门附近等处常有恙螨幼虫寄生。在猫、犬的足趾间，鸡、鸟的翅膀下、腿上和肛门周围，蝙蝠的耳壳内和翅膜上均可采集到幼虫。

（3）动物诱捕采集。将实验室饲养的小白鼠、大白鼠、豚鼠等实验动物笼放在野外环境，选择有野鼠出没的场所，清晨将鼠笼放在恙螨孳生场所，不时移动鼠笼的位置，傍晚将鼠笼收回，在实验动物身上检查恙螨。

（4）从孳生场所采集。在恙螨孳生场所采集杂草、落叶和土壤，带回实验室检查、分离恙螨若虫和成虫。

2. 饲养

（1）幼虫饲养。常用小白鼠作为供血动物。先将颈枷戴在供血小鼠颈部，将待吸血的幼虫置于小鼠耳壳内外耳道中，然后将小鼠置小笼中饲养，笼内放一饲料盒。将鼠笼置不锈钢网纱板上，下面放置盛水的小平皿，再将小平皿置于盛有水的大平皿中，饲养3 d左右，取小鼠麻醉，可收集到饱食的幼虫。

（2）若虫和成虫饲养。取方形圆底培养皿，内置半容量蒸馏水，将饱食幼虫放入水中，加盖，放置室内，每天观察其发育情况。在广州，室内温度在27～30℃之间，相对湿度在85%左右，多数幼虫在第19～22天孵出若虫，经28～35 d若虫发育为成虫。饲养期间尚需饲养家猫繁殖蚤类，用蚤卵饲喂若虫和成虫。

3. 保存幼虫、若虫、成虫

均可在70%乙醇中固定，24 h后更换新的70%乙醇保存。

(二) 标本制作

1. 幼虫

由于恙螨幼虫的背板形状及其背板上背毛的数量、分布位置是分类中鉴定虫种的重要依据，因此，制片时最好选择背板位置较为端正，背毛排列比较整齐的幼虫。在实验中常用贝氏液和霍氏液封固制作玻片标本，制好后平放在 50～60 ℃的烤箱内，至标本透明，封存液干固为止，一般需 15 d 左右。标本烤干后，用指甲油封固盖片四周，以防潮解，更有利于长期保存。如果标本未烤干就急于取出，易出现混浊或模糊现象而影响观察。也可用环保封固剂封固制作玻片标本。

2. 若虫和成虫

制片方法同幼虫，常用浦氏液封固制作玻片标本。

三、疥螨

(一) 采集与检查方法

1. 标本采集

疥螨常寄生在人体皮肤柔软嫩薄之处，常见于指间、手背、腕屈侧、肘窝、腋窝、女性乳房下、脐周、外生殖器、腹股沟等处，严重感染时，可侵犯全身各个部位（包括头皮），特别是儿童。表现为以"隧道"为特征的继发丘疹、水疱和结节等皮肤损害，以及夜间剧烈瘙痒。取患者"隧道"内容物和炎性丘疹检查，采用针挑法或刮皮法，可收集到生活史各期虫体。

2. 检查方法

主要采用针挑法、刮皮法制作临时玻片标本置镜下检查。

（1）针挑法。雌性疥螨在宿主表皮角质层深处以角质和淋巴液为食，并以肢体挖掘"隧道"，其末端可出现白色虫点。检查时常用消毒针头挑破"隧道"尽端的白色小点，取出疥螨放入收集液中待制作标本。也可选用 6 号消毒针头，针口向上，在"隧道"末端距螨 1 mm 处进针，针尖与皮肤面呈 10°～20°角，先将针头垂直插至螨体之下，然后平放针杆呈 5°～10°角，并稍微转动，疥螨即落入针孔口内，缓慢挑破皮肤或退出针头，放入收集液中。

（2）刮皮法。此法主要用于成年人。选择新鲜未结痂的炎性丘疹，按常规消毒皮肤，滴加少许洁净矿物油在丘疹上，用消毒蘸水钢笔头钝端在丘疹表面反复平刮，直至刮破丘疹表面的角质层，看到油滴内有血色为止，然后将刮取物置载玻片上镜检。采用该法可收集到疥螨生活史各时期虫体。

(二) 制作标本

操作步骤同恙螨幼虫。

四、蠕形螨

(一) 采集与检查方法

主要采用透明胶纸粘贴法、挤刮涂片法、挤粘结合法等方法检查蠕形螨。采集标本常选用挤刮涂片法。采集时先用70%乙醇消毒采集部位皮肤,再用无菌蘸水钢笔刮取。也采用痤疮压迫器刮取,或用左手食指和拇指挤压固定采集部位皮肤,右手持无菌蘸水钢笔尖端,用后端刮取,将刮取物置10%甘油生理盐水中清洗干净,再用75%乙醇固定。

(二) 制作标本

制作标本操作步骤同恙螨幼虫。

五、尘螨

(一) 采集场所

尘螨的孳生环境较为广泛,一般根据实验教学的需要,选择相应的采集地点。屋尘螨一般在枕头、被褥、床垫、床边、床脚、卧室边缘地面上采集;主要收集面粉厂的地脚粉、打米厂的地脚米和地脚糠、中草药车间地脚的药沫和细渣等分离粉尘螨;人体内寄生尘螨主要收集疑似患者的痰液、尿液、粪便等分泌物、排泄物检查分离尘螨。总之,储物室、粮仓、粮店、药材库、面粉厂、棉纺厂、卧室、厨房等环境中,以及花生、瓜子仁、杏仁、黄豆、红枣、柿饼、鱼干、肉干等食物中,还有蚊、蝇、蜚蠊等节肢动物体表均可发现尘螨。

(二) 分离与保存

将上述收集到的被检物分别包装好,带回实验室检查、分离、鉴定。

1. 体外采集的标本

将标本分别放入不锈钢筛内,上层钢筛为60目/英寸,下层钢筛为120目/英寸,用于接上层筛下的螨类。将钢筛网表面或置解剖镜下可见活动的螨虫,用湿毛笔尖蘸取螨虫放入小瓶内;必要时可将采集的尘粉标本放入培养皿中,置解剖镜下用毛笔尖分离。将收集的尘螨保存在70%乙醇中待制作玻片标本,或将尘螨置载玻片中直接封固。

2. 人体内采集的标本

(1) 痰液标本。收集疑似患者24 h痰液,或清晨第一口痰液。将痰液置于清洁玻璃器皿中,加入等量10%氢氧化钾溶液并充分搅拌,静置3~4 h,然后在每100 mL痰液中加入1滴吕弗勒氏亚甲基蓝,搅拌均匀;再按每100 mL痰液加入10 mL市售原装甲醛溶液,搅拌均匀,放置24 h使痰液充分消化。

将已充分消化的痰液倒入三角沉淀杯中,加入饱和盐水至瓶颈处,搅拌均匀后静置15 min,将预先塞入烧瓶内且一端固定有尼龙塞的橡皮塞拉至瓶颈处,使饱和盐水分成上下两部分;倒出上层液体,用80目筛过滤,在筛网上检查螨虫,或用试管重新漂浮后镜检。或取上层液体,加入适量的蒸馏水后,再次离心镜检。或用接种环取水膜,置玻片上直接镜检。将已消化的痰液加入适量蒸馏水后,按 1 500 r/min 离心 10 min,吸取沉渣涂片镜检。

(2)尿液标本。收集疑似患者 24 h 尿液,或早晨第一次尿液,置于清洁器皿中,取尿液离心沉淀法,取沉渣收集螨虫。

(3)粪便标本。收集疑似患者新鲜粪便,置于清洁器皿中,采用直接涂片法或饱和盐水漂浮法检查螨虫;采用自然沉淀法收集分离螨虫;还可采用直肠镜检查肠壁溃疡,取溃疡边缘组织检查螨虫及卵;在十二指肠液中分离活螨虫时,主要采用直接涂片法、离心沉淀法、浮聚法。

(三)制作标本

参照恙螨幼虫的制作。

第四节 蚊

一、采集

(一)采集成蚊

根据不同蚊虫的吸血习性、栖息场所、活动时间和季节消长状况进行采集。

1. 吸蚊管采集法

该采集方法是早期传统捕获成蚊最常用的方法。在乡村、近郊或野外的牛棚、猪棚等场所采集成蚊时,先用手电筒光亮寻找停息在墙壁上的成蚊,将吸蚊管的漏斗状一端扣在栖止的成蚊上,稍动吸蚊管使蚊飞动,吸蚊管另一端含在口腔内吸气,蚊即被吸入管内。一支吸蚊管一般捕集成蚊 20～30 只,将蚊放回蚊笼内,或用麻醉剂麻醉玻管中的蚊虫,再放到适当的器皿中,然后清除管内麻醉剂再继续捕集,最好备用两支吸蚊管交替使用。

2. 手持电动吸蚊器采集法

该采集工具可代替吸蚊管采集,无需用口吸蚊,只要按下开关即可吸蚊,使用方便,目前在实验教学中采集成蚊主要用该吸蚊器。

3. 捕蚊网采集法

飞翔的蚊或栖止于草丛、灌木中的成蚊均需用捕蚊网捕集,该法在实验教学中少用。

(二)采集幼虫和蛹

各种蚊虫有不同的孳生环境,采集时应根据所需蚊种,选择不同的孳生环境寻找蚊虫;并根据水体大小选择采集用具,大面积的水体,如稻田、池塘、沼泽、水沟、溪流、污水坑等孳生场所的幼虫和蛹,可用采集网兜捞取或用汤勺捞取;采集孳生于小容量积水中的蚊虫,如树洞、竹筒、石凹、花瓶、破盆罐等处的幼虫和蛹,可直接用粗吸管吸取。

（三）采集蚊卵

1. 孳生环境中采集

在蚊幼虫孳生的环境中采集蚊卵。清晨去孳生场所的水面上采集库蚊卵；收集孳生地小积水或自制孳生水体的水，带回实验室在沉淀底层找伊蚊卵；按蚊卵单个分散浮在水面上，用勺从孳生水面上采集。

2. 人工孳生环境诱惑采集

自制孳生环境诱蚊产卵是实验教学中最常用的方法。选择合适的大盆，加水至大半盆，放入稻草、动物饲料或淘汰菜叶等，制成库蚊孳生环境，将大盆放在房屋周围诱蚊在其水面上产卵。每天清晨在水体表面寻找库蚊卵，一般情况下每天均可收集到多个漂浮在水面上的块状库蚊卵，最好用滤纸轻轻托起卵块放入铺有湿滤纸的培养皿中。此外，用浅色面盆盛干净水造成伊蚊孳生环境诱蚊产卵，收集底层水体，带回实验室沉淀后找伊蚊卵。由于自制按蚊孳生环境很难采集蚊卵标本，故实验教学中主要是采集成蚊回实验室饲养产卵。按蚊、伊蚊、库蚊常见种类均可在实验室饲养产卵。

二、饲养

为了满足实验教学和科研的需要，可在实验室内建立蚊虫饲养恒温室，饲养所需蚊虫。各种蚊虫的饲养条件基本相似，适宜温度在 25～27 ℃之间；相对湿度为 70%～80%；一般光照时间为 12～24 h。在驯化饲养过程中，首先要通过人工交配繁殖传代，继而采取人工交配与自然交配交替传代，最后达到在实验室内自然交配连续传代的目的。

（一）饲养按蚊（以中华按蚊为例）

1. 收集蚊卵

将室外采集或实验室饲养的吸饱血的雌蚊置蚊笼内。在蚊笼内放培养皿，在皿底铺一层湿棉花，表面盖一张直径与培养皿等大的滤纸供蚊产卵，蚊笼外盖湿毛巾增加湿度。早晨，将产有卵的滤纸从蚊笼中取出，放入另一垫有湿棉花的培养皿内，加盖孵育，经 48 h 后，胚胎发育成熟，即可放入水中孵化。如不急于使用，可保存在 4～5 ℃冰箱内，需要时再取出，但一般只能保存 20 d 左右，保存时间越长，孵化率越低。

2. 饲养幼虫

幼虫饲养的关键在于保持合适的水温、适当的幼虫密度、合理的喂饲，以及保证饲养水体的清洁。使饲养水体的表面温度与室温相仿，水底温度应不低于水面温度 2～3 ℃；饲料中的兔肝粉必须经过脱脂处理、酵母粉应使用纯品，两者均需经过 100 目/英寸网筛过筛后才能使用；需根据幼虫的龄期和密度大小，而确定投放饲料量的多少和次数；饲养中所需水体须放置过夜才能使用。饲养一、二龄幼虫时，先将成熟卵连同滤纸移入盛有 2 000～3 000 mL 去氯水的容器内孵化，不时用毛笔蘸水刷洗容器内壁，以防黏附在水体内壁上的蚊卵死亡。

蚊卵一般在 24 h 左右孵化，刚孵出的第一龄幼虫第一天无需放置饲料，第二天用小汤勺将幼虫移入另一盛 3 000 mL 去氯水的养殖盆内，每盆放养 2 500 条左右，并取已备的兔肝粉 0.1 g，用水调成糊状，作为底饲料滴于饲养盆底。从第三天开始在水面撒少许干酵母粉作为面饲料，每天 2 次，每次约 0.01 g。随着幼虫个体发育长大，可适当增加干酵母粉的投放次数，每天 3～4 次，但量不变。每天需更换饲养用水 1/3，如水体表面出现水膜或水变混浊时，应立即更换大部分水体并更换饲养盆，继续按原方法饲养。幼虫发育至第二龄末期时，可进行分盆，每盆分装 600 条幼虫左右。每盆加入底饲料兔肝粉 0.15 g，面饲料的量和次数同上。

蚊幼虫从第三龄开始发育迅速，食量也增加，每天投放的酵母粉量应增至 0.03 g，投放次数应增至 4～6 次。每天需补充或更换部分清水，同时要经常注意水质的变化，如发现水中有幼虫死亡或水底有腐败物时，应及时清除；如果水质混浊，或有臭味，应及时更换清水。在上述条件下饲养的幼虫，发育整齐、个体健壮，幼虫发育过程约需 9 d，幼虫饲养存活率在 95% 以上。

3. 处理蚊蛹

幼虫化蛹后，即用宽口吸蛹管吸出，放入小碗内，每碗放蛹 600～1 000 条，并用清水漂洗 1～2 次，然后置蚊笼内羽化，一般在 48 h 内即可全部羽化出成蚊。

4. 饲养成蚊

影响成蚊寿命的主要因素是温度、相对湿度、食物和光线，而蚊虫的交配、吸血和产卵则是实验室饲养蚊类延续传代的关键。一般在 35 cm×25 cm×25 cm 的蚊笼内可饲养 1 500 只左右新羽化的成蚊。将棉球或小块海绵浸入 10% 葡萄糖水中，然后挂在蚊笼内或放在蚊笼表面供蚊吸食，在吸血前一天取出。成蚊羽化后 3～4 d，选取供血动物豚鼠或小白鼠，剪剃腹毛，绑在特制木板上，使其腹面朝向蚊笼内，固定于蚊笼表面，在 100 W 灯光照射下供蚊吸血；也可让自愿供血者将手臂伸入蚊笼内，让蚊吸血，效果更好，但一般少用。

在成蚊吸血后第 2 天，在蚊笼内放置产卵皿，供其产卵。在成蚊产卵期间，一般间隔 2 d 供血源一次，使其充分吸血，大量产卵。产卵盛期一般为 10～15 d。成蚊交配、吸血及卵巢发育均需要一定的光照，因此应将蚊笼向着光放置，每天光照 10～14 h。

如果在实验室内饲养从野外采集的新品系蚊虫，成蚊一般需要经过若干世代蓝光干扰光照的驯化过程。用蓝光干扰光照 3 d，与日光灯 72 h 光照和日光灯每天 8～10 h 光照相比较，蓝光干扰光照可提高交配率和产卵量。如初见群的中华按蚊，当成蚊羽化后，可用 25 W 蓝色灯泡连续光照 72 h，并在每天晚上 19：00—20：00，采取每次亮、暗间隔 15 s 的间隙蓝光干扰 1 h，同时轻轻击动蚊笼，迫使成蚊起飞，以增加蚊笼内成蚊的群舞活动，提高交配率。蓝光光照 72 h 后即可喂血。用蓝光干扰光照的方法驯化 10 代左右，待成蚊能自然交配和繁殖后，即可停止蓝光干扰，只需在光照 10～14 h 的饲养室内，就能正常交配、产卵及繁殖。

5. 人工交配

主要是为解决某些蚊种在实验室内的繁殖传代，或者在实验室内进行杂交试验，需进行强迫交配。其操作步骤如下：将实验室饲养的蚊蛹按雌雄分置于 2 个蚊笼内，羽化后雄蚊饲于 10% 葡萄糖水；雌蚊则先吸水分，2～3 d 后再喂豚鼠血或小白鼠血，必要时需志愿者供血，本实验室在实验教学中急需蚊时，均由志愿者供血，效果显著。吸饱血的雌蚊即可与同日龄的雄蚊进行人工交配。先用指管扣取蚊笼内的雄蚊和吸饱血的雌蚊，用乙醚轻度麻醉后，将蚊置实验台上，使雌蚊腹部向上，与此同时用微型昆虫针轻轻插入雄蚊胸侧部，腹部向下，以45°或90°的角度与雌蚊的腹部末端接触，此时如看见雄蚊的抱握器张开，交配成功率很高；如果抱握器不张开，或松弛伸展不力，只能换另一只雄蚊。一般交配成功后的成蚊用小镊子提起时不掉落。交配完成后，将雌蚊放入笼内继续饲养，隔天喂血一次。

(二) 饲养库蚊（以致倦库蚊为例）

饲养致倦库蚊的条件与中华按蚊基本相似。由于自然界的蚊虫较多，因此供实验教学使用的蚊虫可采集自然界已吸血的雌蚊，也可采集越冬的雌蚊，在实验室饲养的条件下，使其吸血、产卵。一般情况下喂5%葡萄糖水，隔天饲喂豚鼠或小白鼠血一次，在傍晚饲喂血效果较好，如果在白天喂血，需将蚊笼放黑房间，或用较厚的黑布遮盖好蚊笼，喂血前一天应将糖水棉球取出。成蚊吸血后48 h卵巢发育成熟，傍晚在蚊笼内放入供其产卵的小碗，第二天清晨将卵块取出，直接转入盛有去氯水的饲养盆中。在广州室温（25 ℃）条件下，幼虫在24 h内孵出，幼虫的饲养基本与中华按蚊相似。

此外，实验教学中所需的蚊虫，可在室外临时放置一个直径约60 cm的大盆，其内加入水、稻草等杂物制造库蚊滋生环境，诱使成蚊产卵，清晨收集卵块带回实验室孵化饲养，羽化的成蚊在室内饲养48 h左右即可供学生解剖，其实验效果比实验室传代饲养的成蚊好，蚊虫体格健壮，其内部器官清晰、明显、易解剖，且结构完整，又能够节省人力、财物资源和时间。

(三) 饲养伊蚊（以白纹伊蚊为例）

饲养条件与中华按蚊相似。相对湿度一般保持在60%～70%之间，一般在蚊笼上加湿毛巾或湿纱布保持湿度。伊蚊需在光照下吸血，成蚊吸血后48 h卵巢发育成熟。在蚊笼内放一个直径约8 cm的培养皿，其底部放湿棉花，将滤纸放在棉花表面，供雌蚊产卵，待滤纸表面布满蚊卵时，取出有蚊卵的滤纸，用蒸馏水小心清洗蚊虫残留物，将含有卵的干净滤纸置饲养室内48 h，待卵内胚胎发育成熟后再放入饲养盆内饲养。如暂时不孵化，可置4 ℃冰箱内保存，需要时再取出孵化。伊蚊幼虫多在水底活动，需适当增加底饲料，其他同库蚊的饲养。当幼虫发育成蛹时，可用粗吸管吸出，如有大量的幼虫变蛹时，可倾去饲养盆内的大部分水，将饲养盆中的幼虫和蛹倒入5～6 ℃冷水中，此时多数蛹浮在水面，而幼虫沉于水底，即可用纱网把蚊蛹捞出，放入盛有去氯水的小碗中置蚊笼内，在室温（25～27 ℃）经48 h即可羽化成蚊。

此外，供实验教学使用的伊蚊可采集自然界已吸血的雌蚊，在饲养室饲养产卵、孵化饲养，羽化后使用；也可放一盆清洁水在阳台，诱伊蚊产卵，收集沉在水底的蚊卵，在饲养室孵化饲养，羽化后供实验教学使用，其效果与库蚊相似。

三、保存

从户外采集的成蚊或在实验室饲养的成蚊，可用氯仿熏死，采用干燥法，加防腐剂保存。用于制作玻片标本的成蚊可保存在70%乙醇中。

幼虫和蛹可用60 ℃热水处死，保存在70%乙醇中；或将乙醇加热至60 ℃，直接将幼虫放入固定，24 h后转换乙醇保存。

蚊卵可保存在含5%甘油的70%乙醇中，也可保存在5%福尔马林液中。

四、标本制作

（一）成蚊整体制片法

制作实验教学中使用的成蚊整体标本，最好选用野外采集的成蚊在实验室产卵，或直接采集野外蚊卵，在实验室经人工饲养，羽化不久的成蚊制作标本。先将成蚊麻醉后直接浸入70%乙醇或Bless液中固定。制片时用蒸馏水清洗成蚊，放入5%氢氧化钾溶液中浸泡3～4 h，具体浸泡时间依当时制作的标本而定。观察蚊体内部软组织溶解，几丁质色素减退后，用吸管将氢氧化钾吸出，用蒸馏水洗3～4次，每次30 min，使氢氧化钾充分洗净。然后转入30%乙醇、50%乙醇、60%乙醇、70%乙醇、80%乙醇、90%乙醇、95%乙醇和无水乙醇脱水，一般每级乙醇浸泡30～60 min，但进入90%以上乙醇后，浸泡时间逐渐缩短至2～5 min。用冬青油或二甲苯透明后，将标本移至载玻片上，加1～2滴环保树胶或浓度稍稀的中性树胶，用解剖针小心调摆好虫体姿态，加盖玻片封固，阴干后即可使用。

（二）头部与口器制片法

取麻醉后的成蚊，用刀片切下头部，置5%氢氧化钾溶液中浸泡2～4 h，至成蚊复眼呈现橙黄色。用蒸馏水洗3～4次，每次30 min，经各级乙醇脱水，每级乙醇浸20～30 min，95%乙醇、无水乙醇各浸泡2～3 min，移入冬青油透明2 min，用环保树胶或中性树胶封片。如果观察口器中的结构，可在标本浸入冬青油后，用细解剖针轻轻挑拨下唇，使位于其中的上颚、下颚、上内唇和舌等结构分开，或在浸泡氢氧化钾的过程中，用解剖针拨动口器，上、下颚等结构亦会脱出。将标本移放在滴有少许树胶的载玻片上，用细小解剖针将口器中的结构排列整齐，充分展示刺吸式口器的结构特点。将载玻片置大平皿内防尘和防湿，待胶基本干后，标本也就基本固定在薄胶内，此时再在标本表面加一滴树胶，取一张盖玻片封固，晾干后即可。

（三）蚊翅制片法

取新鲜羽化不久的成蚊，麻醉后将蚊体后部置于载玻片上的少许蒸馏水中，置解剖镜下操作。左手持解剖针轻压蚊体，右手持刀片或另一解剖针，自翅基部处切下蚊翅，放在载玻片上，滴加少许二甲苯使其透明，再滴加少许中性树胶，加盖玻片封固，阴干后使用。或取干燥保存的成蚊，选择鳞片完整的翅，用解剖针小心切下，用中性树胶直接封固于载玻片和盖玻片之间。

（四）雄蚊外生殖器标本制片法

雄蚊的外生殖器是鉴定虫种的重要依据。制作时先用刀片在雄蚊腹部第7节或腹部最末2～3节处切下外生殖器，置四方皿内，加入70%乙醇浸泡20 min，将乙醇吸出，加入5%氢氧化钾溶液浸泡2～4 h，至透明为止。用清水洗数次，经各级乙醇脱水、冬青油透明，用中性树胶封片，操作步骤同上。

（五）雌蚊食窦甲标本制片法

雌蚊的食窦甲为库蚊属蚊虫分类鉴别的重要特征之一。制作步骤如下：用眼科剪将雌蚊头剪下，浸泡于70%乙醇 10 min，再移入5%氢氧化钾溶液中浸泡6～8 min，至标本透明为止。将标本移入蒸馏水中浸泡10 min，反复清洗，除去氢氧化钾。再移入盐酸副洋红染液中染色2 h左右。将经过染色的标本置于解剖镜下，一手持解剖针压住头部一侧的复眼，另一手持针挑去触角、触须、复眼及头部两侧的肌肉。注意观察露出的灯泡状咽泵，再小心除去咽泵周围的肌肉，然后沿着咽泵向前寻找唇基下方的食窦甲。小心分离唇基和喙的下唇部分，使之暴露出咽泵、食窦泵和舌部之后，将咽泵柄部和食窦泵分离即可见食窦甲。最后，将食窦泵剔出移至干净的载玻片上，直接用昆虫胶或具有透明作用的环保树胶封固。如果使用中性树胶封固标本，需经各级乙醇脱水才能制片，标本干后用油镜观察效果更好。

（六）成蚊解剖和制片法

将麻醉后的成蚊放在盛有生理盐水的试管中，盖好试管口，用力振摇，清洗蚊体上的毛、鳞片及污物等。取出蚊置于载玻片的一端，用解剖针去足和翅，将蚊移到玻片的另一端，加生理盐水一滴即可解剖实验所需结构。

1. 解剖唾液腺

主要检查唾液腺是否含有疟原虫子孢子。先将已备的蚊体头向下放置，左手持解剖针刺入胸部固定虫体；右手用另一解剖针按住头颈部轻轻往下拖拉，唾液腺即可随着头部的牵引而露出，如果中断未拉出，可用解剖针挤压胸部或用针拨开胸肌分离唾液腺。唾液腺拉出后，即可用解剖针在靠近蚊头部处将其切下。此外，在生理盐水中加少许美蓝液，使唾液腺呈现微蓝色，更有利于识别。

2. 解剖蚊胃

主要检查是否有疟原虫卵囊。先将已除去翅和足，或已解剖过唾液腺的蚊移往另一载玻片一端的生理盐水中，使胸部向上、腹部向下。左手持解剖针刺入胸肌固定，右手持另一解剖针将第7腹节两侧轻轻划破，切勿伤及内部组织。然后，再用右手的解剖针压于腹部末端慢慢向下拉，其生殖器官和消化道被依次拉出，如果消化道中途被拉断，可用解剖针划破腹壁，将胃和卵巢拉出。去除生殖器及其他残余部分，将胃移于另一载玻片的生理盐水中，加盖玻片检查。

3. 染色制片

将分离出的阳性唾液腺和胃分别置于载玻片上，染色制作永久标本。如果在唾液腺中发现子孢子，可制作涂片标本，固定后用吉氏染液染色，晾干后即可置镜下观察。如果发现胃壁上有卵囊，将含有卵囊的胃移到载玻片上，加盖玻片，在载玻片与盖玻片之间滴加70%乙醇固定，用洋红类染液染色，操作步骤见血吸虫尾蚴的制片法。

（七）蚊幼虫制片法

在实验教学中使用的蚊幼虫封固标本，主要用70%的乙醇固定、冬青油透明、中性树胶封固。操作步骤为：先将待制片的幼虫清洗干净；用 50～60 ℃ 热水处死；70% 乙醇固定 12～24 h 后，置 70% 乙醇保存。制片时先将蚊幼虫放入 80% 乙醇Ⅰ中浸泡 6～12 h，转入 80% 乙醇Ⅱ中浸泡 3～6 h；转入 90% 乙醇Ⅰ中浸泡 2 h，90% 乙醇Ⅱ中浸泡 30 min；95% 乙醇Ⅰ浸泡 30 min，95% 乙醇Ⅰ浸泡 10 min；无水乙醇浸泡 2 次，每次 5 min；置冬青油（或二甲苯）中至透明；用中性树胶封固，阴干后即可。

（八）蚊蛹制片法

蚊蛹的制片与幼虫基本相同，但较大的蛹需经 5%～10% 氢氧化钾溶液消化其内部组织，清洗干净氢氧化钾再行制片。其他操作步骤同蚊幼虫。

（九）蚊卵制片法

1. 中性树胶制片法

将收集的蚊卵置 70% 乙醇中保存，制片时取出，经 80% 乙醇、90% 乙醇脱水各 2～3 h，经 95% 乙醇浸泡 30 min，无水乙醇浸泡 5 min。用冬青油透明后，即可用中性树胶封片。由于经各级乙醇脱水后，虫卵极易收缩，制片效果不理想，故一般少用此法。

2. 临时封片法

将新鲜的虫卵保存于 5% 福尔马林液中，需要观察时，用吸管吸取虫卵滴在载玻片上，加盖玻片后观察，用毕再放入原保存液中。实验教学中常用此法制作蚊卵标本。

第五节 蝇

一、采集、饲养

（一）采集成蝇

与人类居住环境有关的蝇类较多，成蝇都在白天活动、夜晚栖息，故一般在白天采集标本，常用捕蝇网采集法和诱蝇笼采集法采集成蝇。

1. 手持蝇网采集法

用柔软的纱布制成口大底小的长袋子，将袋口缝固在用铁丝制成的圆圈上，圆圈直径约 20 cm，在圆圈柄端接上 160 cm 长的竹棍，即可去垃圾堆、垃圾桶附近捕蝇。此法主要用于在郊区、农村、农贸市场采集成蝇，在城市采集成蝇少用。

2. 诱蝇笼采集法

选择蝇活动频繁的场所布放捕蝇笼诱捕成蝇。采集前应购买或制作诱蝇笼，合适的诱蝇笼直径 30 cm、高 42 cm、网纱部分高 36 cm、脚高 6 cm，笼底呈凹入笼内 24 cm 的倒漏斗形的锥形体，顶端开口直径为 3～4 cm。外出采集时，根据实验所需蝇类，将蝇类喜食的诱饵放入直径约 10 cm 的菜盘内，置笼底诱蝇，当发现诱饵上有蝇时，可动一动周围物体，蝇受到惊吓立即向上跃起，即误入笼中不能飞出，待诱获足够的成蝇时，将底端凹陷的纱网口取出收紧，带回实验室收集处理。

（二）采集蝇幼虫、蝇蛹

1. 幼虫

蝇的种类不同，其幼虫孳生场地各有差异。主要包括人、兽、禽等粪便，垃圾堆，各种腐败的动植物中。

2. 蝇蛹

由于蝇幼虫多数在孳生地附近土质疏松、地面较干燥的泥土中化蛹，有的也在已干的孳生物质表面化蛹，故可收集幼虫孳生地附近的土壤或孳生物检获分离蝇蛹。

（三）饲养

由于家蝇的生活史短（2 周一代），繁殖力强，在广州室温 25～30 ℃，相对湿度 50%～70% 的条件下，一年可繁殖 25 代左右，故选择家蝇在实验室中饲养。

1. 恒温饲养室

根据饲养蝇量的多少构建饲养室，保持室内温度在 25～30 ℃ 之间，相对湿度在 50%～70% 之间，每日光照保持 10 h 以上。

2. 饲养用具

（1）成蝇饲养笼一般选用不锈钢网纱蝇笼，一笼饲养 500 只左右的成蝇。

（2）饲料盘选不锈钢架，其上放置稳固活动的饲料杯、水杯和产卵杯，在产卵杯中放入幼虫饲料供成蝇产卵。

（3）幼虫饲养缸选小玻璃缸，缸口盖不锈钢网纱盖，以防幼虫爬出。

3. 饲料

成蝇饲料一般用婴儿奶粉加适量红片糖调拌而成；幼虫饲料取麦麸 100 g、婴儿奶粉 1 g、蒸馏水 100 mL 配成 1 份，可养幼虫 400～500 只。

4. 饲养方法

（1）成蝇与产卵。将快羽化的蝇蛹放在培养皿内，放入蝇笼中待羽化，同时放入饲料杯和水杯，24 h 即可羽化。一般情况下，家蝇羽化后的第 5～6 天即开始产卵，此时应放入有幼虫饲料的产卵杯供蝇产卵，每日更换一次。

（2）幼虫期。先在幼虫饲养缸内加入 2/3 的幼虫饲料，再将蝇卵移放到饲料表面，盖上缸盖，24 h 即可孵化，孵出的幼虫以饲料中发酵的霉菌为食，并由表面逐渐向下取食，至底部后再返回表面，至第 7 天开始化蛹。一般幼虫与饲料需成一定比例，在放入幼虫 24～48 h 内翻动一次，既可防止饲料结块，又可使饲料散热而避免杯内温度过高。

（3）蛹期。一般情况下，幼虫化蛹后即可将蛹筛出，置平皿内直接放入蝇笼中待羽化，经过 3～4 d 的发育后即可羽化；或放在室内发育 2～3 d，快羽化再放入蝇笼。在饲养过程中，为了使虫龄相对整齐，应将经过 24 h 羽化后的盛蛹的平皿取出，收集 24 h 内羽化出来的成蝇，然后再放入新的蛹羽化。

二、保存与标本制作

（一）保存

成蝇可采用单针插法装入昆虫管内保存，或装入昆虫标本盒内加防腐剂保存。如果用于解剖或制作玻片标本，可用70%乙醇保存。蝇卵用70%乙醇固定和保存。蝇幼虫需用生理盐水洗去体外污物，用70～80℃热水烫至虫体伸直，再用70%乙醇固定和保存。蝇蛹可用70%乙醇固定和保存，也可固定后干燥保存。

（二）制作标本

1. 成蝇标本

主要采用单针插法制作保存。如果实验教学需要，可将其头、足、翅分别切下制作玻片标本。

2. 蝇头部玻片标本

先将蝇头自颈部切下，放入70%乙醇中浸泡2～4 h，再移至5%氢氧化钾液中浸泡2～3 d，用水反复冲洗干净，经30%乙醇、50%乙醇、70%乙醇、80%乙醇各脱水3～5 min；90%乙醇浸泡30 min；95%乙醇Ⅰ浸泡10 min；95%乙醇Ⅱ浸泡5 min；无水乙醇5 min，用冬青油或二甲苯透明，用中性树胶封片。

3. 蝇足玻片标本

将蝇足自基部切下，先浸入70%乙醇中2 h，再移至5%氢氧化钾液中浸泡24 h，再用水洗净，经各级乙醇脱水、透明、封片，具体操作见蝇头标本制作。

4. 蝇翅玻片标本

将蝇翅自基部切下，置载玻片中央，加一滴二甲苯，再滴一滴中性树胶，用解剖针摆好位置，加盖玻片封固，阴干后即可使用。

5. 蝇卵玻片标本

从70%乙醇中取出蝇卵，经70%乙醇、80%乙醇、90%乙醇各脱水30 min；95%乙醇浸泡5 min；无水乙醇浸泡5 min，用冬青油透明，用中性树胶封片。

6. 幼虫玻片标本

将幼虫清洁干净，用解剖针在幼虫腹部扎数个小孔，将虫体放入5%～10%氢氧化钾液中浸泡48 h，反复水洗，用70%乙醇固定24 h，更换乙醇保存。制作标本时取出，经70%乙醇、80%乙醇、90%乙醇各脱水20～30 min；95%乙醇Ⅰ浸泡30 min；95%乙醇Ⅱ浸泡10 min；无水乙醇Ⅰ浸泡5 min，无水乙醇Ⅱ浸泡3 min；用冬青油或二甲苯透明，用中性树胶封片。如果制作幼虫前端口钩标本或末端的后气孔标本，可将保存液中的幼虫取出，先切下尾端，置70%乙醇中，在解剖镜下用解剖针去掉杂物；再用刀自第二胸节处切下前端，取出口钩，经各级乙醇脱水，用冬青油或二甲苯透明，用中性树胶封片。

第六节 白　蛉

一、采集

在白蛉生活史各期虫体中，以采集成蛉为主。嗜吸人、畜血的白蛉多栖息在人房、牛棚、马舍、猪窝、狗窝等处的墙面、屋角及其邻近场所。吸食低等动物血的白蛉多数停歇在室外，如桥洞、石穴、土洞、树穴等场所。

（一）采集成蛉

一般在黄昏后采集，或在白天的黑暗角落采集。选择手电筒作为照明用具，用普通吸蛉管、电动吸蛉管、吸瓶或试管等器具捕获成蛉。以吸蛉管采集为例，用手电筒在房舍的墙壁上寻找成蛉，发现后用管口罩住，轻轻振动管，或用手电光照管底，白蛉即飞向管内，再继续捕捉至完成，带回实验室处理。

（二）采集幼虫和蛹

收集白蛉孳生地的松湿泥土带回实验室，加水调成糊状，依次用 10 目/英寸、20 目/英寸不锈钢筛过滤，弃筛上残渣。将滤液依次再用 40 目/英寸、60 目/英寸的筛过滤。弃滤液，保留筛内物并用清水冲洗到大沉淀杯内，静置 10 min 后倾去上层水，将沉淀物移至小玻璃器皿内，加饱和盐水进行漂浮，如果有幼虫或蛹则浮于表面，将玻璃器皿置解剖镜下观察并收集虫体。也可将吸过血的白蛉饲养在瓦缸内，定期检查收集幼虫。

（三）采集蛉卵

通常将吸血后腹部可见白色卵块的雌蛉放入饲养缸内，置室温 27 ℃左右，48 h 左右雌蛉即在缸内产卵，此时即可收集蛉卵。

二、保存与标本制作

（一）成蛉

1. 制作针插标本
一般采用三角纸片法制作，置昆虫管或昆虫盒内保存。
2. 制作玻片标本
先将成蛉置毒瓶内致死，放入 70% 乙醇保存，经 70% 乙醇、80% 乙醇、90% 乙醇脱水 10～20 min，经 95% 乙醇 I 浸泡 20 min，95% 乙醇 II 浸泡 10 min，无水乙醇 I 脱水 5 min，无水乙醇 II 脱水 2 min 后，用冬青油透明至合适，用中性树胶封片保存。

（二）蛉卵、幼虫和蛹

将从泥土中检获或实验室饲养繁殖的卵、幼虫、蛹用洁净水洗干净，置 70% 乙醇中保存。如果制作玻片标本，从保存液中取出，经各级乙醇脱水、冬青油透明、中性树胶封片，阴干后即可供教学使用。

第七节　蚤

一、采集、饲养

（一）采集场所

成蚤一般从猫、犬、鼠等动物体表及其居室场所采集，可采获不同种类的蚤和不同时期的虫体。

（二）采集方法

1. 从动物身上采集

将猫、幼犬、家栖鼠类和小型动物放入有盖的玻璃缸、塑料桶或其他容器内，容器内放一团蘸有乙醚的棉花，严密加盖深麻醉后，取出动物放在白瓷盘内或白布上，提起动物轻轻抖动，将麻醉的蚤抖下来，或用加密梳子顺着动物的毛梳理，将麻醉的蚤梳下，再用小镊子将蚤轻轻夹入有少许乙醚的麻醉保存瓶内。

2. 从居室及动物窝巢采集

采集灰尘、松土和草屑带回实验室分离成虫、幼虫或虫卵。

3. 从动物洞道深穴采集

可在长棍的一端扎一团纱布或棉花制成探子深入洞穴，轻轻摇动使蚤跳到布团上，取出后放入有乙醚的器皿内，收集布团上掉下来的蚤，放入麻醉保存瓶内。

二、保存与标本制作

（一）保存标本

蚤生活史发育各期虫体均可用70%乙醇或5%福尔马林溶液保存。

（二）制作标本

1. 成虫标本

（1）中性树胶封固法。从保存液中取出蚤，置蒸馏水中浸泡30 min，转入5%氢氧化钾液中浸泡24～48 h，以溶化虫体内的软组织和尚未消化的血液，使虫体呈深棕色较透明为止。将虫体移入含有2%盐酸蒸馏水中，约30 min，再用蒸馏水洗数次，依次经30%乙醇、50%乙醇、70%乙醇脱水30 min，80%乙醇、90%乙醇脱水1～2 h，95%乙醇Ⅰ脱水30 min，95%乙醇Ⅱ脱水10 min，无水乙醇Ⅰ脱水5～10 min，无水乙醇Ⅱ脱水2～5 min，置二甲苯或冬青油中透明后，用中性树胶封片。封制后的标本可放在60 ℃烤箱中烤干或置室温自然干燥。

（2）甘油透明制片法。此法用于临时封固鉴定蚤类标本。

(3) 内部结构染色制片法。实验教学中基本不制作此类标本，主要制作科研标本。

2. 幼虫和蛹标本

(1) 中性树胶封固法。从保存液中取出幼虫，经各级乙醇脱水后，透明、封片，参照蚊幼虫标本制作。

(2) 染色切片标本制作。此法主要用于制作科研标本。

第八节 虱

一、采集

(一) 人头虱

一般寄生于人体头部、耳后部及枕部的毛发中，其卵附着于头发基部。可将虱卵多的头发剪下收集虱卵；成虫或若虫可用眼科镊夹取，或用篦子顺发梳头，使卵、若虫、成虫顺着篦子带出，立刻用眼科镊子收集到保存瓶内。

(二) 人体虱

多数分布在内衣褶缝或被褥褶缝中，可将有虱寄生的旧内衣取来，放入玻璃缸内，加入乙醚使虫体麻醉，然后抖动内衣使其掉落，收集成虫和若虫。随着农村卫生条件的改善，近年较难采集到人体虱。

(三) 耻阴虱

主要寄生在阴毛、腋毛的基部，有时也可寄生在眼眉毛、眼睫毛基部。本实验室在采集标本过程中曾发现，在一间聚居有26人的大公房中，其房间的男女老少均感染了耻阴虱，多数人的阴毛、腋毛、眼眉毛、眼睫毛基部均有耻阴虱生活史各期虫体寄生；其中儿童感染者主要寄生在眼眉毛和眼睫毛基部。

采集耻阴虱生活史各期标本时，先用剃刀或刮胡刀剃下阴毛或腋毛收集虫体；眼眉毛和眼睫毛上的虫体最好用牙签制成小棉球，蘸上麻醉剂小心点在虫体上，使虫体麻醉松弛，再用眼科镊轻轻将虫体取下，放入保存瓶内。

二、保存与标本制作

虱类生活史发育各时期虫体均可用70%乙醇或5%福尔马林溶液固定和保存。吸饱血的成虫或若虫应先放在室温（30℃）饲养24～48 h，使虫体内血液消化后再固定。

虱玻片标本制作操作步骤参照蚤玻片标本制作。

第九节 臭　　虫

一、采集

臭虫白天群聚在隐匿的墙壁、地板、床板、衣柜、椅、凳等家具的缝隙中，夜晚外出活动；也可隐藏在地毯、凉席下面，夜间爬出吸血。采集标本时，用喷雾器装乙醚喷入虫体孳生的缝隙中、地毯下，或用棉花蘸乙醚滴入缝隙中并覆盖，数分钟后用眼科镊将麻醉的虫体取出放入保存瓶中。2010 年初，本单位一位赴美国学习的博士，在一间铺有漂亮地毯的豪华卧室中，被臭虫叮咬得遍体鳞伤，全身皮肤严重过敏，几天后的夜间才发现地毯上活动频繁的臭虫，经喷洒药物处理，在地毯附近收集到大量生活史发育各时期虫体。

二、保存与标本制作

臭虫生活史发育各期均可用 70% 乙醇或 5% 福尔马林液保存。

标本制作同蚤、虱类，但浸在氢氧化钾溶液中的时间需稍长，在各级乙醇中的脱水时间以及透明时间随之延长。

第十节 蜚蠊（蟑螂）

一、采集、饲养

在我国，室内常见的蜚蠊主要有德国小蠊、美洲大蠊、澳洲大蠊、黑胸大蠊、中华地鳖等。蜚蠊喜群居，一般孳生在厨房、碗柜、食品柜、灶墙等处的隙缝中和下水道沟槽内。白天隐匿在黑暗而隐蔽处，夜间出来寻食与交配，故在夜间诱捕采集标本，主要有以下几种诱捕法。

（一）蜚蠊笼诱捕法

制作一个四面围有网纱，底部为不锈钢板，顶层为活动玻璃板的 45 cm×45 cm×45 cm 的不锈钢纱网笼，诱捕时打开活动玻璃板，将面包片、番茄片、碎片糖、剩饭菜等食物诱饵盘放到笼底部，在笼内放一些稍受湿的碎物品，将活动玻璃板关半边，开放半边让蜚蠊主动进入笼内，等入内的蜚蠊达到一定量时关闭活动板，用乙醚麻醉收集蜚蠊。此方法能够收集到大量的蜚蠊，且能够随时观察笼内状况。

（二）广口瓶诱捕法

取 500 mL 容量的广口瓶，在瓶口装一锥形胶纸筒，使下口径为 1 cm（压扁为 1.5 cm），在其内放入新鲜面包为诱饵，诱捕时将瓶倾倒或斜置于蜚蠊栖息活动场所，晚放晨收。

(三) 玻璃缸饲养法

选购高 40 cm、直径为 24 cm 的玻璃缸，制作一个不锈钢网纱盖，在缸内放入适量泥土、瓦片、杂物、饲料、饮用水，将捕获的蜚蠊放入缸内饲养。蜚蠊在缸内生长、发育、繁殖，获取生活史各期虫体。饲养过程中应定时更换饲料和饮用水。

二、保存与标本制作

(一) 制作干制标本

在饲养缸内放入蘸有乙醚的棉花团麻醉缸内的成虫或若虫，取出放入另一盛有麻醉剂的大口瓶中，摆放好姿态，使其麻醉致死。放在铺垫防腐棉花的标本盒内，置干燥箱内烘干即可制作实验教学所需的标本。或将生活史各期虫体深麻醉至死，取昆虫针插入胸部，置干燥箱内烘干制作成蜚蠊针插标本。

(二) 制作液浸标本

1. 固定

根据实验教学所需，从饲养缸内取出生活史各期蟑螂，放入 5% 福尔马林溶液中，待虫体活动减弱时，调整虫体姿态造型，浸泡 24 h，更换固定液保存。

2. 封装制作标本

将虫体从保存液中取出，用线将其固定在玻璃上，再放入标本缸内封存使用，或将虫体封固在有机溶剂中示教观察。

（张瑞琳　陈穗君）

第五章 寄生虫组织切片技术

传统的寄生虫组织切片技术是研究寄生虫微观结构的一种重要方法，通过切片不但能够观察到寄生虫的结构特征，而且也能观察到寄生虫寄生所引起的组织病理变化，并鉴定虫种，为实验诊断提供依据。近年来，组织切片技术广泛地应用于寄生虫组织学、寄生虫病理学、寄生虫免疫组化、寄生虫抗原定位、寄生虫免疫诊断及原位杂交技术等多项研究。目前，寄生虫形态学最常用的组织切片是石蜡切片、冰冻切片和电镜超薄切片技术。本章介绍石蜡切片和冰冻切片技术，电镜超薄切片技术将在第六章详细介绍。

第一节 组织切片的原理

一、石蜡切片技术

制作寄生虫石蜡切片过程主要包括：取材→固定→脱水→透明→浸蜡→包埋→切片→染色→脱水→封固等。

（一）取材

组织切片材料是寄生虫生活史发育各时期虫体及其病变器官组织，如肝、肺、脑、肌肉等病变组织、包块、皮下结节或虫体等标本，主要采自寄生虫病患者、带虫者，寄生虫病实验动物模型以及体外培养标本。包埋的标本要求新鲜，病变特征明显。取材时动作应迅速、准确，微小的组织用擦镜纸或吸水薄纸包好后，再放入一次性包埋盒中包埋。

（二）固定

将采集的标本清洗干净后，尽快投入10%福尔马林液、Zenker固定液或Bouin固定液中，固定12 h后切成小块状，继续固定12 h时后置于70%乙醇中保存。如果需要观察纵切面的虫体，最好取出活虫体洗干净后，平放在滤纸上，然后放入盛有固定液的培养皿内平放固定，固定6～12 h后移开滤纸继续固定。

（三）修整固定标本

由于寄生虫标本和病理组织常粘连在一起较为柔软，形状、大小不一，很难直接切成所需标准，因此要先固定一段时间，使组织具有一定硬度而不易变形。固定后根据实验所需将待切标本修整为正方形、长方形或梯形，并除去组织周围过多的附属物，同时确定切片的方向和切片平面。

(四) 冲洗固定标本

将固定后的组织块置水中冲洗，除去渗入组织的固定液，以确保组织处理和染色反应达到最佳效果。用福尔马林液固定的虫体标本多选用流水冲洗，其冲洗时间与标本种类、组织块大小、厚薄和固定时间有关，一般为 12～24 h，冲洗后的标本放入一次性包埋盒内，然后置 70% 乙醇中保存备用。

(五) 处理待切片的标本

主要包括脱水、透明、浸蜡、包埋几个过程。

1. 脱水

用某些化学试剂置换组织块内水分的过程称脱水。由于组织内水分不能与石蜡融合，因此必须彻底除去组织内的水分，才能促使石蜡更好地渗入组织内部，制备出高质量的切片，更有利于组织透明、浸蜡、切片和标本保存。常用的脱水剂主要有乙醇和丙酮。脱水时应从低浓度乙醇开始，逐渐过渡到无水乙醇，即经 70% 乙醇、80% 乙醇、90% 乙醇、95% 乙醇、100% 乙醇脱水。注意脱水剂的量应为组织块的 20～30 倍，而组织在不同浓度乙醇中放置的时间则根据其种类和大小的不同具体掌握，一般为 20～120 min。在无水乙醇中不能停放时间过长，否则组织收缩、变硬，不利于切片。

2. 透明

是指用二甲苯等透明剂将组织中的脱水剂置换出来，有利于组织浸蜡和包埋，组织块浸入透明剂后呈半透明状，故称透明，常用的透明剂为二甲苯、苯、甲苯等。透明需经过 2～3 次的置换才能达到透明的目的。透明时间长短，应根据标本的种类和组织块的厚薄而定，一般标本透明时间为 20～60 min。若组织不呈透明状，其原因可能与脱水不彻底、组织太厚、透明时间不够及某些组织本身性质有关。

3. 浸蜡

组织标本透明后，在温度适宜的石蜡液中置换透明剂的过程称浸蜡。将含有透明剂的组织块放入熔化的石蜡液中，使石蜡逐渐置换组织内的透明剂，直至完全取代透明剂，理想的浸蜡温度是石蜡刚熔化的温度，组织块与蜡液的体积比为 1:(20～30)。标本需经三次熔化的石蜡浸渍，使组织中的透明剂完全被置换出来，浸蜡时间应根据组织块的种类和大小而定，常规大小组织块的浸蜡时间一般为 2～3 h。

4. 包埋

将组织块包埋于石蜡液灌注的包埋器中，使浸入虫体或病变组织的石蜡填充其组织内各腔隙，以及在脱水过程中组织细胞溶解所遗留的空隙，起到填平支撑作用，与组织形成一个密度相近的整体。

(六) 虫体和病理组织切片

石蜡切片分为普通石蜡切片、免疫组织化学石蜡切片和原位杂交技术石蜡切片。组织蜡块经修切、黏块后，固定在切片机标本台上，使组织块的切面竖直与刀刃平行，刀刃面与蜡块表面有一个夹角（40°～60°）。

（七）展片和烤片

1. 展片

刚从切片机上切下的石蜡片有皱缩、不平整，需借助水的张力和温度，使皱缩的切片伸展平整。一般使用水浴展片仪和温台展片仪展片。

2. 烤片

用滤纸吸尽载玻片石蜡切片上的水分，摆正切片位置，将切片盘放入烤片箱或温箱中烤片。普通石蜡切片的烤片温度一般在 45～50 ℃之间，烘烤 6 h 以上或过夜；用于免疫组化染色的切片需在 37 ℃温箱中放置 6～8 h。

（八）染色

组织学、病理学和寄生虫学中的石蜡切片常用苏木素—伊红染液染色，即 HE 染色。

1. 切片脱蜡

切片在染色前必须将蜡脱干净，蜡脱不干净会影响组织细胞的着色，或即使着色，组织和细胞也会模糊不清晰。脱蜡一般用两级或三级脱蜡剂如二甲苯，时间为 10～20 h。如果脱蜡剂使用多次或室温较低，均需延长脱蜡的时间。

2. 水合作用

由于二甲苯属于非水性的有机溶剂，与水互不相溶，用乙醇通过"水合"作用逐步去除切片上的二甲苯成分，使水能逐渐融入标本中，为下一步的染色做好充分准备。乙醇浓度从高到低进行。

3. HE 染色

HE 染色中的染剂为 Harris 苏木精和伊红 Y。

（1）配制 Harris 苏木素染液［苏木素（Hematoxylin），$C_{18}H_{14}O_6$］。①液：苏木素 1 g，无水乙醇 10 mL；②液：硫酸铝钾 20 g，蒸馏水 200 mL，氧化汞 0.6 g，冰乙酸 8 mL。

先将①液用玻璃棒搅拌使苏木精溶解，再将②液加温溶解（70～80 ℃），即加入溶化的①液，继续加温至沸腾状态（1～2 min），移出火面，并在沸腾状态下迅速加入氧化汞，将烧杯或烧瓶移入冰水中急冷，置摇床连续摇动，使其完全冷却，静置过夜，次日再过滤。过滤后加入冰乙酸，即可使用。

（2）注意事项。在加氧化汞时，容器应尽量大，且必须离开火面；正常的染液染色组织切片后，细胞核呈棕红色，经分色后呈浅红色，流水冲洗或碱化后呈蓝色；经苏木素染色后，正确的结果应是细胞核呈鲜明的蓝色，背景为无色。

（3）配制 1% 伊红染液。伊红 Y 10 g，蒸馏水 1 000 mL。将二者充分混合后，加入 0.5%～1.0% 冰乙酸 0.5 mL 到伊红染液中。伊红常与苏木精配伍进行对比染色。

4. HE 染色的分化和蓝化作用

（1）分化作用染色后的标本需用 0.5%～1.0% 盐酸乙醇（用 70% 乙醇配制）进行分色处理，将细胞核或细胞质的嗜碱性颗粒以外的颜色去除，使细胞核与细胞质染色对比分明。

(2) 蓝化作用一般采用 0.5%～1.0% 氨水作为蓝化剂，浸泡 30 s 左右，或直接用自来水浸洗 3～5 h。

（九）封固

1. 封固的目的

为了能够长时间保存标本，并有利于在显微镜下观察。

2. 封固剂的特点

能与透明剂或水融合，对染剂无影响；封固剂的折光率应与盖玻片和组织的折光率相似；具有一定的黏性，可黏住盖玻片。

3. 封固剂的种类

常用封固剂为人工合成的中性树脂。

4. 封固方法

主要采用干性封固，既能提供组织细胞结构的清晰度，又可长久保存。

二、冰冻切片技术

冰冻切片技术在寄生虫免疫学和酶组织化学中应用广泛，用该法制作固定的寄生虫标本和未固定的新鲜标本，无需经脱水及包埋等一系列处理，能保存组织内的抗原和酶类。一般在 -30～-25 ℃ 条件下工作较为适宜。在常规实验教学中较少使用冰冻切片技术，但在开放性或探索性实验教学中常用。

（一）二氧化碳冰冻切片法

一般的冰冻切片用 CO_2 冰结虫体或病变组织。

1. 操作步骤

先用蒸馏水清洗虫体或组织→将标本放在冰冻切片机冷却台上→加少许蒸馏水→打开冷冻台 CO_2 开关冻结标本→标本出现冷霜时关闭 CO_2→切片→将切片贴在载玻片上孵育。

2. 注意事项

组织切片大小为 0.5 cm×1.0 cm×1.0 cm 较为合适；冷冻组织块温度要适宜，过硬或过软均会影响切片结果。

（二）恒冷箱切片法

恒冷箱切片机是在 -30～-20 ℃ 的恒定低温下进行操作。切片厚一般为 5～8 μm，一般在切片机的防卷板上即可将切片展开。切片质量的好坏在于标本和切片刀的温度，温度适宜时，切片不卷不皱，如果温度过低，切片会卷成细卷；温度过高，切片会皱成细皱，甚至会融化。

未固定的新鲜冰冻切片在干净的载玻片上一般不易脱落，但固定标本的冰冻切片很容易脱落，因此，要预先在载玻片上涂抹用 1% 明胶和 2% 甲醛各 5 mL 混合而成的明胶甲醛液，然后再贴片，在 37 ℃ 温箱放置 1 h 或过夜，使切片与载玻片贴附牢固。

贴附在冷载玻片上的新鲜切片，应立即放入 -80～-78 ℃ 的中性福尔马林缓冲固定液中保存 2～24 h，可保持多种酶的活性。

第二节　组织切片操作步骤

一、石蜡切片操作步骤

下面以华支睾吸虫寄生肝胆管病变组织为例。

（一）组织处理

1. 取材

解剖实验动物，取出阳性肝脏，用生理盐水清洗多次。

2. 固定

立即放入 10% 福尔马林液中固定 24 h，再转入 70% 乙醇中。

3. 修块

选择所需病变组织修整成长方形或正方形，再修整出组织块的包埋切面。

4. 脱水

选用英国 SHANDAN EXCELSINR 全自动脱水机处理组织，将修整好的组织置于 70% 乙醇、80% 乙醇、90% 乙醇、95% 乙醇中各 30 min，无水乙醇Ⅰ脱水 30 min，无水乙醇Ⅱ、无水乙醇Ⅲ各脱水 20 min。

5. 透明

二甲苯Ⅰ透明 10 min，二甲苯Ⅱ、二甲苯Ⅲ各透明 30 min。

6. 浸蜡

蜡液Ⅰ、蜡液Ⅱ各浸泡 30 min，蜡液Ⅲ浸泡 10 min。

7. 包埋

将组织放入一次性包埋盒内包埋，冷却后即可切片。

（二）切片

1. 修切蜡块

将蜡块四周的蜡刮去，以避免切片时出现厚薄不均，影响切片的质量。

2. 切片用品的准备

选用一次性切片刀、高级免洗载玻片或经人工处理的洁净载玻片、常温水浴展片仪、温台展片仪、毛笔、铅笔、眼科镊、小弯镊、冰块等。

3. 装刀片和蜡块

先将切刀装在刀架上，然后将蜡块装在切片机标本固定装置上，调整蜡块与刀至合适位置（刀刃与蜡块切面呈 5°夹角），切片前要把切片机上相关螺旋拧紧。

4. 切片操作

左手执毛笔，右手旋转石蜡切片机旋转轮，先粗切蜡块，直至暴露出组织最大切面，但需注意，对小型标本不可切得太深，避免组织块被整块修切。用冰块紧贴组织冰 1 min 左右，再连续旋转切出蜡带，左手持毛笔将蜡带下端轻轻托起，右手用镊子夹起蜡带,将蜡带正面向上放入盛有常温蒸馏水的搪瓷盘内,用小弯镊的弯部慢慢将切片分开。

5. 展切

用载玻片捞起切片轻轻放入展片仪,并将展片仪水温控制在 40～50 ℃之间。待切片展开后立即捞起,一般切片的中心位于载玻片中间稍偏右的位置,将贴好片的载玻片放在烤片仪(温度 40～50 ℃)片刻,然后放入 45～55 ℃的烤箱内或恒温热板上烤烘 2 h 以上,使组织蜡片牢固地黏附在载玻片上。

6. 注意事项

(1)切片机应放置在牢固平稳的操作台上,切片刀、蜡块应安装牢固,避免因震动而出现切片皱褶或横纹及厚薄不均等现象。

(2)切片时要及时清洁刀口,除去蜡屑,否则易引起切片破碎。

(3)切片刀与蜡块切面的倾斜角以 5°～10°为宜,过大则切片上卷,不易连接成蜡带;过小则切片皱褶。

(4)切片时摇动旋转轮的转动速度不可过快,用力应均匀、平稳,以 40～60 r/min 为宜。

(5)及时清洁展片仪水中的蜡屑杂物,防止污染切片。

(6)室温在 25 ℃以上时需使用冰块冷冻蜡块,才能顺利切出符合要求的切片。

(三)用英国 SHANDAN GEMINI 全自动染色机染色

1. 切片脱蜡

二甲苯Ⅰ浸泡 5 min,二甲苯Ⅱ浸泡 5 min。

2. 水合作用

无水乙醇Ⅰ浸泡 3 min,无水乙醇Ⅱ浸泡 3 min,95%乙醇Ⅰ浸泡 3 min,95%乙醇Ⅱ浸泡 3 min,80%乙醇浸泡 3 min;70%乙醇浸泡 3 min,蒸馏水 1 min。

3. 苏木素染色

苏木素染液 8 min,流水冲洗 50 min。

4. 分色

盐酸乙醇 15 s,蒸馏水 2 min。

5. 伊红染色

伊红染液 2 min,蒸馏水 30s。

6. 脱水

分别在 70%乙醇、80%乙醇、90%乙醇中各浸泡 1 min,95%乙醇、100%乙醇Ⅰ中浸泡 3 min,无水乙醇Ⅱ中浸泡 2 min,无水乙醇Ⅲ中浸泡 1 min。

7. 透明

二甲苯Ⅰ浸泡 5 min,二甲苯Ⅱ浸泡 2 min,二甲苯Ⅲ浸泡 1 min。

8. 封固

将中性树胶直接滴在透明的组织上,用盖玻片封固;或将中性树胶滴在盖玻片上,封盖在透明的组织上。

二、冰冻切片操作步骤

1. 调节切片机

先将冰冻切片机调到工作温度,一般控制在 -25 ℃ ~ -30 ℃ 之间。

2. 准备切片用品

选用一次性切片刀,高级防脱载玻片,OCT 包埋剂,毛笔,铅笔,眼科小弯镊,组织固着器等。

3. 冻结待切标本

打开观察窗,先放少量 OCT 包埋剂于组织固着器上,再放置到速冻台上,待开始冻结时放上标本,并在其周围加适量包埋剂。

4. 调节切片刀与组织

待标本冻结后,将组织固着器装到切片机上,调整组织的切面与刀刃平行并贴近刀刃,将厚度调至适当位置。

5. 切片

用右手旋转冰冻切片机旋转轮,修出组织切面,放下防卷板,关闭观察窗,开始切片,将切片贴附于载玻片或盖玻片上。

6. 固定与水合作用

用丙酮固定 15 min;风干,浸入 95% 乙醇中 3 min、蒸馏水 1 min。

7. 染色与分色

苏木素染色 5 min,流水冲洗 1 min,盐酸乙醇分色 15 ~ 20 s,流水冲洗 20 min,蒸馏水冲洗 2 min,伊红染液染色 2 min,蒸馏水冲洗 30 s。

8. 脱水

70% 乙醇、80% 乙醇各 30 s;90% 乙醇、95% 乙醇各 1 min;无水乙醇 I、无水乙醇 II 各 3 min。

9. 透明

石碳酸二甲苯、二甲苯 I、二甲苯 II 各 5 min。

10. 封固

取中性树胶封片,即可置镜下观察。

(袁广明　胡黎平)

第六章 寄生虫超薄切片技术

寄生虫超薄切片技术是借助电子显微镜,观察寄生虫的超微结构,从而研究寄生虫的生活史发育过程、生理生化、生物化学特征、宿主与寄生虫之间的关系、抗寄生虫药物的筛选,以及寄生虫免疫学、抗原定位和抗原转移等。在常规实验教学中不使用超薄切片技术,但在开放性或探索性实验中使用。

寄生虫标本透射电镜超薄切片制作过程与其他组织的切片制作操作基本相同,主要包括取材、固定、脱水、渗透、包埋、聚合、切片和染色等几个环节。

第一节 处理标本

一、取材

取材是超薄切片技术的关键环节,由于生物组织离体后,细胞会立即释放出各种水解酶而引起细胞自溶,使细胞内部微细结构发生变化。这些微细结构的改变,在光学显微镜下是无法观察到的,但在电镜下观察就呈现出明显的人工假象,为了尽可能避免人工假象的产生,取材要求:

1. 取材迅速

一般要求在 1 min 内即可将组织块浸入固定液。

2. 组织块小

一般切成 $0.5 \sim 1.0 \text{ mm}^3$,如果组织过大,固定液很难在短时间内渗透到组织内部而影响结果。

3. 预冷

试剂、容器所用的固定液及容器需预冷,降低离体细胞内水解酶的活性,尽可能减少细胞自溶。

4. 准确选择组织

由于电镜观察标本视野较小,具有很大的局限性,所以,选择切片的病变组织部位要准确可靠。

5. 用具精良、操作熟练

切割组织的刀、剪必须锋利干净,且操作时必须避免拉、锯、压等动作造成细胞损伤。

二、固定

(一)固定的作用

(1)破坏细胞的酶系统,阻止细胞的自溶。

(2) 稳定细胞物质成分，如核酸、核蛋白、糖类和脂类，使之发生交联，减少或避免抽提作用，以保存组织成分。

(3) 在一些细胞组分之间以化学反应和物理反应建立交联，以提供一个骨架来稳定各种细胞器的空间构型。

(4) 能提供一定的电子反差。

(二) 常用的固定剂

1. 四氧化锇 (Osmium tetroxide)

四氧化锇俗称锇酸，是一种强氧化剂，呈浅黄色结晶，熔点41 ℃，沸点131 ℃，在水中的溶解度为7.24%（25 ℃）。其水溶液为中性，有极大的毒性。

(1) 优点。对氮具有较大的亲和力，能与细胞中蛋白质氨基迅速结合形成交链化合物，所以对含有蛋白质的细胞各种结构成分有良好的固定作用；能与不饱和脂肪酸两个酸性链间形成牢固的链，生成四氧化锇二酯化合物，使脂肪得以固定；能增加膜的反差，起到"电子染色"作用，用锇酸固定的材料，往往细胞膜相结构的图像比较清晰，这是由于被还原的锇沉积在细胞膜结构上，而锇是一种原子序数较高的元素，质量密度大，能加强电子散射，所以锇酸在作为固定剂的同时，又可作为电子染料，使被固定的样品图像有较好的反差。

(2) 缺点。由于锇酸渗透力较弱，所以组织块必须小（$0.5 \sim 1.0 \text{ mm}^3$），否则，将从组织块的表面到中央形成一个固定梯度，致使固定不良；不能保存糖元也不能固定核酸，而且对微管固定也差（但对核蛋白能很好地保存）；固定时间不宜太长，时间太长，会使组织变脆，给切片带来困难。此外，锇酸与蛋白质、不饱和脂肪酸交链形成的脂蛋白复合体都是易溶于水的物质，特别是在长时间固定后，更易溶解。因此，锇酸固定的样品时间应为 $1 \sim 2$ h。锇酸能与乙醇或醛类起氧化—还原反应，生成沉淀。所以，醛类处理过的样品转入锇酸固定之前或锇酸固定之后转入乙醇溶液脱水之前都必须用相应的缓冲液充分漂洗干；锇酸是酶的钝化剂，不能用于细胞化学的研究。

2. 戊二醛 (glutaraldehyde)

戊二醛是最常用的固定剂，市售的戊二醛通常是25%或50%的水溶液，其pH值为 $4.0 \sim 5.0$，并保存在低温处，且不宜存放时间过长。

(1) 优点。与组织起反应非常迅速，但渗透速度稍慢；对细胞内结构有广泛的亲和力，特别是对细胞内某些易变的结构，如微管、有丝分裂的纺锤丝以及细胞基质等有较好的固定作用，其与蛋白质及氨基酸的反应是在溶胶中通过组织和蛋白质发生交链作用，而使细胞成分得以稳定，这种反应如同甲醛与氨基的反应一样；能保存糖元，固定核蛋白，而且不易使酶失活，可选用低浓度（$0.2\% \sim 0.3\%$）应用于细胞组织化学的研究；长时间的固定不易使组织变脆，故适用于远离实验室或野外现场取材。

(2) 缺点。戊二醛不能保存脂肪，经戊二醛单独固定的组织，在脱水过程中大部分脂质易被抽提而丢失；单纯用戊二醛固定的材料，图像反差较弱。

3. 高锰酸钾

高锰酸钾是一种强氧化剂，对磷脂蛋白类有特别良好的固定作用。可用于保护细胞的膜相结构，如细胞膜、内质网等。尤其是对神经髓质效果更为显著，但对于胞内的颗粒性或纤维状结构几乎不能固定。所以，用高锰酸钾处理过的组织，可看作是选择性的抽提，而不是固定。高锰酸钾常用于植物叶绿体结构及神经纤维结构的研究。

4. 多聚甲醛

多聚甲醛分子较小，穿透力比戊二醛还强，固定迅速，所以它对一些结构致密的组织有良好的固定作用。由于一般市售的40%甲醛水溶液含有甲醇，甲醇有损于超微结构的保存，所以现在一般都采用多聚甲醛粉末配制甲醛固定液。又因甲醛对细胞基质保存差，脱水后大部分基质丢失，因此，一般不能单独使用。鉴于甲醛的穿透力比戊二醛强，且甲醛固定细胞结构快速，而由戊二醛固定的细胞结构则保存较持久，因此，现在常把多聚甲醛加戊二醛配成混合固定液使用。

（三）常用缓冲液

1. 磷酸盐缓冲液

磷酸盐缓冲液是效仿细胞外液成分而配成的溶液。其优点是，对细胞无毒害作用，最富有生理功能；价格便宜，易获得；适用于灌注固定；可按需要配制任何pH值的缓冲液。其缺点是：固定时易产生沉淀，易生长细菌。因此，使用时最好按需要由原液配制新鲜的缓冲液。

2. 二甲胂酸盐缓冲液

二甲胂酸盐缓冲液的优点是长期保存比较稳定，且不易生长细菌，加入低浓度的钙质（1～3 mol/L）不发生沉淀；适用于做电镜细胞化学研究。但是，胂含有毒性，并可与固定液起反应，且有臭味，所以配制时应在防护罩内进行。

（四）常用固定液及配方

1. 戊二醛固定液

2.5%戊二醛-磷酸缓冲液固定液（0.2 mol/L磷酸缓冲液50 mL、双蒸水40 mL、25%戊二醛10 mL、双蒸水加至100 mL）pH值7.2，渗透压接近于520～550 mOsm/L。

2. 二甲胂酸钠缓冲固定液

由0.2 mol/L二甲胂酸钠缓冲液50 mL、25%戊二醛水溶液10 mL加双蒸水至100 mL。

3. 甲醛-戊二醛固定液

由10%多聚甲醛20 mL、25%戊二醛10 mL、0.2 mol/L磷酸缓冲液或二甲胂酸钠缓冲液50 mL、无水氯化钙25 mg加双蒸水至100 mL。

4. 锇酸固定液

用缓冲液配制成1%的锇酸固定液。磷酸缓冲液-OSO_4固定液：锇酸1 g、0.1 mol/L磷酸缓冲液100 mL（或加葡萄糖0.54 g）。二甲胂酸钠缓冲液-1%锇酸固定液：锇酸1 g、0.1 mol/L二甲胂酸钠缓冲液100 mL。

（五）固定方法

生物样品多种多样，如寄生虫虫体及其病变组织，培养的细胞或病原体，人、动物的器官组织，临床患者的腹水、血液及其他组织液等。对不同的材料或组织，其固定方法不同。

1. 浸泡固定

此法较简单，适用于某些能允许在短时间内停止供血，而仍保持其功能和结构的器官或组织，以及某些病理检查的样品。其方法是经解剖（或手术）尽快取出所需组织，并按要求将组织切成小块，放入小瓶子内作常规双重固定。其主要缺点是易使离体组织发生自溶，且因固定剂穿透慢而导致组织深部固定不好。

2. 血管灌注固定

此法适用于取材较复杂或对缺氧较敏感的器官或组织。可根据动物的大小选用全身灌注或局部灌注的方式。全身灌注一般适用于较小的动物，而局部灌注则适用于较大的动物。

3. 培养细胞的固定

如所固定材料为微生物、单细胞原生动物、细胞提取物或组织培养的细胞，则应先离心，弃上层培养液（或上清液），然后按常规方法进行双重固定。戊二醛固定时间为 15～30 min，锇酸固定时间为 15～40 min。对于试管或培养瓶培养的单层细胞，在倾去培养液后，即加入前固定液，并轻轻刮下细胞，用 2 000 r/min 离心 15～20 min，使细胞成团。然后倾去上清液，再缓慢加入新鲜的前固定液，以免将细胞团冲散，并继续进行双重固定。

对生长在玻璃、塑料薄膜或其他材料如微孔滤器上的单细胞，则可将其连同培养细胞一起浸入固定液进行常规的双重固定。

对于悬浮培养的细胞，可在培养液中直接加入等量固定液（即前固定液与培养液等量）。然后离心使细胞成团，并进行常规双重固定。若离心后细胞不易成团，则可于沉淀物中加几滴熔化的琼脂或牛血清蛋白，或用琼脂预包埋法处理，使细胞凝集成团。最后把细胞团切成小块，再进行常规的双重固定。

三、脱水

脱水是指用适当的有机溶剂取代组织细胞中的游离水，因水分的存在会使组织结构在电镜高真空状态下急剧收缩而遭破坏。另外，包埋剂是非水溶性的，细胞中的游离水会影响包埋剂的浸透，因此，脱水是超薄切片技术中一个重要的操作步骤。

（一）常用脱水剂

常用脱水剂有乙醇、丙酮和过渡液环氧丙烷等。其中，因乙醇引起细胞中脂类物质的抽提较丙酮少，且不使组织材料变硬、变脆，为最常用的脱水剂。但乙醇不易与用于包埋的环氧树脂相混溶，为此在转入包埋剂前，要用"中间脱水剂"——环氧丙烷过渡，该剂比乙醇和丙酮易与环氧树脂混溶，且挥发快，利于浸透和包埋。

（二）脱水的原则和方法

生物样品中的水分占据着一定空间，急剧脱水会引起细胞收缩，必须采用"等级系列脱水法"，即用逐级加大脱水剂的浓度逐步把水分置换出来。一般标本在 30%，50%，70%，80%，90%，95%乙醇或丙酮中停留 5～10 min，无水乙醇或丙酮 3 次，每次 10～15 min。室内相对湿度要在 50% 以下。根据标本本身结构致密程度或特殊需要，可适当延长或缩短脱水时间，选择合适的起始浓度或增加脱水系列的等级。

用无水乙醇或丙酮脱水时，必须先用无水硫酸铜或用无水氧化钙吸收脱水剂中的水分，以保证组织细胞充分彻底脱水。另外，脱水时间不可过长，以尽量减少细胞成分的抽提和丢失。

四、渗透与包埋

渗透和包埋的目的是取代活组织中的水分，以及支持整个结构，以便标本有特定的机械性利于切片。理想的包埋剂应具有：黏稠度低，容易渗透，聚合均一，不产生体积收缩；能耐受电子束轰击，高温下不易升华，不变形；对组织成分抽提少，能良好地保存微细结构；本身在电镜高倍下不显示结构；有良好的切割性能，切片易染色，对人体无害。

（一）常用包埋剂及配方

包埋剂种类颇多，目前普遍使用的是环氧树脂。为改善包埋块的切割性能，有时在环氧树脂包埋剂配方中再加一些增塑剂，以调节包埋块的韧性。

（1）环氧树脂包埋剂对细胞微细结构有较好的保存性能，聚合后体积收缩率较小，为 2%～5%，而且在真空中能经受较长时间的轰击。但操作不太方便，反差较弱。常用型号有：Epon 812、Spur 树脂（ERL-4206）、TAAB 812，还有国产的环氧树脂 618 和 600 等。

（2）苯二甲酸二丙烯酯（PDAP）作包埋剂，其特点是低黏度，操作方便，但聚合后体积收缩较大，为 9%～12%；在免疫电镜技术中，为了保护抗原物质的活性，还可选用低温包埋剂，如 LR White（可在 48～50 ℃聚合）、Lowicryl k4M（可在 30～40 ℃在紫外线照射下聚合）。

（二）渗透与包埋步骤

样品在完全脱水后，即可进入渗透。

第一步，将样品置于 100% 脱水剂及等量包埋剂的混合液中（室温下 30 min 或数小时）。

第二步，将样品置于纯包埋剂中，室温 6 h 或过夜后进行包埋：将渗透后的样品挑入已装有包埋剂的多孔橡胶模板中，将包埋剂灌满，放入标签，然后根据包埋剂聚合时所需的温度及时间聚合，制成包埋块。

第二节　超薄切片与染色

一、超薄切片

超薄切片的最大面积约为 0.5 mm×0.5 mm，制作理想的超薄切片要求：超薄切片机质量好，渗透、包埋好的包埋，好的切片刀，操作者技术熟练等。

（一）定位、修块

定位、修块是指保留要进行电镜观察部分，把其余部分削去，以利进行超薄切片。分两个步骤完成：

1. 修块

先用单面刀片将包埋块表面修去，暴露组织，再将组织周围多余的包埋块修掉，然后将粗修后的包埋块置切片机上切出 0.5～2.0 μm 的半薄片，经甲基胺蓝染色后，置光镜下观察、初步定位。

2. 定位

根据半薄片定位，在包埋块端面上进行相对应定位，然后以位点为中心，将包埋块修成便于切片的一定大小的形状。

（二）切片刀

用于超薄切片的刀有钻石刀和玻璃刀。钻石刀虽然质量好、耐用，但价格昂贵，一般少用。玻璃刀虽然刀刃较脆、不耐用，但价格低廉，因此常用。制造超薄切片刀所使用的玻璃是一种特制的硬质玻璃。

玻璃刀多用 LKB 刮刀机裁制，可制作 25 cm 和 38 cm 宽的玻璃刀，须在显微镜下用暗视野检查，以确定刀刃的好坏。玻璃刀最好在临用前裁制，以免接触空气失去锋利或沾染灰尘或碰损坏等。经检查后的刀还须在刀上作一小水槽，以便在切片时让切下来的超薄切片漂浮在液面上。

（三）载网和支持膜制备

1. 载网

超薄切片须置于一种载网上才能进行观察。载网一般采用很薄的铜片，此外，还有镍网、银、钼、不锈钢、尼龙等材料制成的载网。惰性金属的载网适用于细胞化学放射自显影技术等，非金属的载网则适用于 X 射线元素的分析，常用的为铜网。新铜网使用前需先用丙酮洗几次，再用无水乙醇洗几遍。

2. 制备支持膜

根据需要选择载网的网孔大小和目数，常用直径为 3 mm，且 200 目/英寸的铜网。为使超薄切片能很好地贴附在铜网上，须在铜网上铺上一层火棉胶或聚乙烯醇缩甲醛（Formvar）等材料的支持膜。

（1）火棉胶膜。①配制 2% 火棉胶乙酸戊酯溶液；②取一直径约 10 cm 的培养皿，盛满蒸馏水，待水面平静后，滴 1 滴 2% 火棉胶乙酸戊酯；③待火棉胶膜形成后，将干净铜网放在膜上，然后在铜网上放一张滤纸，待滤纸湿润并与铜网贴附好之后，用镊子夹住滤纸的一端，将一边轻轻提起，将贴有铜网的滤纸取出水面，晾干备用。

（2）Formvar 膜。①用氯仿（或纯二氯乙烯）配制成 0.2%～0.3% 的制膜液；②用干净玻片浸入制膜液中静置片刻，取出后垂直放在一张滤纸上使其多余溶液流干；③用锋利的刀片沿膜四周划一刻痕后，将其缓慢地斜插入培养皿的双蒸水中，使膜漂浮于水面；④将洗干净的铜网排列于膜上，用一张稍大于膜面的滤纸覆盖其上，待滤纸刚湿润时，用镊子夹住滤纸一端，将贴有铜网的滤纸取出水面，晾干备用。

二、切片染色

（一）原理

所谓电子染色是利用某些金属盐（如铅、铀、锇等）能与细胞的某些结构和成分结合，以增加其电子散射能力，进而达到提高反差的一种方法，不同结构成分上吸附有不同数量的重金属原子。结合重金属原子较多的区域（即结构致密、原子序数高的部分）具有较强的电子散射能力，在电镜下呈现为电子致密的黑色；结合重金属原子较少的区域则为浅黑色、灰黑色；没有结合重金属的区域是电子透明的区域。因此，经过电子染色处理可提高样品反差，增加图像清晰度。

（二）电子染色剂

1. 乙酸铀

乙酸铀也称乙酸双氧铀，是广泛使用的染色剂，它以提高核酸、蛋白质和结缔组织纤维的反差为主，对膜染色效果较差。铀具有放射性和化学毒性，对光不稳定，储存和染色最好避光。乙酸铀染色液通常用水或用50%乙醇配制成饱和溶液。由于乙酸铀在甲醇中比在乙醇中易溶解，且环氧树脂吸收甲醇，乙酸铀的甲醇液比水溶液渗入组织更深、染色速度较快，所以也有人使用甲醇乙酸铀染色液。

2. 铅盐染色剂

该染剂是目前使用最广泛的电镜染色剂，其密度大，对各种组织结构都有广泛的亲和作用，所以提高细胞膜系统及脂类物质的反差为好，对不能被锇酸染色的糖元更具有染色作用。

3. 染色方式

由于铀和铅具有不同的染色特征，所以目前切片普遍都采用双重染色。即先用铀染色后，再用铅染色，相互补充，从而获得较佳的染色效果。乙酸铀的染色可以采取包埋前（块染）或包埋后染色（片染）。前者一般在脱水过程中进行；当脱水至70%乙醇时，可将样品块放在70%乙醇饱和乙酸铀溶液中进行脱水，同时进行约2 h染色，也可放在冰箱中过夜；后者是切片之后进行，为常用的染色方法，其过程是：在干净培养皿内放置蜡板，把乙酸铀染液滴在蜡板上，将捞有切片的铜网覆于染液上15～30 min，然后用双蒸水冲洗、吸干，再将铜网覆于柠檬酸铅染液上5～10 min，再用双蒸水冲洗，吸干即可在电镜下观察。

4. 注意事项

在柠檬酸铅染色时，为防止染色液与空气中CO_2接触生成不溶解的碳酸铅，可在染液旁边放几粒固体氢氧化钠，并且染色过程要加盖，尽可能避免染色液与CO_2接触。

超薄切片染色也可使用自动染色机，其染色过程在真空中进行，因而可避免碳酸铅引起的切片污染。

三、透射电镜样品操作步骤

1. 取材、前固定
麻醉实验动物（以感染华支睾吸虫的豚鼠为例），用 2.5% 戊二醛 + 2% 多聚甲醛灌注豚鼠后取病变肝脏。

2. 清洗
用 0.1 mol/L 磷酸缓冲液清洗标本 3 次，每次 15 min。

3. 后固定
用 1% 锇酸（OsO_4）固定 1.5 h。

4. 清洗
0.1 mol/L 磷酸缓冲液清洗组织 3 次，每次 15 min。

5. 脱水
50% 乙醇、70% 乙醇、80% 乙醇、90% 乙醇、95% 乙醇、100% 乙醇梯度脱水，各浓度停留 5～10 min；用无水丙酮过渡 2 次，每次 10～15 min。

6. 包埋
用 Epon 812 渗透、包埋。

7. 超薄切片
按 50 nm 规格切片。

8. 切片染色
乙酸铀染色 10 min，双蒸水充分漂洗；柠檬酸铅染色 5 min，双蒸水充分漂洗、晾干。

9. 观察切片
用透射电镜观察切片，选择所需视野拍照。

（吴金浪）

第七章 病原学诊断技术

第一节 粪便及其他分泌物、排泄物的检查

一、粪便检查

（一）直接涂片法

主要用于检查蠕虫卵、幼虫；原虫滋养体、包囊或卵囊。此法简便、快速，但由于所用粪便较少，对轻度感染者易漏诊，故一般连续制作3张涂片观察，可提高检出率。

1. 检查蠕虫卵或幼虫

取洁净的载玻片，在中间偏右处滴一滴生理盐水，用竹枝或牙签挑取绿豆大小的粪便，自生理盐水滴的中心向外围涂制成圆形粪膜涂片，涂片的厚度以透过玻片上的粪膜还能隐约辨认小四号字的字迹为宜。然后，在粪膜上加一张盖玻片，置低倍镜或高倍镜下观察，不同的虫卵具有一定的形状和大小；卵壳表面光滑，有的虫卵具卵盖、小棘或小疣特征；不同的虫卵具固有的色泽；卵内含卵细胞或幼虫，有的幼虫平卧、有的幼虫卷曲在卵内。观察时应注意虫卵与粪便中异物的鉴别，一般异物形状不规则，其颜色、大小、不一致，无卵壳特征和卵内特殊成分。线虫幼虫在新鲜的粪便涂片中活动明显。

2. 检查肠道原虫

（1）活滋养体检查涂片制作方法与检查虫卵方法相似，但需注意取黏液、脓血便。在生理盐水涂片中可见以伪足运动的滋养体，或以鞭毛运动的滋养体，虫体无色透明；如果滴加0.5%中性红水溶液于载玻片上，挑取少许粪便制成粪膜，加盖玻片置镜下观察，可见活虫体染色后呈玫瑰红色，能观察到活动中的阿米巴形态。冬季观察滋养体须注意保暖，一般情况下，室温越接近体温，滋养体的活动越明显。

（2）包囊或卵囊碘液染色检查涂片方法同上，但以一滴卢戈碘液代替一滴生理盐水制作成薄涂片，置镜下观察，可见包囊或卵囊在涂片中呈黄色或黄绿色，囊壁、核仁、核膜均透明、无色，糖原泡呈棕红色，拟染色体不着色。如需同时观察活滋养体，可在粪膜左侧或右侧加一滴碘液，然后加盖片置镜下观察。制成的涂片一半检查活滋养体，另一半经碘液染色的涂片检查包囊。

（3）隐孢子虫卵囊染色检查涂片方法同上，常用改良抗酸染色法进行染色。先在制作晾干的粪膜上滴加一滴苯酚复红染液再晾干的，染色2~5 min后水洗；滴加苯酚硫酸溶液，2~3 min后水洗；滴加孔雀绿染液，1 min后水洗，阴干后置显微镜下观察。卵囊呈圆形或椭圆形，染色后呈现鲜艳的玫瑰红色，而其他非特异颗粒染成绿色或蓝黑色，粪膜呈浅绿色，与卵囊形成鲜明的对比。

（二）厚涂片法

1. 直接透明法

取粪便 0.3 ~ 0.5 g 均匀涂布于载玻片上，使其厚度达薄涂片的 5 ~ 10 倍，置室温晾至半干时，滴加液体石蜡油或香柏油于粪膜上，加盖玻片，置显微镜下检查。油液可使粪便透明，易于查找虫卵，检出率较薄涂片高 10% ~ 15%。

2. Kato 透明法

取 50 g 已用 100 目钢筛除去粪渣的粪便，涂于载玻片上，使粪便铺开成为 20 mm × 25 mm 大小的涂面，覆盖浸透甘油 - 孔雀绿溶液的玻璃纸片，轻压表面，置 30 ~ 36 ℃温箱约 30 min，或室温 25 ℃左右约 1 h，待粪膜稍干，即可置镜下检查虫卵。观察时需注意，经过透明的虫卵变形，颜色变浅，内容物显空虚，但卵壳结构仍然明显。

（1）玻璃纸制备。将亲水性玻璃纸剪成 22 mm × 30 mm 大小的小片，浸于甘油 - 孔雀绿溶液（纯甘油 100 mL、蒸馏水 100 mL、3% 孔雀绿水溶液 1 mL）中 24 ~ 48 h，使玻璃纸浸透，呈现绿色即可使用。

（2）注意事项。采用厚涂片法检查肠道寄生虫卵时，需掌握粪膜的合适厚度和透明的时间，如果粪膜厚，透明时间短，粪便中的虫卵不易被发现；但透明时间过长，虫卵易变形，其卵内空虚不易辨认，故必须掌握涂片的厚度和透明时间。例如，检查钩虫卵时，透明时间最好不要超过 20 min。

（三）浓聚法

1. 沉淀法

该法为常用的集卵方法和包囊检查方法，更适用于多种蠕虫卵的检查。

（1）自然沉淀法。此法检出率高，但需时间较长。取粪便 20 ~ 30 g，加水制成混悬液，分别用 20 目/英寸、40 目/英寸钢筛过滤至锥形沉淀杯中，用清水冲洗网筛表面残渣；粪液静置 30 min，弃上液，再加满水，以后间隔 20 ~ 25 min 换水一次，重复 3 次，至上清液清晰为止。弃上液，取沉渣涂片置镜下检查。此法适用于收集教学标本。

（2）离心沉淀法。为了缩短自然沉淀时间，可将上述去粗渣的粪液离心（1 500 ~ 2 000 r/min）1 ~ 2 min，弃上液，加水，再离心，如此反复离心沉淀 3 ~ 4 次，至上液澄清为止，最后弃上液，取沉渣镜检。本法省时、省力，适用于临床检查。

（3）汞碘醛离心沉淀法。此法既可浓集，又可固定和染色，适用于原虫包囊、滋养体及蠕虫卵和幼虫的检查。取大试管（直径 2 cm，长 15 cm），加入汞碘醛液约 10 mL，取粪便 1 g，充分调匀，用 40 目/英寸网筛过滤，加入乙醚 4 mL，置摇床振荡 2 min，离心（2 000 r/min）2 min，试管内容物即分成乙醚、粪渣、汞碘醛及沉淀物 4 层。吸弃上面 3 层，取底层沉渣镜检。

汞碘醛的配制。汞醛液：1/1 000 硫柳汞酊 200 mL，甲醛 25 mL，甘油 50 mL，蒸馏水 200 mL。卢戈液：碘 5 g，碘化钾 10 g，蒸馏水 100 mL。临用时取汞醛液 2.35 mL、卢戈碘液 0.15 mL 混合即可使用，但二者需现配现用，混合液保存 8 h 以后不能再使用。

（4）醛醚沉淀法。取粪便 1～2 g 置于小杯内，加水调匀，分别用 40 目/英寸、60 目/英寸网筛过滤粪便悬液，取滤液置有盖离心管内，离心（2 000 r/m）2 min，弃上层粪液，加 10～20 mL 水混匀，离心 2 min，弃上液，加 10% 甲醛 7 mL，5 min 后加乙醚 3 mL，盖紧管口并充分摇匀，取下管口塞，离心 2 min，即可见管内自上而下分为 4 层，取管底沉渣镜检。

此法比自然沉淀法快速，且浓缩效果好，不损伤包囊和虫卵的形态，易于观察和鉴定，但操作烦琐，且检粪量较少，不便于大规模应用。对于含脂肪较多的粪便，此法效果优于硫酸锌漂浮法。但对布氏嗜碘阿米巴包囊、贾第虫包囊等检查效果不理想。

2. 浮聚法

此法利用比重较大的液体，使蠕虫卵或原虫包囊上浮，集中于液体表面，常用以下几种方法检查。

（1）饱和盐水浮聚法。此法适用于检查线虫卵，特别对钩虫卵效果最佳，也可用于检查微小膜壳绦虫卵。用竹签取花生米大小的粪便置于浮聚瓶内（瓶高 3.5 cm，直径约 2 cm 的圆形直筒瓶，也可用青霉素瓶代替），加入少许饱和盐水调匀，再加入饱和盐水至接近瓶口，除去液面漂浮的残渣，用吸管慢慢滴加饱和盐水至液面略高于瓶口，但以不溢出为宜。在瓶口覆盖一张载玻片，静置 15 min 后，将载玻片提取并迅速翻转，加盖玻片镜检。

饱和盐水配制将氯化钠加入盛有沸水的容器内，不断搅动，直至氯化钠不再溶解为止。一般在 100 mL 沸水中加 30 g 氯化钠，以 20% 氯化钠溶液（比重 1:100）代替饱和盐水也可收到较好的效果。

（2）硫酸锌离心浮聚法。此法适用于检查原虫包囊、卵囊、线虫卵和微小膜壳虫卵。取粪便 1 g，加水 10～15 mL，充分搅碎，用 60 目/英寸网筛过滤，反复离心 3～4 次，弃上液，在沉渣中加入 33% 硫酸锌溶液，调匀后继续加溶液至距管口约 1 cm 处，离心（1 000 r/min）10 min，用接种环轻轻接触液面，挑取表面粪液置载玻片上，加碘液一滴镜检。注意挑取表面粪膜时切勿搅动；离心后应立即取标本镜检，如果标本放置时间过久（超过 60 min），可因包囊或虫卵变形而影响观察效果。

（3）蔗糖离心浮聚法。此法适于检查隐孢子虫卵囊。取粪便约 5 g 置杯内，加水 15～20 mL 调匀，用 60 目/英寸网筛过滤，离心（1 000 r/min）10 min，弃上液，加等量蔗糖液（蔗糖 500 g，蒸馏水 320 mL，石碳酸 6.5 g），离心（1 000 r/min）10 min，用接种环轻轻挑取表面粪液，置载玻片上，加盖玻片后镜检。卵囊透明无色，囊壁光滑，内含一个暗点和淡黄色的子孢子。隐孢子虫的卵囊在漂浮液中浮力较大，常紧贴于盖片之下，鉴于停留时间过久卵囊脱水变形不易辨认，故应尽快镜检。

（四）毛蚴孵化法

此法主要用于检查疑似血吸虫病患者的粪便。取疑似患者粪便 30 g，放入粪杯内，加入适量洁净水搅拌均匀，用 20 目/英寸网筛过滤于 500～1 000 mL 锥形沉淀杯内，自然沉淀约 30 min，弃上液，保留沉渣，如此重复 3～4 次，至水清为止。弃上液，用吸管吸取沉渣置镜下检查虫卵，如果检查阴性，则将沉渣倒入三角烧瓶内，加清水（城市须用去氯水）至离瓶口 1 cm 处，置 27～30 ℃ 室温或温箱内孵化，经 3～4 h 观察是否有毛蚴孵出。毛蚴在接近液面的水中为针尖大小的白色点状物，并作直线的斜向、横向、直向运动。必要时可用吸管吸出水置培养皿内在镜下观察。如未发现毛蚴，每隔 2～4 h（24 h 内）观察一次。夏季气温高时，毛蚴可在短时间内孵出，故要用 1.2% 盐水或冰水冲洗粪便，最后一次才改用室温清水，或最好在恒温（24 ℃）条件下操作。

（五）钩蚴培养法

取 1 cm×10 cm 的洁净试管，加冷开水至 1 cm 高，将滤纸剪成与试管等宽但较试管稍短的"T"字形纸条，横条部分用铅笔书写受检者姓名或编号。取粪便 0.2～0.4 g，均匀地涂抹在纸条上 2/3 的部分，将纸条插入试管，使滤纸的下端浸入水中，避免滤纸上的粪便接触管内水面，放在 20～30 ℃ 条件下培养，培养期间每天沿管壁补充冷开水，以保持水面高度。48～72 h 后用放大镜检查试管底部是否有钩蚴，钩蚴在水中呈蛇形游动，虫体透明。如果室内温度在 20 ℃ 以下培养为阴性，应继续培养至第 5 天。在广州，室温 30 ℃ 左右，若粪便为阳性，培养 24 h 后即可观察到钩蚴在管底游动。

（六）虫卵计数法

虫卵计数法主要用于估计人体内寄生虫的感染度，常用以下几种方法。

1. 司徒尔稀释虫卵计数法

取计卵瓶（特制三角烧瓶或普通三角烧瓶），瓶颈有 56 mL 和 60 mL 两条刻度。将 0.1 mol/L 氢氧化钠溶液倒入瓶内至 56 mL 刻度处，再加入约 4 g 粪便，使液面上升至 60 mL 处，加入玻璃珠 10 余粒，用胶塞塞紧瓶口，轻轻摇动，使之成为均匀的混悬液。计数时振摇均匀后，用有刻度的小吸管吸取 0.075 mL 粪液或吸取 0.15 mL 粪液，置于清洁载玻片上，加盖玻片，置低倍镜下计数虫卵数，将计数结果乘以 200（0.075 mL）或乘以 100（0.15 mL），即得到每克粪便中含有的虫卵数。由于粪便的形状明显地影响估算结果，所以不成形粪便的虫卵数应该再乘以粪便系数，即：半成形粪便×1.5，软湿形粪便×2，粥状粪便×3，水样粪便×4。

$$雌虫寄生总数 = \frac{每克粪便含虫卵数 \times 24 小时粪便克数}{已知某种雌虫成虫每日排出的虫卵数}$$

$$成虫总数 = 雌虫总数 \times 2$$

2. 定量透明法

此法采用改良聚苯乙烯作为定量板，大小为 40 mm×30 mm×1.37 mm，模孔为一长圆形孔，大小为 8 mm×4 mm，两端呈半圆形，每次的取粪量平均为 42 mg 左右（2 mg）。操作时将 4 mm×4 cm 的 100 目尼龙网或金属筛网覆盖在粪便标本上，用刮片在筛网上刮取待检粪便，置定量板与载玻片上，用左手食指和拇指压住定量板的两端，将刮片上的粪便填满模孔，刮去多余的粪便。掀起定量板后，载玻片上留下了一个长形粪样，在粪条上覆盖含甘油-孔雀绿溶液的大小为 5.0～2.6 cm 的玻璃纸条，展平后加压，使玻璃纸下的粪便铺成为长椭圆形，置室温经过 1～2 h 后置镜下检查；也可过夜次日检查，但放置时间过久的标本对初学者易误检。以三张涂片获得的虫卵数相加，乘以换算系数 24，再除以 3，即为每克粪便的虫卵数。

（七）淘虫检查

淘虫检查主要用于收集教学标本，同时有利于鉴别诊断或考核驱虫疗效。一般从粪便中收集蠕虫虫体进行虫种鉴定或计数虫体数目。取患者服药后 24～72 h 的全部粪便，加水搅拌成糊状，倒入 40 目/英寸钢筛过滤，用水反复冲洗筛网表面的粪渣，将清洗过的粪渣倒在盛有清水的面盆或大方盘内检查，也可置大型玻璃器皿中检查。发现虫体后，用眼科镊或扁勺挑取虫体置生理盐水中进一步分类鉴定。如果粪渣过多，虫体混杂在粪渣中，可在玻璃器皿下垫衬黑纸或深色纸，有利于发现虫体。

（八）带绦虫孕节检查法

带绦虫病患者体内的妊娠节片可在肠腔内自行脱落，随粪便排出或逸出体外。将逸出或排出的节片置生理盐水中洗干净，放在滤纸上吸去体表水分，置两张载玻片之间轻轻压平，用透明胶纸缠扎玻片两端，对光用肉眼观察，或在解剖镜下节片两侧的子宫分支数，根据子宫侧支的数目多少而鉴定虫种。

二、肛周虫卵检查

（一）肛门拭子法

适用于检查蛲虫卵和带绦虫卵。

（二）棉签拭子法

用蘸有生理盐水的消毒棉签，在肛门周围轻轻擦拭，随后将棉签放入盛有生理盐水的试管中荡洗，使虫卵脱落在生理盐水中，取底部生理盐水置载玻片，加盖玻片后直接镜检；或将生理盐水离心后，取底部沉淀物镜检；或将棉签放入盛有饱和盐水的试管中，用力搅动后迅速提取棉签，在试管内壁挤干盐水丢弃，再加饱和盐水至试管口处，加盖载玻片使之接触液面，5 min 后取下载玻片镜检。

（三）透明胶纸法

取宽约 2 cm 的透明胶纸卷，剪成长约 6 cm 的胶纸条，贴于载玻片上备用，检查时用胶纸在受检者肛门周围的皱襞上反复粘贴，并用棉签按压无胶的一面，使胶面充分接触肛门周围的皮肤，然后将胶纸贴于原玻片上，准确写上受检者编号后带回实验室检查。

以上两种方法比较，以透明胶纸法检出效果较好。若为阴性，应连续检查 2～3 d。

三、排泄物与分泌物等标本的检查

（一）痰液

主要检查肺吸虫卵、肺尘螨、蠊缨滴虫、溶组织内阿米巴滋养体、粪类圆线虫幼虫、蛔虫幼虫、钩虫幼虫等。

1. **检查肺吸虫卵**

取疑似患者清晨咳出的铁锈色痰液，先用直接涂片法检查，如果检查为阴性，改为浓集法。可将痰液置离心管内，加入等量 10% 氢氧化钾溶液，用玻棒搅拌混匀，将离心管置 50～60 ℃ 水浴箱内，使痰液全部溶解混匀后，取出试管离心沉淀 5 min，弃上液，取沉渣镜检。轻症患者可保留 24 h 痰液，经 10% 氢氧化钾溶液消化后沉淀检查，可提高虫卵的检出率，并可作虫卵计数。有时在痰液中还可发现嗜酸性粒细胞和夏科雷登氏结晶，这是肺吸虫病患者痰液检查的特点。

2. **检查蠊缨滴虫**

本实验室 2006 年先后在 2 例肺部感染患者的痰液和支气管灌洗液涂片中查到蠊缨滴虫。检查该虫一般采用生理盐水直接涂片法，对慢性病患者或免疫功能低下的疑似受检者，其检出率较高；如果检查疑似患者的胸腔积液，最好经离心沉淀后取沉渣涂片检查，可提高检出率。

新鲜涂片置镜下观察，可见虫体呈椭圆形、类圆形、梨形不等，前端有数十条鞭毛在不停地摆动，虫体随之持续波动，虫体大小在 15～30 μm 之间。并可观察到多个虫体黏附在一起的现象。用吉氏、瑞氏染液混合染色后可见虫体基底部呈伞状，颜色为深紫蓝色，细胞核圆形呈深紫蓝色，细胞浆呈浅蓝色。据报道，蠊缨滴虫不仅多见于肺部、支气管、咽部感染的患者，在泌尿道感染患者的尿液中、上颌窦感染患者的穿刺液中也有发现。

3. **检查溶组织内阿米巴原虫滋养体**

取新鲜痰液制作涂片，加盖玻片后置高倍镜下检查，查到阿米巴滋养体时，可见伪足伸缩并作定向运动。

4. **检查蛔虫幼虫及螨类**

取新鲜痰液制作涂片，加盖玻片后置镜下检查，对可疑受检者，如果采用直接涂片法检查未发现虫体，可采用浓集法检查。

（二）十二指肠液和胆汁

主要检查蓝氏贾第鞭毛虫滋养体，华支睾吸虫卵、肝片形吸虫卵和姜片吸虫卵等。在急性阿米巴肝脓肿患者胆汁中偶可发现滋养体。取受检者的十二指肠引流液或胆汁，直接涂片后加盖片镜检，也可经离心浓集后取沉渣镜检。此法对蓝氏贾第鞭毛虫、华支睾吸虫、肝片形吸虫的疑似患者的检出率较高。

（三）尿液

主要检查阴道毛滴虫、蠊缨滴虫、丝虫微丝蚴、埃及血吸虫卵等。取受检者尿液 8～10 mL，置离心管内离心 5 min（2 000 r/min），取沉渣镜检。如果检查样品为乳糜尿，需在管内加入等量乙醚，用力振荡，使脂肪溶于乙醚，离心沉淀后吸去脂肪层，加适量生理盐水再离心，弃上液，取沉渣涂片镜检。

（四）鞘膜积液

主要检查班氏丝虫微丝蚴。选择阴囊下侧部位，按常规消毒皮肤后，用注射器抽取鞘膜积液直接涂片镜检。对疑似受检者直接涂片检查阴性，可加适量生理盐水稀释后离心 5 min（2 000 r/min），取沉渣涂片镜检。

（五）阴道分泌物

主要检查阴道毛滴虫，采用以下几种方法检查。

1. 直接涂片法

在载玻片上滴一滴消毒生理盐水，用消毒棉签在受检者阴道后穹窿、子宫颈及阴道壁上取分泌物，涂在生理盐水玻片上，加盖玻片置镜下检查，可见活动的滋养体。

2. 悬滴法

取一张 20 mm×20 mm 的盖玻片，在盖片四周涂一薄层凡士林，在盖片中间滴 2 滴消毒生理盐水，将阴道分泌物涂于生理盐水中，小心翻转盖片，将盖片覆盖在凹玻片的凹孔上，稍加压使盖玻片四周紧贴在载玻片上，待检查液滴即悬于盖玻片之下，载玻片凹孔之上，将玻片置镜下检查活动的滋养体。

3. 培养法

按常规取疑似患者的阴道分泌物，在无菌条件下接种于事先准备的阴道毛滴虫培养基中，置 37～38 ℃温箱培养 24～48 h 后，取培养管底层涂片，置镜下检查滋养体。

4. 涂片染色法

将获取的分泌物或培养物制作成涂片，晾干后用甲醇固定，经吉氏和瑞氏混合染液染色后置镜下检查。

（六）齿龈内阿米巴、口腔毛滴虫的检查

采用生理盐水直接涂片法，取慢性边缘性牙龈炎患者的牙垢涂片，加盖片置镜下检查。在阳性标本中可见齿龈内阿米巴滋养体伪足缓慢伸缩运动；口腔毛滴虫鞭毛在不断摆动，虫体随之持续波动。本实验室 2010 年在学生中开展口腔病原体检查活动，在患慢性牙龈炎的 283 人中，查到齿龈内阿米巴、口腔毛滴虫感染者 132 人。

（七）粪类圆线虫幼虫的检查

主要取患者的粪便、痰液、尿液、脑脊液或重感染者的呕吐物涂片检查，可查获其杆状蚴甚至丝状蚴。本实验室在一例慢性肾炎患者的呕吐物中，以及一例艾滋病患者的腹泻粪便中曾查到虫卵。取上述标本直接涂片即可查到杆状蚴，如果直接涂片检查阴性，可取粪便经离心沉淀后取沉渣涂片镜检查杆状蚴。如果鉴定虫种，可将标本放置或培养 24 h 后，使杆状蚴发育成丝状蚴即可确诊。丝状蚴尾端凹陷较深，可作为鉴别虫种的依据。

（八）美丽筒线虫的检查

将患者口腔黏膜的病变组织挑破，取出虫体，放入生理盐水平皿中置解剖镜或显微镜下观察；或直接放在载玻片上，在其上加一滴线虫透明液，加盖片观察其虫体结构，符合虫体形态特征即可明确诊断。

(九) 检结膜吸吮线虫的检查

此虫寄生在患者眼结膜囊内。可将疑似患者的眼睑外翻,取浸湿过消毒生理盐水的棉签轻轻将虫体擦出,置生理盐水平皿中或滴加生理盐水的载玻片上,置解剖镜或低倍显微镜下观察,符合虫体形态特征即可明确诊断。本实验室曾在眼科医院送检的多份标本中发现该虫。

(十) 棘颚口线虫的检查

棘颚口线虫主要寄生在犬、猫等哺乳动物的胃壁形成肿物,偶尔可侵入人体。由于人是该虫的非适宜宿主,故常引起幼虫移行症。取患者肿物或其内取出物,放入载玻片生理盐水中,置解剖镜或显微镜下检查,符合该虫形态特征即可明确诊断。本实验室曾在患者的食道肿物中检获该虫的第三期幼虫。

四、其他组织器官检查

(一) 骨髓穿刺液

主要检查杜氏利什曼原虫无鞭毛体(又称利杜体),以骨髓穿刺液涂片检查法最为常用。

1. 骨髓穿刺液涂片法

将抽取的骨髓液制作成涂片,阴干后用甲醇固定,经吉氏或瑞氏染液染色后置镜下检查。在患者骨髓液涂片中可见利杜体呈卵圆形,大小为 (2.9~5.7 μm) × (1.8~4.0 μm),细胞质呈浅蓝色,内有一个大而明显的圆形核,呈紫蓝色,动基体细小,呈杆状,横位于核旁,其着色较细胞核深。

2. 穿刺物培养法

须在无菌条件下操作,将穿刺物接种于事先准备好的 NNN 培养基中,在 22~24 ℃ 条件下培养 7 d 后,用接种环取少许培养液涂在载玻片上,加盖片置镜下检查,或将涂片固定、染色后镜检,阳性者可查到前鞭毛体。

3. 动物接种

选择健康的成年金黄地鼠或 BALB/c 小鼠,常规消毒腹部皮肤,将穿刺液经消毒部位注入腹腔内接种感染。将实验动物放在独立的饲养房内,正常饲养 1~2 个月,观察到实验动物出现病状即可解剖,取肝、脾印片,甲醇固定,经吉氏染液染色后置镜下检查,转换油镜头鉴别利杜体。

(二) 淋巴结穿刺液

主要检查杜氏利什曼原虫无鞭毛体,检出率低于骨髓穿刺法,但此法简便、安全。一般选择疑似患者的腹股沟处淋巴结作为穿刺部位,按常规消毒皮肤,用左手拇指和食指固定较大的淋巴结,右手持注射器将针头刺入淋巴结,吸取或稍待片刻后拔出针头,将针头内少量淋巴结组织液滴于玻片上制作涂片,按上法固定、染色后置镜下检查利杜体。

（三）肌肉组织

1. 旋毛虫幼虫

经外科手术，从可疑受检者的腓肠肌、肱或股二头肌取米粒大小的肌肉一块，置于两张载玻片之间，均匀压紧，用透明胶纸缠紧玻片两端，置低倍镜下查幼虫或幼虫囊包。阳性标本可见寄生于宿主横纹肌细胞内的幼虫囊包，囊包呈梭形，内含 1～2 条卷曲的幼虫。

2. 囊尾蚴、裂头蚴、肺吸虫童虫、肝片形吸虫游走性幼虫

一般需经外科手术摘取可疑结节检查，符合幼虫特征即可确诊；或将切下的组织经固定、包埋、切片、染色后镜检。

（四）皮肤及皮下组织

1. 蠕虫幼虫

裂头蚴、猪囊尾蚴、肺吸虫童虫、肝片形吸虫童虫、棘颚口线虫幼虫均可在肌肉或皮下寄生或形成结节。经手术取出结节或病变组织或虫体，置载玻片上或盛有生理盐水的培养皿中观察虫体特征；或将虫体制片染色鉴别种类；或将结节进行固定、包埋、切片染色后置镜下观察其虫体结构而确诊。

2. 皮肤利什曼原虫

选择疑似受检者皮肤丘疹或结节明显处，按常规消毒局部皮肤后用注射器抽取组织液涂片；或用消毒眼科剪，剪取小片患处皮肤组织，以切面做涂片，涂片阴干后，用甲醇固定，经吉氏或瑞氏染液染色镜检，可观察到病原体。如果未见虫体，可经外科手术，取丘疹或结节，固定、包埋、切片、染色后检查利杜体。

3. 疥螨

按常规消毒局部皮肤，用消毒针尖挑破疥螨隧道尽端，挤压隧道，将挑取物置载玻片上，加盖片置镜下检查疥螨生活史各期虫体。

4. 蠕形螨

（1）透明胶纸法。取一定大小的单面透明胶纸，临睡前贴在鼻尖、左右两侧鼻翼、鼻唇沟等处，次晨将透明胶纸取下，贴附在洁净的载玻片上，置低倍镜下检查虫体。

（2）挤刮涂片法。通常采用痤疮压迫器刮取，或用手挤压，或用蘸水钢笔尖后端等器材刮取受检者皮肤，将刮取物置载玻片上，加 1 滴甘油或医用石蜡油，用解剖针摊开，加盖玻片置镜下检查蠕形螨生活史各期虫体。

（3）挤粘结合法。先在检查部位粘贴透明胶纸，再用手指挤压胶纸粘贴处，取下胶纸贴在载玻片上检查虫体。此法最好在临睡前检查，检出率比白天高。

（五）直肠活组织检查

主要检查疑似血吸虫病患者沉积在直肠黏膜的血吸虫卵。取标本前让受检者排干净粪便，检查时受检者取胸膝卧位，将已涂上甘油或液体石蜡油的肠镜插入肛门，观察直肠壁黏膜是否有沉积的虫卵结节，发现虫卵结节后，选择新鲜而典型的结节，用无菌齿镊钳取小米粒大小的黏膜结节病变组织，置载玻片上，取另一张载玻片加压，然后用透明胶纸缠缚玻片两端,置显微镜下检查虫卵。对未经治疗的患者来说,检出的虫卵无论死活均有确诊价值;对有治疗史的患者,只有查到活卵或近期变性卵才有诊断价值。

(六) 吖啶橙染色法鉴别血吸虫死活虫卵

将含有血吸虫卵的肠黏膜碎片(或其他组织或纯虫卵)置康氏管内,加入1/万吖啶橙染液2~3 mL,置37 ℃温箱内染色2 h,取出用pH值7.4的PBS液洗涤两次,弃上液,取沉淀的组织碎片或虫卵置载玻片上,覆于盖玻片,用竹枝取医用石蜡油封固盖玻片四周,置荧光显微镜下观察。镜下可见活卵呈橙红色,依虫卵发育程度不同,其内部结构呈现红绿相嵌的荧光亮点,死卵无上述荧光亮点,或因吖啶橙不着色而使虫卵呈黄色自发荧光。

第二节 血液检查

血液检查是诊断疟疾、丝虫病和锥虫病的基本检查方法,有时也用于检查杜氏利什曼原虫、弓形虫等,但效果不理想。涂制血膜用的载玻片在制片前需用铬酸液浸泡24 h,取出后先用清水冲洗干净,再用蒸馏水冲洗,放在插片板上置烤箱烤干,放入95%乙醇中浸泡,用布擦干净后备用。

血涂片的制作方法如下。

(一) 采血

1. 采血部位

一般选择耳垂或左手无名指尖作为采血部位。用3%碘酒、75%乙醇消毒耳垂或指尖,待乙醇干后,用左手拇指和食指捏紧耳垂下方或指尖,使采血点皮肤绷紧,右手持一次性采血针,快速刺破皮肤,挤出血滴制片。

2. 采血时间

疟疾现症患者一般可随时采血;间日疟原虫感染者,应在疟疾发作的初期采血较合适;恶性疟原虫感染者,在疟疾发作的初期采血可查到环状体,发作后8 d左右采血可查到配子体;如果检查丝虫微丝蚴应在晚9时到次晨2时采血,效果最好。

(二) 制片

1. 新鲜血检查

自耳垂或指尖采血一大滴,置载玻片上,加一滴生理盐水稀释,加盖玻片后,置镜下观察(低倍),如发现呈蛇形活动的幼虫即可确诊。如果鉴别虫种,需制作厚血片固定染色后置油镜下观察。

2. 薄血膜制片法

取洁净载玻片,蘸一小滴血,置载玻片1/3与2/3交界处,左手持该载玻片两端边缘,右手持另一光滑载玻片作为推片,将推片一端的边缘置血滴之前,使两张载玻片之间呈30°~45°角,待血液沿推片边缘扩散后,自右向左均匀推成薄血片,制作理想的薄血膜,镜下观察可见一层均匀分布的血细胞,血细胞间无空隙且不重叠,血膜末端呈扫帚状。

3. 厚血膜制片法

如果检查疟原虫，厚、薄血膜可制作在同一张载玻片上。在载玻片右1/3处蘸一小滴血，用推片的一角将血滴作螺旋状推开，使之成为直径为0.5～0.6 cm、厚薄均匀的厚血膜，平置，自然晾干。厚血膜晾干后，需用吸管滴加蒸馏水覆盖在血膜上，待血膜呈灰白色时，将厚血膜一端向下倒去水，再用吸管吸取蒸馏水从血膜的上方轻轻冲洗厚血膜，置玻片板上晾干，待固定。

4. 微丝蚴浓集检查法

方法一：在离心管内加适当的蒸馏水，注入新采集的外周血2 mL左右，再加入生理盐水使三者混均匀，离心3 min（2 000 r/min），取底部沉淀物涂片镜检。方法二：取静脉血1 mL，置抗凝试管内，加蒸馏水9 mL摇匀，待红细胞溶解后，离心2 min，弃上液，加水混匀再离心，弃上液，取沉渣镜检。此外，微丝蚴可见于鞘膜积液、淋巴液、乳糜尿、乳糜腹水中，对疑似患者可取上述液体离心沉淀，取沉渣直接涂片置镜下检查。

5. 疟原虫浓集检查法

由于被疟原虫滋养体、裂殖体、配子体寄生的红细胞密度变小，经离心后被疟原虫寄生的红细胞浓集于正常红细胞的上层，采用此法检查疟原虫效果较好。操作时先用含抗凝剂的离心管采集患者血，经1 500 r/min离心3 min，然后取上层血细胞制成血涂片，固定染色后镜检，此法很难检查到环状体时期虫体。

（三）固定与染色

1. 固定

待血膜充分晾干后，用吸管吸取甲醇或用玻棒蘸取甲醇在血膜表面轻轻抹过固定，晾干后待染色。

2. 染色

疟原虫血涂片常用吉氏染剂（Giemsa's stain）和瑞氏染剂（Wright's stain）染色，必要时也可用吖啶橙染液染色；微丝蚴血涂片除用吉氏染液染色和瑞氏染液染色外，可用苏木精染液，如德氏苏木精染液进行染色，其效果更好，且不易褪色，标本保存时间较长。

（1）吉氏染液染色法。取吉氏染液1 mL，加pH值为7.0～7.2的磷酸盐缓冲液20 mL混匀，将血涂片平铺在染片板上，将稀释的吉氏染液滴在血膜表面，染色30 min后，用上述缓冲液或直接用自来水冲片。正确的冲片方法是：用拇指和食指轻轻拿起玻片，从玻片一端无血膜处缓慢冲洗，使玻片自然稍倾斜，冲洗1 min左右，将血片插在玻片板上晾干后镜检。用吉氏染液染色的标本染色效果好，血膜褪色较慢，保存时间较久，但染色时间较长。

（2）瑞氏染液染色法。由于该染液甲醇含量多，且是用原液直接染色，故无需固定血膜。直接将染液快速滴加在厚、薄血膜上，染色30～60 s，轻轻滴加等量的蒸馏水与染液混匀，染色5 min后，用水从玻片一端缓慢冲洗，将血片插在玻片板上晾干后镜检。此法操作简便，但血片容易褪色，保存时间较短，因此多用于临床诊断。

（3）德氏苏木精染色法。取原液 1 mL，加蒸馏水 20 mL 混匀，将厚血膜法制作的涂片放入其中，染色 10～15 min，取出在 1% 酸乙醇中分色 1～2 min，用蒸馏水洗涤 5 min 左右，至血膜呈蓝色，再用 1% 伊红染色 1 min，用水洗涤 3 min，晾干后镜检。

（4）吖啶橙染色法。取 $1/10^5$ 吖啶橙染色液直接滴在已固定的血膜上，染色 1 min，加盖片，用滤纸吸去盖片外多余的染液，置荧光镜下检查。

（梁炽　张瑞琳）

第八章 免疫学检测实验技术

寄生虫病的免疫诊断技术，主要是：检测患者的循环抗体，体液中针对寄生虫的抗体，或检测由寄生虫本身分泌排泄的抗原。随着免疫学理论的进展和相关技术的发展，检测技术也在不断发展和更新，已从简单血清沉淀试验和凝集试验发展为微量、高效和快速的免疫标记技术，以及具有分子水平的酶联免疫印迹技术，这些诊断技术可以用于检测感染宿主体内的循环抗体或循环抗原。

第一节 寄生虫特有的免疫学检测技术

环卵沉淀试验、环蚴沉淀试验、尾蚴膜反应试验、弓形虫染色试验是检测寄生虫病特有的免疫学检测技术。

一、环卵沉淀试验

（一）基本原理

环卵沉淀试验（intradermal test，IDT）是以血吸虫卵为抗原的血清学试验。成熟虫卵内毛蚴或胚胎分泌排泄的抗原物质经卵壳微孔渗出，与检测血清内的特异性抗体结合，可在虫卵周围形成特殊的复合物沉淀，在显微镜下判读反应强度，并计算反应卵的百分率即环沉率。环卵沉淀试验是诊断血吸虫病特有的检测方法，多年来我们一直用于实验教学，十分稳定，且简便易于操作。

（二）实验操作（医用石蜡油封片法）

1. 制片

取洁净载玻片，滴加患者血清2滴，用解剖针挑取血吸虫干卵100～150个，放入载玻片的血清中；在含虫卵的血清四周各加碎玻璃1小粒，用24 mm×24 mm的盖玻片覆盖，从右上角滴加血清1滴，使血清浸满盖片又不致外溢，如果血清外溢可用滤纸吸弃多余成分；用竹枝蘸取医用石蜡油封在盖片周围，避免出现空隙。

2. 孵育

取有盖器械盘，在底层铺垫湿纱布，将玻片架放在湿纱布上，置37 ℃温箱孵育48 h后，取出置低倍镜下观察结果。一般24 h即可观察到明显的抗原抗体反应物。

3. 镜下观察

典型的阳性反应抗原抗体复合物呈泡状、指状、片状、彩带状或细长卷曲状的折光性沉淀物，边缘整齐，与卵壳牢固粘连。阳性者观察100个成熟虫卵，计算有沉淀物的虫卵数及反应强度。

4. 计算环沉率

环沉率是指 100 个成熟虫卵中出现沉淀物的虫卵的百分数。凡环沉率不低于 5% 者可报告为阳性（在基本消灭和已经消灭血吸虫病的地区，环沉率不低于 3% 者即可判为阳性），在 1%～4% 者为弱阳性。环沉率在指导血吸虫病治疗方面具有参考意义。

5. 判定结果

" - " 出现折光淡，与虫卵似连非连的"影状物"其外形不规则，低倍镜下似乎可见折光，但高倍镜下观察实为颗粒状；泡状沉淀物直径小于 10 μm。阴性反应者需观察完整张标本，如果整张标本的虫卵数少于 60 个则无效。

(1) " + " 表示虫卵外周出现泡状沉淀物，直径大于 10 μm，累计面积小于虫卵面积的 1/2，或呈指状的细长卷曲样沉淀物，不超过虫卵的长径。

(2) " + + " 表示虫卵外周出现泡状沉淀物的面积大于虫卵面积的 1/2，或细长卷曲样沉淀物相当于或超过虫卵的长径。

(3) " + + + " 表示虫卵外周出现泡状沉淀物的面积大于虫卵本身面积，或细长卷曲样沉淀物相当于或超过虫卵长径的 2 倍。

二、环蚴沉淀试验

(一) 基本原理

环蚴沉淀试验（circumlarval precipmn test，CPT）是旋毛虫病特有的免疫诊断技术。将旋毛虫活幼虫与待测血清结合，孵育后检测抗原抗体复合物。

(二) 实验操作

1. 制备抗原

解剖感染旋毛虫阳性小鼠，取肌肉组织，经人工消化液消化（见旋毛虫动物模型构建），分离幼虫。

2. 制片

吸取活幼虫 50～100 条，放入凹载玻片内，滴加待检患者血清 2 滴，加盖玻片，用石蜡油封在盖片周围，放入湿盒内。

3. 孵育

将湿盒置 37 ℃温箱孵育 24 h，取出置显微镜下观察结果。

4. 判定结果

在低倍镜下观察，如果发现虫体的口周或肛周表皮出现泡沫状或颗粒状沉淀物即为阳性反应，然后根据沉淀物的大小、厚薄判定阳性强度（" + "、" + + "、" + + + "）。如果虫体清晰、无沉淀物即为阴性。

此法操作简便，有助于轻度感染的早期诊断。实验动物在经口感染囊包幼虫 20 d 左右，检测即可呈阳性反应。由于本实验室随时有保种的动物模型，有利于本科生在开放性实验中操作，或在第三学期顺利完成探索性实验。

三、尾蚴膜反应试验

(一) 基本原理

尾蚴膜反应（carien hulien reaction，CHR）是血吸虫病特有的免疫诊断技术，取血吸虫新鲜活尾蚴与待测血清结合，孵育后检测抗原抗体复合物。

(二) 实验操作

1. 制片

取洁净载玻片，滴加患者血清 2 滴，用解剖针挑取新鲜活尾蚴 15 条左右，放入血清中；在含尾蚴的血清四周各加碎玻璃 1 小粒，用 24 mm×24 mm 的盖玻片覆盖，再补加血清 1 滴，使血清浸满盖片又不致外溢，如果外溢可用滤纸吸弃多余成分；用玻棒或竹枝蘸取医用石蜡油封在盖片周围，避免出现空隙。

2. 孵育

取有盖器械盘，在底层铺垫湿纱布，将玻片架放在湿纱布上，置室温（20～25 ℃），孵育 24 h 左右，置低倍镜下观察结果。一般 4 h 左右即可观察到阳性反应。

3. 判定结果

"−"尾蚴体表无胶状物或仅出现絮状物、颗粒状物、泡状物等均属阴性。

(1) "+"表示尾蚴体表的局部或全部形成一层薄而透明平滑的胶状物。

(2) "++"表示尾蚴体部形成一层稍厚而皱起的透明胶状膜。

(3) "+++"表示整个尾蚴周围形成一层很厚而皱起的透明胶状膜，有时尾蚴萎缩可观察到在尾蚴与胶状物之间形成的明显空隙。

四、弓形虫染色试验（dye test，DT）

(一) 基本原理

弓形虫染色试验（dye test，DT）的基本原理是：取弓形虫活滋养体与正常血清混合后，置 37 ℃ 水浴箱孵育 1 h，或置室温（30 ℃ 左右）孵育 3 h 后，大多数虫体变为圆形或椭圆形，失去了原有的新月形特征，此时滴加碱性美蓝染液染色，胞质被染为深蓝色；但将虫体与免疫血清和补体（辅助因子）混合时，虫体仍然保持原有的形态，对碱性美蓝不着色。

(二) 实验材料与操作

1. 辅助因子

取正常人血清与新鲜的弓形虫滋养体混合，置 37 ℃ 水浴箱孵育 1 h 后，用美蓝染液染色，90% 以上的虫体对美蓝着色。

2. 抗原制备

取弓形虫滋养体经腹腔注入正常小鼠体内，感染 4 d 后，采用安乐死术处理小鼠。取消毒生理盐水注入腹腔内冲洗，然后抽取腹腔液，置离心管内，离心 10 min

(3 000 r/min)，弃上液，加入消毒生理盐水，反复3次，收集纯净虫体。先用含补体的血清稀释后，再将虫液调为约50个虫体/高倍视野。

3. 配制碱性美蓝染液

取10 g美蓝，溶于100 mL 95%的乙醇中，制成美蓝饱和乙醇溶液，混合均匀后，过滤备用。取滤液3 mL，与临时配制的pH值为11.0的碱性缓冲液10 mL混合备用。

4. 待测

血清经56 ℃30 min灭活，置4 ℃冰箱保存备用。

5. 操作步骤

取经生理盐水倍比稀释的待测血清，每管0.1 mL，加抗原液0.1 mL，置37 ℃水浴箱孵育1 h，加入碱性美蓝溶液0.02 mL/管，继续水浴15 min后，每管取悬液1滴镜检。

6. 判定结果

高倍镜下计数100个滋养体，统计着色与不着色的滋养体比例数。以能够使50%滋养体不着色的血清最高稀释度为该血清染色试验阳性效价。不低于1：8为隐性感染，1：256为活动性感染，不低于1：1024为急性感染。重复测定，效价上升4～8倍则有确诊价值。如果母亲和婴儿的血清抗体效价均大于1：256，可判定为先天性感染的可靠诊断依据。初生婴儿的抗体可来自母体，如果4个月后重复检测，抗体效价仍然高可确定为感染。

第二节 其他常用免疫学检测技术

一、皮内试验

（一）基本原理

皮内试验（intradermal test，IDT）是将抗原注入受检者的皮内，观察丘疹和红晕反应，从而判断受试者是否存在特异性抗体。多年来曾用于血吸虫病、肺吸虫病、华支睾吸虫病、包虫病、丝虫病等多种寄生虫病的检测，特别在血吸虫病的调查中广泛使用。目前少用此法。

（二）实验操作

1. 注入抗原

先消毒前臂局部皮肤，待乙醇干后，用1 mL皮试注射器吸取抗原0.03 mL注入皮内，使局部皮肤产生一个圆形小丘，同时取盐水注入皮内作为对照，拔出针头后用消毒干棉球轻擦注射部位。

2. 判定结果

注入抗原15 min后，用纸尺测量丘疹直径，丘疹直径大于0.8 cm者为阳性反应、小于0.8 cm者为阴性。

二、挑刺试验

挑刺试验（prick test，PT）也称点刺试验，主要用于Ⅰ型变态反应，此法比皮内试验敏感性稍差，但假阳性较少，与临床及其他试验的相关性较强，多用于检测螨类感染后的变态反应性疾病。

（一）基本原理

用特制的点刺针将抗原注入受检者的皮肤，观察皮肤丘疹面积从而判断受试者是否存在特异性抗体。

（二）实验操作

1. 注入抗原

按常规消毒前臂屈面局部皮肤，待乙醇干后，用 1 mL 皮试注射器将阴性对照液、粉尘螨点刺液、阳性对照液按自上而下的顺序滴在已消毒的前臂皮肤上，每滴间距不小于 5 cm，以防反应红晕互相融合。用特制的点刺针或消毒的绣花针或注射针头刺入皮肤 1 mm，挑破皮肤浅层，以不出血为宜，使针尖下面有少量试液进入皮肤，2～3 min 后用消毒干棉球拭去残留试液。

2. 判定结果

注入 15～20 min 后观察结果，记录丘疹面积判定反应级别。根据粉尘螨点刺液与阴性对照和阳性对照所致丘疹的面积比值来判定反应级别。

(1) "－"表示比值为阳性对照丘疹的 0%～25% 或与阴性对照相同。
(2) "＋"表示比值为阳性对照丘疹的 26%～50%。
(3) "＋＋"表示比值为阳性对照丘疹的 51%～100%。
(4) "＋＋＋"表示比值为阳性对照丘疹的 101%～200%。
(5) "＋＋＋＋"表示比值为阳性对照丘疹的 200% 以上。

三、间接血凝试验

间接血凝试验（indirect haernagglutination test，IHA）是以红细胞作为载体，以红细胞凝集状况为读数的血清学检测方法。最常用的红细胞为绵羊或人（O型）红细胞，来源方便。目前，均用醛化红细胞，可保存半年而不失其免疫吸附性能。间接血凝试验操作简便，敏感性高，适于现场使用，可用于辅助诊断及作为流行病学调查和综合查病的方法，先后在血吸虫、疟原虫、猪囊虫、旋毛虫、肺吸虫、阿米巴、弓形虫和肝吸虫等多种寄生虫感染中应用，有些已制成诊断试剂盒出售。此法易发生异常的非特异凝集，而且抗原的标准化和操作方法的规范化有待提高。在实验教学中较少使用此法。

（一）检测包虫病的实验操作

1. 抗原制备

用 2.5% 戊二醛醛化的绵羊红细胞，经终浓度为 1∶20 000 的鞣酸处理后，以最适浓度的囊蚴粗抗原或纯化的抗原致敏。致敏后的红细胞以含 10% 蔗糖、1% 正常兔血清、pH 值为 7.2 的 PBS 液配成 5% 悬液分装在安瓿内,每支 1 mL,置 4 ℃ 冰箱保存或冻干封存,每支 0.2 mL。使用浓度为 1%。

2. 滴加试剂

如果试验中使用冻干产品,先加入 1 mL 蒸馏水稀释混匀,再用微量滴管滴加 1% 兔血清 - 磷酸缓冲液在 V 型微量反应板上,第 1 孔加 3 滴,其余各孔均加 1 滴,约 25 μL,至少要做 6 孔。第 1 孔加待检者血清 1 滴 (25 μL),血清稀释度为 1:4;混匀后从中吸取血清 1 滴加入第 2 孔;混匀,依次作倍比稀释;最后一孔混匀后吸弃 1 滴。并平行做阴性、阳性对照。从第二孔起,每孔加入致敏红细胞悬液 1 滴 (25 μL);立即振摇 1 min;加盖板,室温下静置 1 h,观察反应结果。

3. 判断结果

(1) " - " 表示红细胞全部沉入孔底呈点状,边缘光滑。
(2) " ± " 表示红细胞沉于管底,周围不光滑或中心有白色小点。
(3) " + " 表示红细胞沉积范围很小,呈较明显的环形圈。
(4) " + + " 表示红细胞形成薄层凝集,面积较小,边缘松散。
(5) " + + + " 表示红细胞布满管底呈毛玻璃状。
(6) " + + + + " 表示红细胞呈片状凝集或边缘卷曲。

以血清 1:128 稀释出现阳性反应者,判为包虫血清抗体检测阳性。

四、间接荧光抗体试验

间接免疫荧光试验(indirect fluorecent antibody method,IFA)是多年来公认的最有效的检测疟疾抗体的方法,常用抗原为疟疾患者血液中红内期裂殖体抗原;以恶性疟原虫或食蟹猴疟原虫的亚厚涂片为抗原,室温下干燥、固定,滴加待检血清,然后再加荧光素标记的二抗,洗涤后置荧光显微镜下观察,该抗原标本涂片在 -30 ℃ 可保存 1 年左右。荧光抗体技术对肠外阿米巴,尤其是阿米巴肝脓肿也有很高的诊断价值,所用抗原是阿米巴培养物悬液或提取的可溶性抗原。也可用于丝虫病、血吸虫病、肺吸虫病、华支睾吸虫病、包虫病及弓形虫病的血清学诊断。

间接荧光抗体试验具有较高的敏感性、特异性和重现性,国内外广泛应用于寄生虫病的血清学诊断、血清流行病学调查和疫情监测。

(一) 基本原理

将抗原与未标记的特异性抗体(受检者血清)结合,作用一定时间后,用 PBS 洗去未结合的抗体,使之与荧光标记的抗免疫球蛋白抗体(抗抗体、第二抗体)相结合,三者的复合物可发出荧光,在荧光显微镜下,可以直接观察呈现特异荧光的抗原抗体复合物及其存在部位。其优点是制备一种荧光标记的抗体,可用于多种抗原、抗体系统的检查,既可用于测定抗原,也可用来测定抗体。IFA 的抗原可用虫体或含虫体的组织切片或涂片,经充分干燥后低温长期保存备用。一张载玻片可等距置放多个抗原组织,用于同时检测多个样本或确定滴度。不足之处是有时易产生非特异性荧光。

（二）检测黑热病的实验操作

1. 制备抗原标本

收集经 NNN 培养基培养 10 d 左右的杜氏利什曼原虫前鞭毛体，离心沉淀 15 min（3 000 r/min），弃上清；加生理盐水冲匀，反复离心洗涤 3 次后，用含 0.2% 甲醛，pH 值为 7.2 的 PBS（0.01mol/L）固定；置 4 ℃ 冰箱内 1 h 取出，离心沉淀，弃上清；再用 PBS 液洗涤一次，稀释至每个油镜视野 60 个左右的前鞭毛体，滴于玻片上，晾干或用风筒吹干。制作好的抗原片可置 –20 ℃ 冰箱备用。

2. 干血滴的制备

在滤纸上画直径为 1.2 cm 的圆圈，在圈内滴加 2 滴患者耳垂血，晾干后放入装有干燥剂的塑料袋内，置冰箱保存待查。

3. 操作步骤

（1）从滤纸上剪下干血滴，以 0.2 mL pH 值为 7.2 的 PBS 液浸泡，相当于 1∶20 的血清稀释度，置 4 ℃ 冰箱过夜。

（2）从冰箱取出，作倍比稀释至 1∶320 或 1∶640，将不同稀释度的血清或干血滴浸泡液分别滴在抗原片上，放在湿盒内置 37 ℃ 温箱孵育 30 min，用 pH 值为 7.8 的 PBS 液轻轻洗去血清或干血滴浸泡液，再用 PBS 液浸泡 10 min，用蒸馏水洗一次，用风筒吹干。

（3）分别滴加 1∶10 稀释的荧光标记羊抗人 IgG，放湿盒内置 37 ℃ 温箱孵育 30 min，如前清洗、吹干待检查。

（4）检查时在玻片上滴 pH 值为 8.0 的磷酸缓冲甘油，或滴加 pH 值为 8.0 的 PBS 液，加盖片后及时置荧光显微镜下检查，以防荧光衰退。

（5）观察结果。在高倍镜或油镜下观察到虫体的胞质及鞭毛呈黄绿色荧光，且轮廓清晰，而阴性对照标本未观察到可见荧光，即为阳性反应，再根据荧光亮度及虫体轮廓的清晰度，将反应强度分为多个等级（＋＋＋，＋＋，＋，±，－）。虫体的细胞核和动基体一般不显荧光。

（6）判定结果。每次实验均要使用患者血滴或血清，与正常人干血滴或血清浸泡液和 PBS 液作对照，由于正常人的血样在 1∶20 稀释时不时出现"＋"，故以"＋＋"为阳性标准，并以 1∶20 为最低阳性稀释度。

五、对流免疫电泳试验

（一）基本原理

对流免疫电泳实验（counter-immuno electrophoretic assay，CIE）是以琼脂糖凝胶为基质，将双向免疫扩散与电泳相结合的一种快速、敏感的电泳技术，可用已知抗原检测抗体，也可用已知抗体检测抗原，反应结果特异，阳性反应的可信度高，适用范围广。主要用于血吸虫病、肺吸虫病、阿米巴病、贾第虫病、锥虫病、棘球蚴病和旋毛虫病等寄生虫病的血清学诊断和流行病学调查。该实验在本科教学中较少使用。

（二）实验操作

先制备琼脂板、打孔、加样，在靠近负极的孔中加入抗原，正极端孔中加入抗体，然后进行电泳，按琼脂板长度电压 4～6 V/cm 或电流 2～4 mA/cm，电泳 45～60 min 后观察结果。大部分蛋白质带负电，在电场中向正极移动；而抗体 IgG 由于相对分子质量大，暴露的极性基团较少，同时因电渗作用向负极泳动，抗原抗体相遇在最适比例处出现乳白色沉淀线为阳性反应。

六、酶联免疫吸附试验

酶联免疫吸附试验（enzyme linked immunosorbent assay，ELISA）是 20 世纪 70 年代发展起来的一种新技术。它借助酶标记抗体（或抗原）在体外与抗原（或抗体）结合，通过酶与底物相互作用出现颜色反应。反应颜色深浅与抗原或抗体量的多少有关。本法具有敏感、特异、简便快速、所需设备简单等优点。根据检测物不同，常分为夹心法、间接法、竞争法等。

ELISA 法可用于宿主体液、排泄物和分泌物内特异抗体或抗原的检测。目前已用于多种寄生虫感染的诊断和血清流行病学调查。国内外有血吸虫病、肺吸虫病、肝吸虫病、蛔虫病、包虫病、囊虫病、旋毛虫病、弓形虫病、阿米巴病等 ELISA 检测试剂盒出售。在人体寄生虫实验教学中，常用间接 ELISA 法检测华支睾吸虫抗体以辅助诊断华支睾吸虫的感染，以及用快速 ELISA 法检测日本血吸虫抗体以辅助诊断血吸虫的感染。

（一）检测华支睾吸虫抗体（间接 ELISA 法）

1. 实验原理

采用华支睾吸虫基因工程重组抗原（GST2）包被微孔板，将待测血清加到反应孔内，如果血清中含有相应的特异性抗体，即可形成抗原抗体复合物。此时，在反应孔内加入酶标记的二抗（抗人 - IgG4 - HRP），再通过底物（TMB）的显色反应即可判断实验结果。

2. 试剂名称

①号液：酶标记物；②号液：洗涤液；③号液：底物 A 液；④号液：底物 B 液；⑤号液：样品稀释液；⑥号液：终止液。

3. 实验操作步骤

（1）配洗涤液。蒸馏水或去离子水 720 mL 加浓缩洗涤液 30 mL，混匀。

（2）稀释样本。样品稀释液 19 mL 加待测血清 1 mL，混匀；对照阴、阳性血清作同样稀释。

（3）加样。分别在相应反应板孔中加入稀释的待测血清或阴、阳性对照 100 μL，轻微振荡混匀后用封板膜封板，置 37 ℃ 孵育 30 min。抛尽，每孔加入②号液 200 μL 洗涤 3 次，抛尽，在吸水纸上拍干。

（4）反应。每孔加入①号液 100 μL，用封板膜封板后置 37 ℃ 孵育 30 min。抛尽，每孔加入②号液 200 μl 洗涤 4 次，抛尽，在吸水纸上拍干。

（5）显色。每孔加入③号液、④号液各1滴，轻轻振荡混匀，37 ℃避光显色5～10 min。每孔加入⑥号液1滴，终止反应，以肉眼观察结果。

（6）判定结果。在白色背景下观察颜色（黄色）的深浅。

①"－"表示浅于阴性或与阴性对照一致。

②"＋"表示深于阴性对照，浅于阳性对照。

③"＋＋"表示与阳性对照相近。

④"＋＋＋"和"＋＋＋＋"表示明显深于阳性对照。

（二）检测日本血吸虫抗体（快速 ELISA 法）

1. 实验原理

用已知的日本血吸虫可溶性抗原包被特制的聚苯乙烯反应板，将待测血清加到反应孔内，如果血清中含有相应的特异性抗体，即可形成抗原抗体复合物，此时，在反应孔内加入酶标记的二抗（如羊抗人 IgG 抗体），再通过底物的显色反应即可判断实验结果。

2. 试剂名称

①号液：酶结合物；②号液：洗涤液；③号液：底物溶液；④号液：显色剂；⑤号液：血清稀释液；⑥号液：终止液。

3. 实验操作步骤

（1）稀释样本。无菌蒸馏水8 mL加待测血清1 mL及血清稀释液1 mL，混匀；对照阴、阳性血清作同样稀释。

（2）加样。分别在相应反应板孔中加入稀释的待测血清或阴、阳性对照液1滴，置室温孵育3～5 min。抛尽，每孔加入②号液1滴，立即用自来水冲洗3次，抛尽，在吸水纸上拍干。

（3）反应。每孔加入①号液1滴，置室温孵育3～5 min。抛尽，每孔加入②号液1滴，立即用自来水冲洗5次，抛尽，在吸水纸上拍干。

（4）显色。每孔加入③号液、④号液各1滴，室温静置2 min。每孔加入⑥号液1滴，终止反应，以肉眼观察结果。

（5）判定结果。在白色背景下观察颜色（蓝色）的深浅。

①"－"表示浅于阴性或与阴性对照一致。

②"＋"表示深于阴性对照，浅于阳性对照。

③"＋＋"表示与阳性对照相近。

④"＋＋＋"和"＋＋＋＋"表示明显深于阳性对照。

七、免疫印迹试验

免疫印迹试验（immunoblot 或 Western blot）是以聚丙烯酰胺凝胶电泳、转移电泳、固相酶免疫试验三种方法合一的一种实验技术，是分析蛋白抗原和鉴别生物学活性抗原组分的有效方法。近年来，还用于检测寄生虫感染宿主体液内针对某相对分子质量抗原的相应循环抗体成分或谱型，是一项高敏感和高特异的诊断方法，具有很大的发展潜力。用于诊断的免疫印迹试验以采用酶标记的探针（即二抗及其标记结合物）为安全方便，称酶免疫转移印迹试验（ertzyrne immuno transfer blotting，EITB）。

免疫印迹试验用于鉴定寄生虫抗原的特定组分蛋白，以及诊断寄生虫病的方法，在疟原虫、弓形虫、血吸虫、肺吸虫、包虫等的研究分析方面有很多报道。国内用于检测包虫病患者血清抗体也获得良好结果，还应用于血吸虫感染的现场调查。随着技术的完善，免疫印迹试验将成为高度敏感和特异的诊断寄生虫病和区别寄生虫感染期的有效方法。

（一）检测血吸虫病

1. 分离样本

（1）取日本血吸虫新鲜成虫，按 5～10 对/1.5 mL 的比例加样本缓冲液，匀浆，置沸水浴 2 min，离心（1 000 r/min，30 min），取上清液备用。

（2）上述成虫抗原样本进行单梳十二烷基硫酸钠-聚丙烯酰胺凝胶电泳分离。左侧梳孔加标准相对分子质量蛋白，梳孔右侧样槽加抗原液，控制电压在 160～180 V 之间。

2. 电泳转印

（1）从电泳板中取出已完成电泳的凝胶片，浸泡于盛有转印缓冲液（TB）的搪瓷盘内。

（2）在 TB 液内组成转印夹心板层取相应大小的硝酸纤维（NC）薄膜，徐徐浸泡在 TB 液中，将凝胶片与薄膜光面紧贴。两面各放置浸湿滤纸两层，海绵垫（厚 0.5～1.0 cm）一层，做好方位标记，最后夹于两层塑料衬板之间，要绝对避免各层之间留有气泡。

（3）将 TB 倒入转印槽中，然后插入转印板，使凝胶片位于阴极侧，NC 薄膜位于阳极侧。

（4）置转印槽于 4 ℃ 冰箱内，通电转印数小时或过夜，控制电流在 250 mA 上下。

3. 探针检测

（1）取出转印好的 NC 薄膜，水平地放入猝灭剂中，置室温摇床振摇 1 h，以封闭未吸附蛋白质的区域，然后用洗涤缓冲液洗 2～3 次，每次 30 min，以除去变性剂，使蛋白质的天然状态和生物学特性得以恢复。

（2）平置 NC 薄膜于浸有 Tris-缓冲盐水（TBS）的滤纸上，用刀片将薄膜按电泳方向分割为宽约 0.5 cm 的直条，用铅笔做好上端标记。

（3）取其中一个细条，并同标准蛋白条带一起作氨基黑染色（或用考马斯亮蓝染色或银染）测试分离效果并确定相对分子质量位置。其余细条晾干后置 4 ℃ 冰箱，作为印迹试验备用（抗原活性可保持 3 个月以上）。

4. 印迹试验

（1）置上述抗原条于分格反应板的反应槽内，正面向上，每槽一条，预先用 0.05% 的 TBS-吐温液浸湿（TBS-T）。

（2）将待检血清用 TBS-T 液稀释（常用 1∶150），加入反应槽中，以浸没膜条为限。通常需 0.5～1.5 mL，相当于 10 mL 血样量（每槽加液量相同）。

（3）室温振荡 60 min，然后用 TBS-T 洗 6 次，每次 3 min。

(4) 加已稀释的羊抗人酶结合物，温育1.5 h，洗涤同上。

(5) 加入新鲜配制的底物溶液（TBS 50 mL + 0.3%萘酚甲醇液3 mL + 30% H_2O_2 10 mL 或 DAB 5 mg/mL 0.05 mol/L 柠檬酸磷酸缓冲液，pH值5.0，每60 mL加3% H_2O_2 20 μL和1% $CoCl_2$ 0.2 μL 和1% $CoCl_2$ 0.6 mL）。

(6) 15 min后用蒸馏水冲洗数次，以终止反应，薄膜条取出置玻板自然干燥。

(7) 阳性反应可见蓝黑色（4-氯-1-萘酚底物）或棕褐色（DAB）条带。

5. 主要试剂

(1) 样本缓冲液：甘油10 mL，2-巯基乙醇5 mL，10% SDS 30 mL。

(2) TB液：Tris 3 g，甘氨酸14 g，甲醇250 mL，加水至1 000 mL。

(3) TBS液：10 mol/L，Tris 含0.9% NaCl，用1 mol/L的HCl调pH值至7.4。

(4) TBS-T液：TBS液内含0.05%的吐温-20于TBS液。

(5) 猝灭剂：1%～5% BSA 或 0.1%～0.3%的吐温-20于TBS液。

(6) 氨基黑染液：0.1% W/V 氨基黑（C.I.20470），45% W/V 甲醇，10% W/V 冰乙酸。

(7) 脱色液：90% W/V 甲醇，2%冰乙酸。

第三节 免疫组织化学技术

免疫组织化学技术（immunohistochemistry）是利用抗原与相应抗体能特异性结合的特点，通过标记于抗体上的显示剂，如酶、金属离子、核素、荧光物质等来对组织或细胞内的某种物质成分进行定性、定位分析的一门示踪染色技术，其方法很多，进展也特别快。例如，免疫荧光细胞化学技术、免疫酶细胞化学技术、亲和组织化学技术和免疫金银及铁标记免疫组织化学技术等。免疫组织化学又称免疫细胞化学（immunocytochemistry）。其实验过程主要包括：抗原的提取与纯化→免疫动物或细胞融合，制备特异性抗体以及抗体的纯化→将显色剂与抗体结合形成标记抗体→制备标本→免疫细胞化学反应以及呈色反应→观察结果。

一、实验操作过程

（一）采集标本

各种实验动物模型，外科手术组织、活检组织、穿刺液等均为待采集的新鲜材料，是免疫组化标本的主要来源。如果采集的标本为血液、穿刺液，可直接涂片或经离心沉淀后制作涂片；采集到体液、腹水、尿液等可经过离心，取沉淀物涂片；悬浮培养的细胞可离心沉淀制备细胞涂片，经丙酮固定10～15 min，室温风干后保存备用。

（二）标本保存

在标本处理过程中，固定好标本非常重要。为了确保离体组织的抗原性，离体组织必须马上得到合理的固定。选择好固定剂是免疫组化技术成功与否的基础，所选固定剂要能够快速固定抗原物质；防止抗原物质扩散；固定后的抗原能被抗体识别，不影响与抗体的结合反应。目前最常用的混合固定液是 10% 中性甲醛溶液、Zenker 固定液、Bouin 固定液及其改良的 Zanbani 固定液，pH 值为 7.0 为佳。单纯固定剂如丙酮、乙醇也常用于抗原的保存，用乙醇加冰乙酸保存涂片抗原其效果较为理想，冰乙酸浓度不超过 5%。预冷的丙酮和 4% 多聚甲醛固定冰冻切片的效果会更好。组织的大小以 1 cm × 1 cm × 0.5 cm 为宜，一般固定液的量为组织块体积的 5～10 倍，在常温条件下一般固定时间为 12～24 h。

（三）切片

冰冻切片和石蜡切片是免疫组化最常用的制片方法，为了使抗原最大量地保存，首选的制片方法是冰冻切片。

1. 冰冻切片

冰冻切片的最大特点就是能较完整地保存抗原性，避免石蜡切片因固定、脱水、浸蜡等对抗原所造成的损失，但在冷冻过程中组织形态结构可能会被破坏，抗原易弥散，故需在低温下操作（见第五章）。标本取材时体积要求小，一般取约 2 cm × 2 cm × 1 cm 大小的组织块，用甲基纤维素或 OCT 包埋后迅速冷冻，即骤冷。骤冷要求温度低，冷冻速度快，通常在 30 s 内，以减少冰晶的形成。常用的骤冷剂有液氮、异戊烷、干冰或 CO_2，最好在液氮中骤冷，标本置于液氮液面上，切勿浸入液氮内，以防止融化时组织块膨胀而破裂。20～30 s 后取出组织冰块迅速置于 -80 ℃ 的冰箱内储存备用或置冰冻切片机进行切片。切片厚度为 5～10 μm，贴于载玻片上，放室温片刻，再用冷丙酮固定 5～10 min，自然风干，或不经固定液处理，直接吹干，储藏于低温冰箱保存备用。

2. 石蜡切片

石蜡切片不但是观察组织细胞结构的理想方法，而且可用在陈旧石蜡包埋材料的免疫组化的回顾性研究中。切片要求薄，厚度一般为 2～3 μm，并有连续性，蜡块又可长期保存。由于石蜡切片的标本中仅含有限的抗原，其标本的处理很关键。固定液的浓度要求低，并尽可能缩短固定时间，组织在脱水处理时，需置于低温环境，将浸蜡的时间恰当控制。包埋后绝不可过高加温组织块，蜡块最好保存在干燥低温条件下，如 4 ℃ 冰箱。

3. 酶消化

石蜡包埋的材料一般用甲醛固定保存，固定过程中由于醛键形成而使某些抗原决定簇被封闭，因此在进行免疫组化反应之前，需用酶消化处理切片，可使抗原决定簇重新裸露，否则染色结果不理想，甚至出现假阴性结果。常用的消化酶主要是胰蛋白酶、胃蛋白酶、蛋白酶 K 等。酶消化处理的时间与组织标本的固定时间有关，固定时间长，可适当延长消化时间，一般不超过 1 h。

4. 稀释抗体

根据免疫组化技术方法的不同，抗体稀释度也有差异，方法越敏感，抗体稀释度越高。但总原则是要使阳性抗原物质着色鲜明，背景着色浅或不着色。抗体稀释液可用 0.01 mol/L、pH 值为 7.4 的 PBS 或 Tris 稀释，如果存放时间长，可加少量 NaN_3 防腐。

5. 孵育（温育）

孵育是特异性抗体与标本中靶抗原进行的反应过程。孵育过程可保证抗原抗体反应的有效进行，切片标本的孵育环境在 pH 值为 7.4 左右，而且一定要处在饱和湿度。一般在有盖的湿盒内进行孵育，防止抗体溶液蒸发，使用荧光色素标记的抗体要注意避光。孵育的温度可选择室温、37 ℃和 4 ℃，但抗原抗体反应最适宜温度为 37 ℃。37 ℃孵育时间为 30～60 min，4 ℃冰箱孵育时间则应在 18 h 以上。

6. 增强标本透过性

对涂片标本、细胞培养等标本，由于大分子抗体不易透过细胞膜，必须改善组织细胞的透过性，才能使免疫组化染色顺利进行。简单的方法是在 PBS 液中加入 0.2%～1.0% 的 Triton-X-100，在染色前先浸泡涂片标本 30 min 进行破膜处理，也可通过反复冷冻与解冻法处理标本，以增强细胞膜的透过性。

7. 设立对照免疫组化

染色结果的正确判断，其重要因素就是要设立阴性和阳性对照片，这样才能正确评价染色结果，排除各种干扰因素。在试验中，阴性对照应用更广，它能排除染色过程中非特异染色和交叉反应所造成的假阳性结果。常用的阴性对照有：

（1）空白对照可排除组织细胞自发荧光，或所含生物素以及内源酶等物质。

（2）替代试验可用与待测抗原相应的特异性抗体的同一动物免疫前血清，或同种动物非免疫血清，或与靶抗原无关的抗血清，或最好用 PBS 替代。

（3）吸收试验用过量的已知抗原与抗体在 4 ℃以下过夜反应，离心后再进行免疫组化染色，已知阳性片应呈阴性或弱阳性反应。

（4）抑制试验多用于间接法。第一步先加非标记抗体，待充分反应后再加标记抗体，另一张切片可用正常血清或缓冲液代替非标记抗体。结果为前者阴性，而后者应为阳性。

直接法可选择空白对照和替代试验，间接法、三步法可用吸收试验或抑制试验。

在寄生虫病的诊断中应用免疫组织化学方法，其抗原制备容易，只需制作成切片、涂片或印片标本，不需提纯可溶性抗原。对于人体大多数寄生虫都较其他血清学方法敏感，图像鲜明，易于观察。近年来，广泛用于检测寄生虫抗体、抗原。史志明等（1995）用肺吸虫成虫和童虫冰冻切片抗原作 IFA 及 IES 对比检测 94 份肺吸虫感染者，以及 40 例健康人血清，两法阳性率分别为 93.6%，95.7% 和 89.4%，93.6%。假阳性率均为 0。表明两法用于肺吸虫病的诊断均有较高的敏感性和特异性，且抗原定位良好。

二、免疫酶染色试验

（一）基本原理

免疫酶染色试验（immurloerlzymic stainingtest，IEST）在蠕虫和原虫感染中均有应用。此实验是以含寄生虫病原的组织切片、印片或培养物涂片作为抗原，进行过氧化物酶特异免疫染色后，在光学显微镜下检测样本中的特异性抗体。

(二) 操作步骤

1. 抗原切片或涂片

取抗原组织进行冰冻切片（5～10 μm），或石蜡连续切片（4～8 μm）排列于载玻片上，经丙酮固定储存于 -20 ℃ 备用。原虫纯培养或液体可制成分隔涂片，用油性笔将各个抗原组织围圈隔离。实验时先将抗原片在稀释的过氧化氢溶液浸泡 15 min，除去可能存在于组织中的内源性过氧化物酶。

2. 孵育抗原片

抗原片用 PBS 冲洗，再经 pH 值为 7.0 的 Tris 缓冲液 10 倍稀释的正常兔或羊血清培育 10 min，迅速以 PBS 洗涤后加检测样本（单个或系列稀释度），放在湿盒内，置室温 20～25 ℃ 或 37 ℃ 培育 30 min。

（1）用 PBST 洗涤 3 次，PBS 洗 1 次，每次 5 min，加入兔或羊抗人过氧化物酶结合物，结合物中可加入所用抗原组织片供体动物血清 1/25～1/3 体积，用以阻断可能的交叉反应，降低背景色度。

（2）抗原片用 PBS 洗涤 3 次后，加 DAB 底物溶液（饱和 DAB 液加等量 pH 值为 7.6 的硼酸缓冲液，用前按 9∶1 的体积加入 0.1% 的 H_2O_2 液），置室温显色 10～15 min，在光学显微镜下观察反应结果。

3. 判定结果

组织内抗原部位不呈现棕红色为阴性"-"；组织内抗原部位呈现棕红色为阳性"+"；局部呈现清晰的棕红色为"++"；呈现非常清晰的棕红色为"+++"。

此法简单，节省抗原；判断结果不需要特殊仪器；适合于现场应用，免疫酶染色试验可用作辅助诊断患者、考核疗效、血清流行病学调查及监测疫情的方法。主要用于血吸虫病、华支睾吸虫病、肺吸虫病、囊虫病、包虫病、丝虫病和弓形虫病的辅助诊断。该实验技术在常规实验教学中较少采用，但在开放性实验和探索性实验中，常用感染华支睾吸虫囊蚴 50～60 d 的家猫或家犬的肝组织制作切片进行实验。

（黄锦桃　朱兆玲　张瑞琳）

第九章 动物实验的基本知识

第一节 常用实验动物

在人体寄生虫学的实验教学中，常用的实验动物主要有小鼠、大鼠、豚鼠、地鼠、家兔、家猫、家犬等；另外，还有寄生虫的中间宿主或转续宿主，如淡水鱼类、虾类、螺类、溪蟹、蝲蛄、虎纹蛙等。

常用于实验教学中的动物宿主、感染阶段、感染方式与感染途径见第三章。

第二节 实验动物操作技术

一、实验动物的抓取与固定方法

(一) 小鼠

1. 徒手固定法

用右手的拇指和食指准确捏住鼠尾中后部，轻轻提起，将其放在鼠笼盖或实验台的特制网上，当小鼠向前爬行时，左手拇指和食指轻轻捏住小鼠两耳基部及其颈部皮肤，然后翻转小鼠，掌心向上，将小鼠置于左手掌心，右手拉住小鼠尾部，用左手无名指或小指压紧鼠尾根部，使鼠体成一条直线后进行操作。此法适用于肌注、腹腔内接种病原体、灌胃、饲喂病原体等实验。

2. 固定板固定法

选择小鼠感染血吸虫尾蚴时，可将小鼠的四肢和头部直接固定在大小合适的自制小鼠固定板上（用坚固的木制板或不锈钢制板制作），充分暴露小鼠腹部，待感染尾蚴。

3. 简易笼固定法

用铜丝或不锈钢制成网状小鼠笼，前端大（内径为 4 cm 左右）、有盖；末端小（内径为 0.6 cm 左右），且开放的小鼠笼。实验时打开前端的笼盖，用拇指和食指提起小鼠，将尾部先放入小笼内，再将整只鼠放入其中，盖紧笼盖，使鼠尾从末端开放的笼口伸出，暴露在笼外供实验操作；也可选择小鼠作为实验室饲养成蚊的供血动物，将鼠笼固定在蚊笼上或蚊笼内，供成蚊自然吸血。

(二) 大鼠

由于大鼠性情比小鼠凶猛，初学者抓取大鼠时最好戴防护手套（如棉线或帆布手套）再抓取大鼠，以防被大鼠伤害。如果抓取 4~5 周龄的幼鼠，其方法同小鼠。

1. 徒手固定法

先用右手迅速提起鼠尾，放在鼠笼盖上，轻轻向后拉鼠尾，当大鼠向前爬时，用右手拇指和食指夹住大鼠颈部，无需过紧，其余3指及手心捂住大鼠身体中段，将其抓起，翻转为仰卧位，左手固定后肢，另一人进行实验操作。如果实验操作时只有一个人进行实验，可用右手拉尾巴，左手贴在鼠背上，用拇指和食指捏紧两耳基部和头颈部皮层，其余3指及手心捂住大鼠身体，并将双后肢压在无名指和小指中，用右手进行实验操作。

2. 固定板固定法

用大鼠感染血吸虫时，可将大鼠的四肢、头部和尾部固定在大而厚的木板或特制的不锈钢固定板上，充分暴露腹部，常规备皮后，将待感染尾蚴贴在经过备皮处理的腹中部。

3. 卵圆钳固定法

用有齿卵圆钳夹住大鼠头颈部稍后的皮层，提起大鼠，另一人抓住尾部进行采血。此法多用于夹起大鼠，少用于实验操作。

4. 麻醉固定法

在对大鼠进行卡氏肺孢子虫接种时，先在玻璃缸内放入用乙醚浸湿的棉花，然后将大鼠放入缸内，盖好缸盖麻醉大鼠。观察大鼠在缸内的状况，当大鼠活动减弱，头稍往下低时，迅速用左手抓起大鼠，握在手心，用右手取碘酒、乙醇常规消毒左胸部皮肤，然后取注射器将含有卡氏肺孢子虫的肺组织匀浆快速注入胸腔。操作时须注意，在接种结束后将大鼠放到笼内时，以大鼠能正常爬动为宜。

（三）豚鼠

豚鼠性情温顺，一般不会咬人，抓取时不能粗暴，只能轻轻抚摸后再抓取；幼鼠可用双手轻轻捧起。

1. 徒手固定法

先用手掌扣住豚鼠的背部，抓住其肩胛上方，用拇指和食指抓住耳基部的头颈部皮肤，右手进行实验操作。如经口饲喂华支睾吸虫囊蚴、经腹部注射其他病原体等均可采用徒手固定法。

2. 固定板固定法

选择豚鼠作为饲养成蚊虫的供血动物时，先用白编带将豚鼠前肢基部处和后半身绑在一块特制的木板上进行固定，再将绑在木板上的豚鼠放在蚊笼上让成蚊自然吸血，或固定在大蚊笼内供蚊吸血。

（四）地鼠

在实验室纯化饲养的地鼠，可直接将手伸入笼内抓取。其固定方法类似大鼠和小鼠。如果需要经腹腔或皮下接种丝虫的感染期蚴虫时，或需要从地鼠腹腔内抽取微丝蚴时，最好采用麻醉固定法操作较适宜。

（五）家兔

家兔较温顺，一般不会咬人，但四肢爪较尖利，抓取时应避免被其抓伤。

1. 徒手固定法

用右手轻轻将双耳压在手心，抓住颈部的被毛和皮肤，轻轻提起，用左手托起臀部，将家兔从笼内取出或放回笼内均采用此法。实验时，操作者可坐在椅子上，一只手抓住颈背部皮毛，另一只手抓起双后肢夹在大腿之间，用大腿夹住家兔的下半身，左手抓住双耳基部与颈部，使家兔抬高头，右手进行实验操作，如灌注药物或饲喂病原体均可采用此法。注意，在实验过程中左手要抓稳头颈部，大腿需夹紧家兔的下半身。

2. 固定板固定法

一般选用生产厂家特制的不锈钢固定板固定家兔进行实验。先将家兔的四肢用白编带绑在固定板上，用剃须刀刮去上腹部的被毛，再用棉花蘸取洁净水，在脱毛的皮肤上涂抹使之湿润后，将含有血吸虫尾蚴的盖玻片盖在湿润的皮肤上感染家兔。

3. 盒式固定法

将家兔放在特制的长方形木盒或不锈钢盒内，在盒盖的一端备有一个直径 8 cm 左右的开口，从开口处拉出兔耳进行抽血、注射药物或病原体感染等实验操作。

（六）猫

对于家里饲养的已驯服的家猫、采集的野猫或未驯服过的家猫的抓取方法有所不同。

1. 对已驯服的家猫

抓取时只要将右手伸进笼内抓住猫背部的皮毛直接取出，用左手抓住前肢并托住家猫，将肝吸虫或肺吸虫囊蚴经口灌入胃内，或把囊蚴包在食物中饲喂。

2. 对于未驯服的家猫

需要特别耐心、谨慎。先准备一些家猫喜欢的食物，轻轻抚摸猫的背部及全身，与猫建立一定感情后，再抓住肩背部皮毛提取，参照上法进行实验，或将囊蚴包在食物中让猫自然食入。

3. 对于性情凶猛的猫

应提高警惕，尽可能避免被猫抓伤、咬伤。可用布袋套取猫或用网捕抓取。必要时可戴防护手套抓取进行实验，或将猫麻醉后再进行实验操作。

（七）犬

已驯服的家犬与未经过驯服的犬的抓取方法有所不同。

1. 对于已驯服的家犬

操作者从侧面接近犬，并轻轻抚摸其颈背部皮毛，用两手将犬抱住，将肺吸虫或肝吸虫的囊蚴包在食物中，经口饲喂感染。

2. 对于未驯服的犬

可将囊蚴包在食物中，饲养人员将包有囊蚴的食物放入笼内，让其自然食入。或用特制长柄铁钳夹住犬的颈部，另一人注射麻醉剂，将犬麻醉后再进行实验，或在犬笼内注射麻醉剂后再从笼内取出进行实验。

二、实验动物编号与标记方法

在进行动物实验操作前，应先对实验动物进行标记或编号，以便识别，以利于在实验中观察和实验结束后进行统计。一般要求标记要简便、清晰、持久、无毒并实用。实验中使用的标记方法很多，常用的是染色法、号牌法、挂环法等。另外，还有剪毛法、烙印法等是在某种特殊情况下才使用的方法。

(一) 染色法

染色标记法简便易行，被广大实验工作人员所选用。通常，用化学试剂在实验动物的身体、四肢一定部位的皮毛上染色，用来表示一定的编号。

1. 常用染色试剂

实验教学中常用的染色试剂主要有：

(1) 苦味酸溶液（3%～5%），颜色为黄色（最常用）。

(2) 中性红或品红溶液（0.5%），颜色为红色（常用）。

(3) 硝酸银溶液（20%），颜色为咖啡色（少用）。

(4) 煤焦油乙醇溶液或氨基黑，颜色为黑色（少用）。

2. 染色标记顺序

(1) 标号顺序一般标记原则为先上后下，先左后右。实验教学中选择先从左前腿开始标记，以下是本实验室常用实验动物的标记方法。例如，左前腿为1号，右前腿为2号，左后腿为3号，右后腿为4号，头部为5号，1号+5号为6号，2号+5号为7号，3号+5号为8号，4号+5号为9号，后臀部为10号，10号+1为11号……背部为20号。如果实验动物编号数较多，还可在动物同一部位的两个不同点分别涂染颜色，反复交错，以增加涂色号数。例如，头部还可分为头左前与头右前，背部还可分为背左前与背右前等。如果实验动物编号数更大时，可使用两种不同颜色涂色，其中一种颜色代表十位数，另一种颜色代表个位数，以便编更多的号。

(2) 操作标记前需提前准备好标记染液、标记用的棉签以及实验动物。用棉签蘸取上述溶液，在选定的实验动物的一定部位涂染，表示不同的号码。由于感染寄生虫的实验动物饲养时间较长，染色时，应顺毛及逆毛反复涂抹染液，避免过早褪色。

(二) 号牌法

将金属薄片制成号牌戴在实验动物身上。例如，在不锈钢片上编写实验所需号码，将编码的号牌系在实验动物的颈部、耳部或脚上。此法较简单，易识别，数量不受限。

(三) 卡片法

将实验动物的分组编号写在金属薄片上，挂在实验动物饲养笼上。此法更简单，易识别，数量不受限，但更换饲养笼时需小心号牌脱落，更要避免号牌错位。

三、实验动物除毛法

(一) 拔毛法

按实验要求将实验动物固定，用水浸湿实验动物试验部位的皮毛后，用拇指与食指慢慢拔掉实验部位的毛即可进行实验。

（二）剃毛法

在选定部位先用小剪刀将毛剪短，然后用剃须刀贴近皮缘修剪，将毛剃去。操作时注意将皮肤绷紧，避免伤及皮肤。

另外，实验前需准备盛有清水的容器，将拔下或剪剃下的毛集中放入器皿中，以避免动物毛在实验室飞扬。

（三）脱毛法

主要采用化学试剂将实验动物试验部位的毛全部脱掉。

1. 脱毛试剂

可购买脱毛霜，较为方便；也可自己配制脱毛试剂。实验教学中常用于鼠类、家兔等动物脱毛的脱毛剂配方如下：

（1）硫化钠 3 g，肥皂粉 1 g，淀粉 7 g，加适量水调成糊状即可使用。

（2）硫化钠 8 g，淀粉 7 g，糖 4 g，甘油 5 g，硼砂 1 g，加水 75 mL 调配而成。

（3）硫化钠 8 g，溶于 100 mL 水中稀释调匀而成。

（4）硫化钠 50 g，氧化锌 25 g，淀粉 25 g，加适量水调配而成。

2. 脱毛操作

先将需要脱毛部位的毛剪短，然后用纱布蘸取脱毛剂涂抹脱毛部位，等待 3 min 左右（如果使用市售脱毛霜脱毛，可按说明书操作），用纱布蘸取干净水将皮肤洗洁，再用干纱布擦净，或打湿皮肤即可感染血吸虫尾蚴。必要时，也可在局部涂一薄层医用石蜡油，再进行实验操作。

四、实验动物麻醉方法

一般根据实验目的、实验时间长短以及实验动物的种类、大小或体重，选择合适的麻醉剂及麻醉方法，这是麻醉能否成功的关键。在实验教学中常用的麻醉剂主要是挥发性麻醉剂，如乙醚等；非挥发性麻醉剂，如巴比妥类等。常用麻醉方法主要有：吸入麻醉和注射麻醉等。

（一）常用麻醉剂

1. 挥发性麻醉剂

（1）乙醚作为吸入麻醉剂，适用于各种动物的麻醉。因麻醉剂量与致死量之间的差距较大，而且动物的麻醉深度容易掌握，麻醉后的动物苏醒亦较快，性能安全可靠，是实验教学中麻醉大鼠最常用的麻醉剂。不足之处是对局部的刺激大，常引起上呼吸道黏膜的液体分泌增加，可通过神经反射影响呼吸、血压和心跳，并易致窒息，故麻醉实验动物的器皿需选择玻璃缸，有利于密切观察实验动物的状况。同时，乙醚为易燃易爆品，在使用乙醚麻醉时，应按照实验室管理条例操作，杜绝火种。

（2）氯仿无色透明，稍有香甜味，类似于乙醚。亦易挥发，但不易燃，在实验教学中常用于麻醉医学节肢动物。

2. 非挥发性麻醉剂

此类麻醉剂较多，实验教学中最常用的是巴比妥类，主要麻醉家猫、家犬等。有时也用氯氨酮、氨基甲酸乙酯、水合氯醛等药物。常采用注射给药。非挥发性麻醉剂不仅方便，而且维持时间较长。同时，麻醉过程比较平稳，动物无明显挣扎现象。

（二）常用麻醉方法

1. 全身麻醉

（1）吸入法。一般选用乙醚，主要麻醉大鼠、小鼠、豚鼠、地鼠等实验动物。选择大小合适、有盖的玻璃缸，在缸内放入一团大小适宜的棉花，用乙醚浸湿棉花，将实验动物放入缸内，盖好缸盖进行麻醉，透过玻璃观察动物状况。如果选乙醚吸入法麻醉家猫，可放在有盖的医用桶或普通水桶内麻醉，操作同鼠类。如果选择乙醚吸入法麻醉家犬等大型实验动物，可采用麻醉口罩滴药法给药进行麻醉。

（2）肌肉或静脉注射。麻醉主要为非挥发性麻醉剂给药途径，常用于麻醉实验操作在 2 h 以上的实验动物。由于使用非挥发性药物，动物苏醒较慢，麻醉过程中要耐心观察动物的全身状况，注意保护，避免操作中的实验动物意外死亡。

2. 局部麻醉

（1）家犬的局部麻醉多用 5% 盐酸普鲁卡因局部皮下注射。如果对咽喉、鼻及眼部的表面麻醉，可直接采用 2% 盐酸可卡因涂抹或滴入。

（2）家猫的局部麻醉一般采用 0.5%～1.0% 盐酸普鲁卡因局部皮下注射。如果进行黏膜表面麻醉，宜选用 2% 普鲁卡因。

（3）家兔眼部麻醉如果进行家兔眼球手术时，可从结膜囊滴入 0.02% 盐酸可卡因，几秒钟内即可达到麻醉效果。

3. 麻醉深度的判断

在麻醉实验动物的操作过程中，需控制好麻醉的深浅度。如果麻醉过浅，可能影响实验操作的顺利进行；如果麻醉过深，又可能导致实验动物提前死亡。因此，必须正确判断麻醉的深浅度，主要观察呼吸方式、循环系统表现、眼部表现、口腔反射、肌肉松弛度以及分泌、排泄物等全身状况，从而增减麻醉药量。

五、实验动物的血液采集

（一）采血部位

1. 大鼠、小鼠的采血部位

尾静脉、眼眶后静脉丛、眶动脉或眶静脉等部位为主要采血点。

2. 豚鼠的采血部位

耳缘静脉、心脏、背中足静脉、股动脉等为主要采血部位。

3. 家兔的采血部位

心脏、耳缘静脉、兔耳中央动脉、后肢胫部皮下静脉、股静脉或颈静脉均可顺利抽取兔血。

4. 家犬和家猫的采血部位

后肢外侧小隐静脉或前肢内侧皮下头静脉、耳缘静脉、颈静脉、股动脉、心脏等部位均可采血。

5. 禽鸟的采血部位

翼根静脉、颈静脉、爪部血管、心脏均可作为常用采血点。但饲养在实验室需反复采血的家鸡，选择翼根静脉采血较好；制作血涂片取爪部血较方便。

(二) 采血方法

1. 大鼠和小鼠的采血方法

（1）尾尖采血法。用于少量采血，如制作厚薄血膜片、虫体传代保种等。先将动物固定，或将大鼠麻醉，将鼠尾擦干，用眼科剪或手术剪将尾尖部的外皮剪去，小鼠约1 mm，大鼠剪去约2 mm，用血红蛋白吸管定量取血，或直接将血点在载玻片上制作血膜片。如果需要取更多的血，或制作更多的血膜片，可用拇指、食指捏住尾根部，逐步向尾尖部推进，挤出更多的血滴。采完血，需用消毒干棉球压迫局部止血。

（2）眼眶后静脉丛采血。左手捏住两耳之间的皮毛，同时轻轻压迫头颈部两侧，以固定头部，并使局部血液回流不畅，使两眼球突出，眶后静脉丛充血。右手持取血管取血，或用1 mL注射器，连接7号针头，并使针头与鼠体表成45°夹角，将针头刺入下眼睑与眼球之间轻轻向眼底部方向移动，刺入深度为有阻力时即停止推进，并边退边抽取，退出1～5 mm。一般小鼠退出2～3 mm，大鼠退出4～5 mm，此时即旋转取血管，以切开静脉丛，并将取血管保持水平位，稍加吸力，即可采到血液。采到所需血量后，应尽快取消加于颈部的压力，并拔出取血管，用消毒干棉球稍压局部，防止穿刺处继续出血。

（3）心脏采血。小鼠一般不用此法采血。取大鼠心脏血时须先将大鼠固定，局部拔毛，按常规消毒进针处皮肤，用左手食指在左侧三、四肋间触摸心脏搏动点，右手用连接4～5号针头的注射器从心脏搏动最强处穿刺。刺入后，由于心脏搏动的力量，血液自动进入注射器内。必要时，也可用左手抓住大鼠，右手选择心跳最明显处直接将针头刺入心脏采血，或一人抓取大鼠，摆好采血位置，另一人操作采血。从心脏采血时，操作技术需过硬，最好能一次刺入心脏，如果反复穿刺心脏，易导致大鼠死亡。

（4）眶动脉或眶静脉采血。用左手固定动物，并压迫颈背部，使眼球突出、充血。然后用眼科镊迅速夹取眼球，并穿破后包膜，眼眶内很快喷出血液，直接用加抗凝剂的试管接取，一般取血量可达到动物体重的4%～5%。如果采血过程中局部血液凝固，可选择对侧眼球继续采血，并在胸腔作节律性挤压，以促使血液流出。一般用此法采血后动物即死亡，所以，实验动物如果需继续存活饲养，最好不用此法采血。

2. 豚鼠采血方法

（1）耳缘剪口采血。按常规局部消毒后，用小刀将耳缘割破，使血液自动流入容器内。采血后用消毒纱布或棉球压迫止血。

（2）心脏采血。将豚鼠背位固定，操作者用左手触摸其心脏搏动处，按常规消毒皮肤，从搏动最明显部位进针，通常在胸骨左缘第三、四肋间隙处穿刺。如果针头准确刺入心脏，血液即随心跳进入注射器内。也可由一个人握住豚鼠的前后肢，另一人将针头刺入心脏进行采血，如果取不到血，可将针缓缓后退，并边退边抽取，但不要左右摆动针头，以免刺伤心、肺，导致动物死亡。

3. 家兔采血方法

（1）心脏采血法。一人先将家兔仰卧固定，另一人用左手触摸心脏搏动部位，选择心搏最明显处，即第三肋间隙与胸骨右缘 3 cm 处，按常规消毒皮肤，取 30 mL 或 50 mL 一次性注射器刺入胸腔，插入心脏抽取血液，取好血后用消毒干棉球压迫进针出外皮，拔出针头压迫止血。对于需要继续饲养的家兔，一般每次采血 20～30 mL，如果采血技术准确无误，10 d 左右可再行采血。

（2）耳缘静脉或耳中央动脉采血。先将家兔放在特制木箱内固定后，从箱孔拉出一侧耳朵，选择较为清晰的静脉，按常规消毒，用左手固定耳朵充分展示血管，右手持注射器插入耳缘静脉内抽取静脉血；另外，耳中央有一条粗而明显、颜色略显鲜红的血管，即耳中央动脉，如果取动脉血，可选择该血管抽取。操作时从耳背中央动脉的末端，沿着血管平行向心方向将针头插入血管，抽取动脉血，取血后用干棉球压迫止血。一般每次采血 5 mL 左右，两耳轮换反复采血，5 d 左右采血一次，对动物无明显损害。

（3）后肢胫部皮下静脉采血。将家兔仰卧固定后，局部除毛，用止血胶管扎紧胫部上端近股部处后，在胫部外侧表皮下找到皮下静脉，用左手拇指和食指固定血管，右手取注射器沿皮下静脉平行的方向刺入血管抽取血液。一次采血 5 mL 左右，两侧轮换反复采血，5 d 左右采血一次，对动物无明显损害。

4. 家犬和家猫的采血方法

（1）后肢外侧小隐静脉、前肢内侧皮下头静脉为实验中最常用的采血部位。后肢外侧小隐静脉在后肢胫部下 1/3 处，外侧浅表皮下。将动物固定在特制固定架上，仰卧或侧卧，局部去毛，按常规消毒，用左手拇指和食指抓紧去毛区上部，使静脉充盈。右手持注射器插入血管，注意左手须固定好针头，右手缓缓抽取静脉血；从前肢内侧皮下头静脉采血的操作方法基本同上。一般每次采血为 10 mL 左右，两处轮换采血，7 d 左右采血一次，对动物无明显损害。

（2）耳缘静脉采血。先剪去耳尖部的短毛，即可见耳缘静脉。按常规消毒后，左手固定耳朵展示血管，右手持注射器从耳缘静脉末端插入血管，取血后用干棉球压迫止血。此法适用于采少量血液。

（3）颈静脉采血。将家犬麻醉固定，取侧卧位，除去颈部约 8 cm×3 cm 范围的毛，常规消毒后将颈部拉直，头部尽可能后仰，左手拇指压住静脉注入胸部的皮肤，使静脉怒张，右手持注射器沿血管平行方向，从近心端插入血管内采血。注意，左手须固定好针头，取血后用干棉球压迫止血。采用此法可采集大量的血液。

（4）股动脉采血。此法为家犬动脉采血的常用方法。将家犬麻醉，取仰卧位固定在手术台上，将犬的后肢向外拉直，充分暴露腹股沟三角股动脉搏动的位置，局部去毛后按常规消毒，左手食指和中指深摸动脉搏动点，并固定。右手持注射器插入血管内抽取动脉血，采血后用干棉球压迫止血，此法也可采集大量的血液。

（5）心脏采血。将家犬麻醉后固定在手术台上，前肢朝背侧方向固定，以充分暴露胸部。先将胸左侧第 3～5 肋间进针部位周围的毛除去，常规消毒，左手绷紧局部皮肤，右手持注射器从胸骨左缘外侧 1 cm 处进针，向背侧方向插入胸腔，如有心搏感，轻轻调整进针方向和深度,血液自动流入针管内。采血后应迅速拔出针头,用干棉球压迫止血。

5. 实验猴的采血方法

(1) 毛细血管采血。用猴作为疟原虫实验保种模型时,如果检查实验猴体内疟原虫的感染度,可选择实验猴四肢拇指或足根处针扎采血。将采血肢体从笼内拉出,按常规消毒采血部位,左手固定肢体末端,右手持采血针刺破局部采血,制作厚薄血涂片,采血后立即用干棉球压迫止血。

(2) 静脉采血。如果需要采集多量血时,可行静脉采血。最适宜的采血部位是颈外静脉和后肢皮下静脉。从颈外静脉取血时,先将实验猴固定在手术台上,使其侧卧,头略低于台面,实验者用双手固定猴的头部和肩部;另一实验者剪去颈部毛,常规消毒皮肤,用左手拇指按压颈外静脉,右手持注射器向头部方向插入血管内,抽取静脉血。采血后,用干棉球压迫止血。后肢皮下静脉的采血方法同家犬。另外,也可在肘窝、手背和足背等部位选择明显、易于固定的静脉采血,但这些部位的静脉较细,且易滑动,穿刺、采血均较困难,需具备高超的采血技术。

(3) 动脉采血。由于腹股沟处的股动脉极易采血,故常选择此处采集动脉血,操作方法同家犬。另外,也可从肱动脉或桡动脉采血。

6. 禽鸟类动物的采血方法

(1) 翼根静脉采血。此法为鸡、鸭、鸽等鸟类常选用的采血部位。首先将其翅充分展开,暴露腋窝,拔去局部羽毛,即可见一条从翼根部进入腋窝的粗大静脉。常规消毒后,用左手拇指和食指压迫该静脉的向心端,使血管充盈,右手持注射器,将针头从翼根部向翅膀的方向沿静脉平行刺入血管内采血,一般每次采血 10 mL 左右。采血后,用干棉球压迫止血。

(2) 颈静脉采血。由于右颈静脉较粗,常选择此作为采血部位。用左手食指和中指按住动物头部右侧,按常规消毒右侧颈静脉部位,并用左手拇指压迫颈根部,使静脉充盈。右手持注射器刺入颈静脉采血。采血后,用干棉球压迫止血。

(3) 其他采血方法。毛细管采血法常采用针刺爪根或爪部小血管,用细吸管吸取血,或用毛细管直接采血,也可经心脏采血。

第三节 实验动物的安死术

实验动物的处死必须遵循以上实验动物的伦理要求和动物福利法,按照人道主义的原则处死实验动物。

一、安死术的概念

"安死术"即安乐死术,是指以人道的方法处死实验动物的过程,在处死动物的过程中应尽量减少动物的惊恐或焦虑,使动物安静、无痛苦地死亡。

二、采用安死术必须符合的条件

(1) 死亡时没有惊恐、疼痛。

(2) 使实验动物在最短时间内失去意识迅速死亡。
(3) 选用的方法可靠且可重复。
(4) 对操作人员安全。
(5) 采用的方法需符合实验要求和实验目的。
(6) 对观察者和操作者的情绪影响最小。
(7) 对实验环境污染的影响最小。
(8) 所需机械设备简单、廉价、易操作。
(9) 处死动物的地点应远离动物饲养房或与动物饲养房隔离开。

三、安死术的常用方法

1. 颈椎脱位法

此法主要用于小鼠、大鼠的解剖。操作者用右手轻轻抓住鼠尾提起鼠,将鼠放在实验台或鼠笼上,左手按住鼠头颈部,右手用力向后上方拉尾,使脊柱脱位断开,动物会很快死亡。采用此法处理小鼠较容易,但处理大鼠相对较难,须将大鼠固定好,以防操作者被动物抓伤或咬伤。

2. 脑脊椎破损法

此法主要用于蛙类的解剖。左手将包有湿布的蛙体握在手心,仅露出头部,固定在实验台上;或直接用左手将蛙体握在手心固定在实验台上,用右手食指压住头前端,探摸到凹陷的枕骨大孔位置,按压蛙背部,使其头部前俯。右手持不锈钢小锥,从凹陷处垂直刺入枕骨大孔,再将小锥转向脊柱椎管内,蛙即伸直四肢死亡。

3. 空气栓塞法

主要用于豚鼠、家兔、家猫的解剖。此法是从实验动物的静脉血管内或心脏注入一定量的空气,致使动物发生空气栓塞,最后因血循环障碍而死亡。

4. 药物麻醉处死

此法是实验教学中最常采用的方法,主要用于家犬、家猫、家兔、大鼠、豚鼠等实验动物的解剖。将巴比妥钠等麻醉剂经肌肉、腹腔注入动物体内,使动物麻醉安详死亡;或让动物吸入乙醚、氯仿等麻醉药物而死亡。

5. 二氧化碳吸入法

将待处理的实验动物放在塑料袋内,再将 CO_2 放入其中,封好袋口稍等片刻,动物即死亡。此法可用于多种小型动物,但实验教学中较少采用。

6. 急性失血法

此法主要用于大型动物,必要时也可用于中小型动物。先将实验动物麻醉,然后切开颈总动脉或股动脉血管,使血液流出,动物因快速失血而死亡。

第四节 实验动物的伦理与福利

一、实验动物伦理与福利的概念

动物伦理学就是把人类的道德关怀扩展到动物的伦理学说,是研究人和动物之间的关系，以及人应该如何对待动物的道德理论，其实质是强调动物的内在价值，以及生存权利，从而判断人类对待实验动物的行为是否道德的终极依据。

21世纪是生命科学的世纪，随着科学技术的发展、经济的繁荣，人们越来越渴望揭示生命的奥秘，攻克各种顽症，进一步延长人类寿命，等等。在此征途上，实验动物既是生命科学研究的支撑条件，又是生命科学研究的对象和内容，医学生所开展的实验都需要使用大量的实验动物，人类发展向前迈进的步伐从来也离不开实验动物。实验动物在保障人类健康和改善人类生存条件方面所起的作用是毋庸置疑的，因此我们在实验中要善待实验动物，在饲养过程中为实验动物提供清洁舒适的生活环境，保证实验动物得到良好的管理与照料，采取各项有效措施，保障实验动物健康所需食物、饮水和空间，使实验动物避免不必要的伤害和恐惧，尽可能减轻实验动物在为我们提供试验过程中所承受的痛苦。

二、实验动物福利与"3R"原则

动物福利理念是建立在人类文明道德伦理的基础上的，爱护动物、善待动物是人类的责任，是人类文明道德的需要，也是人与大自然和谐发展的需要。实验动物的福利、保护和"3R"运动已经呈现全球化趋势。在此提出，目的是与参加各项实验动物试验的全体同事共勉。所谓"3R"即减少（Reduction）、替代（Replacement）和优化（Refinement）。

1. 减少

减少是指在实验教学和科学研究中，使用较少的实验动物获取同样多的实验数据，或使用一定数量的实验动物获得更多实验数据的科学方法。

2. 替代

替代是指在实验中使用其他实验方法而不用实验动物所进行的试验，以达到实验所需目的。

3. 优化

优化是指在符合科学原则的基础上，通过改进条件，善待动物、提高动物福利，或完善实验程序和改进实验技术，避免或减轻对实验动物造成的与实验目的无关的伤害。

总而言之，"3R"原则的核心是对作为人的"替身"或"替难者"实验动物的善待、关爱、减少痛苦、降低用量；更重要的是，通过"3R"原则的推广，进一步开拓实验者的实验思路，使试验手段更加完善，因此，希望大家在实验中遵行"3R"原则，重视实验动物福利和动物伦理，善待实验动物。

（李美玉　张瑞琳）

第十章 实验室生物安全

　　实验室是人才培养的重要基地，是培养具有创新意识、创造能力人才的实践课堂，同时也是教学人员、仪器设备、实验材料、技术资料档案集中的地方，做好实验室安全与环境建设是实验室人身安全、财产安全、物质安全、实验教学顺利进行的重要保证。实验室的安全防护要坚持"以人为本，预防在先"的安全管理理念。应用安全的管理制度，建立安全防护机构；制定安全规章制度；做好安全教育工作；推广安全操作技术；设计合理的实验室布局；提供良好的防护设备；执行严格的消毒处理措施；进行有效的医学监督等。为实施人才培养计划提供有效保障。

　　实验室与实验工作中的安全防护主要包括：防火、防毒、防爆、防触电、防辐射、防外伤、防病原体感染等；另外，还要防止被实验动物抓伤、咬伤；防止动物疾病传给实验人员，特别要防来自动物的气溶胶吸入感染。为了保护实验人员及其环境安全，实验室需采取相应的管理措施。

第一节 实验室的安全制度与管理

一、建立管理组织

　　实验教学中心自上而下建立明确的管理责任人。首先建立中心层面的管理责任人；再根据各个功能室和平台的实验特点，建立相关实验室的管理责任人；各功能室再根据实验项目的不同，明确各项实验的安全责任人，指导师生安全、顺利地进行实验。

二、制定安全规章制度

（一）制度内容

　　实验室生物安全操作的规章制度内容很多，主要包括各项实验标准操作程序、操作方法、实验环境条件和个人安全防护等；还包括准入制度，消毒灭菌制度和实验室安全用水、用电制度；实验动物安全使用制度；对菌（毒）种的保存、使用、销毁等实验室与实验工作中的安全防护制度，实验教学中心根据各功能室和平台的特点，建立了完善的安全规章制度。

（二）制度上墙

　　中心各项消防设施齐全，过道通畅，照明、水电完好；基础设施齐全，有统一规范标识。每个楼层安全警示标识齐全，张贴实验室生活垃圾分类、处理标志牌；生物废物处理指南；实验室废物分类指引；放射性废物处理指引；化学废物的范围、化学废物安全预防；化学废液处置指引、剧毒化学品废物处置指引；医疗废物处置指引、医疗废物列表等多幅彩色标志牌。并设有实验室分布图、实验技术人员职责、学生实验守则等规章制度。实验室内有"三废"处理指引和实验动物处理措施；易燃易爆物品设有专人管理、领用制度，以及使用、登记、记录等措施；仪器设备操作指南清晰，使用人员通过培训即可按照操作指南进行实验操作。

（三）管理规范

中心根据各功能室的特点，在学生上课的实验室里有明确的实验室守则、实验记录本以及实验过程中的注意要点和实验结束后的注意事项。例如，病原生物学实验室的病原体实行双人双锁管理登记的制度；学生实验过程中所使用的病原体按种类、数量、批次登记，由实验人员将实验课使用的病原体交给实验带教老师，带教老师清点、确认病原体种类、数量后，在登记表上签名；实验课结束后，实验教师再将上述使用过的物品交给实验人员，清点、记录，双方签名认可；然后，实验人员和清洁技工共同把病原体及其相关用品放入高压锅内灭菌，销毁。

三、贯彻安全规章制度，树立普遍防御意识

行胜于言，严格执行实验室操作规章制度，是实现实验室生物安全环境控制的重要条件。操作规程所采取的一切措施，是为了使实验人员避免与传染性病原体接触，其中包括未知特性致病微生物等的直接接触。避免操作中产生气溶胶，以及将可能产生气溶胶的操作和场合控制起来并进行空气净化处理。为此，在对某些传染性较强、毒性较大的病原体的实验操作时，工作人员必须按国家有关规定，根据病原微生物的危险度，在P2实验室内和生物安全柜内进行操作。实验技术人员必须经过培训合格后才能上岗。

综上所述，实验室的安全管理，各级组织是关键，广大的实验工作人员是基础，安全操作技术是保障。无论是实验人员还是组织领导，在实验室安全管理中应该贯彻普遍防御的原则。

第二节 实验人员的安全管理

一、安全教育

将实验室的安全防护列入实验人员的培训内容，使实验人员掌握必要的防范技能。经常对实验人员进行安全教育，不断提高安全意识，如果出现突发事件，实验人员能够迅速冷静地处理和排除事故。应急处理的原则，第一是要保护个人安全与他人安全，第二是要保护公共财物，第三是要保护教学资料等。

二、健康管理

在进行动物实验操作的环境中，可能存在某些不明确的病原体，不慎感染人体而引起疾病；而人体携带的病原体也可能传染给实验动物，来源于动物的气溶胶是一种漂浮在环境空气中的物理胶状颗粒，它一般包含动物的排泄物、皮毛等，对人体是一类十分活跃的致敏原。所以，实验室管理人员有责任对有损健康的因素加以控制，避免对健康

造成威胁。如果不慎发生意外要及时就医，立刻清理消除室内可能存在的病原体。

三、意外损伤防护

1. 外伤防护
避免被动物抓伤、咬伤，被实验用具割伤，被化学试剂烧伤等。

2. 化学防护
必须按操作规程对易燃、易爆、有毒、腐蚀性等化学品进行危险防护。

3. 剧毒药品管理
如氰化物、三氯化二砷、有机汞、有机磷等具有强烈毒性的药物，必须严格按操作规程进行保存、使用、登记。一般实验室不宜长期保存剧毒药物，实验结束后的剩余药物应及时移交保管中心保存。药品在实验室使用期间，必须由2人持钥匙共同保管，到场取用，即双人双管，并对药品的原有量、使用量及其实验用途进行准确的记录。

4. 辐射和紫外线的防护
（1）紫外线防护。紫外线灯无臭氧型是生物医学经常使用的空气和表面消毒手段。同时，紫外线照射过多对人体也有害处，如皮肤和眼睛损伤、致癌等。所以，使用中必须加以防护，一般情况下，实验室内的操作无需开启紫外线灯，如果特殊情况需要暂时开启紫外线灯，应该严格控制使用时间，并做好个人安全防护，不能有裸露的身体，必须佩戴防紫外线眼镜等。

（2）放射性药品防护。放射性药品如肉眼看不见的 α，β，γ 等射线，人体受到过量的照射，会引起放射性疾病的发生。实验室应坚决贯彻国家法规和各项规章制度，严格按照规范操作程序进行实验，必须做好个人防护。任何人员进入放射性同位素实验室，必须穿戴有相应防护功能的个人防护服。

第三节　实验动物安全管理

一、人畜共患病的防护

世界卫生组织列出近200多种直接或间接由动物传播给人的传染病。最常见的动物疾病有：结核病、布鲁氏菌病、炭疽病、假结核病、沙门氏菌病、类丹毒、巴斯德菌病、李氏德菌病、狂犬病、养鸟病、鹦鹉热、发癣菌病、弓形虫病、棘球蚴病、血吸虫病、野兔热和肉毒症等。在饲养实验动物时，必须严格按照国家生物安全的相关规定，采取相应措施安全饲养。

1. 对病原体进行判断分析
准确判断可能有哪些人畜共患病存在，并做好针对性的预防。

2. 对实验动物进行检查
根据实验动物种类对其进行有针对性的检查，确认为阴性方能使用。特别对户外采集和新进入饲养室的动物进行防疫隔离，检查无传染性疾病后才能使用。地区性防疫隔离时间一般为：小鼠、大鼠、沙鼠、金黄地鼠和豚鼠隔离 5～15 d，家兔、家猫和家犬隔离 20～30 d，非人灵长类隔离 40～60 d。

3. 防护操作

对某些实验动物，在未知其是否患有人畜共患病之前，需按传染性动物进行实验操作和个人防护。

二、动物健康管理

1. 隔离措施

如果突然在饲养的实验动物中发生疫情或疑似有传染时，应立即隔离检疫。

2. 疫情处理

实验动物发生疫情必须采取果断的隔离措施，如果不能控制其疫情，必须及时处死实验动物，对污染环境进行严格消毒灭菌，彻底消灭传染源。并对附近相关实验动物进行及时检疫，必要时将同时饲养的动物全部处死。

3. 善待动物

为实验动物创造良好合格的生活环境，保证实验动物得到良好的照料，提供保障健康所需食物。例如，学生在实验中解剖的血吸虫病实验家兔模型，需要饲养近2个月，其间除了正常饲喂家兔饲料外，同时也要增加供给胡萝卜、大白菜等实物补充营养，并辅助治疗并发症，以达到科学、卫生饲养实验动物，关心、善待实验动物的目的。

第四节 实验室安全操作技术

病原生物学实验室在进行动物实验过程中，所涉及的实验操作技术种类较多，相关安全措施依具体实验而定，但在日常工作中需按照正常的标准操作规程进行培养和训练。

一、注射器的安全操作

（1）使用前必须将针头牢固安装在针筒上，防止使用时注射针头突然脱落产生气溶胶。

（2）从带橡皮塞的保存瓶中抽取病原体悬液时，需用棉球将瓶口与针头围住，以防注入空气或拔出针头时产生的气溶胶逸出。

（3）抽吸病原体悬液时，尽可能减少泡沫的产生，推出气体时必须用棉球包好针头，吸有悬液注射器的针头亦应用棉球包好，以防不慎推动针栓将悬液喷出污染实验环境。

（4）在进行实验动物的注射操作时，必须采用适宜的固定方法将动物妥善固定好才能进行注射操作，如果注射中受阻，应及时更改注射部位并检查原因排除故障。

（5）在注射病原体前后，必须按常规消毒注射部位，以防病原体悬液污染表皮后产生气溶胶，或造成其他不必要的污染。

（6）操作者的手应保持在针头的后面，以防误伤。

（7）注射操作结束后，应将注射器针栓抽出并全部浸入消毒液内处理，或放入安全盒内高压消毒后，送有资质的废物回收公司处理。

二、吸管的安全操作

（1）实验中使用吸管前，应检查吸管是否破损或有裂纹，避免操作者不必要的损伤。

（2）在吸管口必须塞有棉塞，以防不慎将病原体悬液吸入胶头而造成污染。

（3）对于吸管中的液体，应使其依靠重力沿容器壁流下，不能用力吹出。

（4）实验中应尽可能避免采用吸管吹吸法混匀病原体悬液。必须使用时，应将吸管口置于液面下吹吸，并尽量避免产生气泡。

（5）对于使用过的吸管，在插入消毒缸内时应小心谨慎，准确放入，勿将剩余菌液滴出缸外，亦勿触及消毒缸口或边缘。吸管应全部浸没在缸内的消毒液中，或将吸管横放于扁平容器中，使整支吸管浸泡在消毒液内。

三、菌（毒）种接种安全操作

（1）打开菌（毒）种培养管时，最好用乙醇棉球围在培养管颈部，防止气溶胶散出，或将管口置乙醇灯火焰上滚动烧灼，消毒管口慢慢开启。

（2）如果使用有螺旋盖的培养瓶，其瓶口易被培养物污染，在开启时需用浸有消毒液的纱布铺垫在盖子上再旋转打开，或置乙醇灯火焰上慢慢开取。

（3）在培养病原体过程中使用的接种环，最好选择弹性小的金属丝铂合金材料制作的产品，丝杆稍短，环不宜过大。用接种环在琼脂平板培养基上接种病原体时，动作要缓慢稳重。粘有菌液的接种环应在消毒巾上吸干后，再放在火焰上烧灼，以减少产生的气溶胶。

（4）接种后的培养管（瓶）口应在火焰上灼烧至少 5 s 以上，以杀灭污染于培养管口的病原体。勿使悬液弄湿培养管塞，最好在管塞外再包一层薄牛皮纸，以防气溶胶漏出。

四、离心物品的安全操作

（1）使用离心管前应检查是否配套，是否有破损。离心管过大或底端与套管脱空，都可能造成离心管破碎事故，因此，离心病原体最好使用高级材料塑胶离心管。

（2）在离心管内放入病原体后，应及时盖紧管盖，确保外壁无病原体或试剂污染，不可沿离心管壁倾倒病原体悬液。

（3）将离心管放置在离心机旋转套管内前，应检查套管内是否有杂物，发现留存的杂物需清除干净才能放入，避免离心时存留物损伤离心管。必要时可在套管中放少量消毒液，尽可能减少离心管破碎时造成的污染。

（4）须按照离心机的操作规程，将离心机转速由慢速到快速逐渐调整，再由快速到慢速，不能突然加速或停止。

（5）离心后的病原体需在生物安全柜内打开管盖，特别是致病力较强的病原体，禁止在生物安全柜以外打开管盖。

（6）实验结束后，应将接触过病原体的所有用具置高压炉内消毒处理。

五、避免操作中产生气溶胶

（1）在实验操作过程中可能产生有害气溶胶，而构成潜在的吸入感染的机会，故实验前应对此作出正确的评估，并采取相应有效的预防措施，制订安全有效的操作规程。

（2）对实验人员进行实验安全操作训练，加强安全教育，提高实验技能，确保安全无误操作，尽可能避免或较少产生操作气溶胶。

（3）在操作病原体时，需防止实验室内拥挤，尽量减少人员往来流动和高声谈笑。

（4）操作中需特别注意，一要防止外伤，二要防止病原体经口入侵，三要防止产生气溶胶并吸入体内。

六、实验室内及时有效消毒

1. 污染物品的消毒

高压蒸气灭菌操作是实验室中处理废弃物或污染物品使用最多的技术，实验人员应熟练掌握该技术，并积极推广使用。

2. 建筑物内部表面的消毒

对实验室建筑物内部污染的消毒主要采取喷洒消毒液，喷洒消毒剂气溶胶，使用气体消毒剂熏蒸。

3. 实验室空气污染的消毒

主要有过滤、加热、紫外线照射、静电沉降、臭氧发生器与消毒液洗涤等方法。其中使用最多、效果最好、费用最低的是过滤消毒法，其次为紫外线照射法和臭氧消毒器等方法。

（1）室内空气的消毒目前多将空气消毒后循环使用，一般采用过滤法消毒循环使用的空气。过滤时须用 HEPA 滤器，过滤器安装要便于消毒、更换，并设有适当采样点供鉴定过滤使用，但对高度安全实验室不能利用回风。

对于局部地区空气的污染，使用紫外线照射和臭氧消毒器法消毒较为方便。紫外线灯管应定期（2～4 周）用乙醇棉球擦拭，以防污垢阻碍紫外线穿透。每季度应测定灯管照度一次，当 1 m 范围内照度较原照度下降至 70% 时即应更换。

（2）操作箱内空气的消毒 操作箱内空气量较少，除可用过滤、紫外线照射和臭氧等法消毒外，还可采用其他更简便的方法处理。

4. 动物尸体的高压消毒

对于有病原体的动物尸体应进行相应的高压消毒后，放入专用尸体袋包装送有资质的部门统一处理。

七、废弃物及动物尸体的无害化处理

（1）一次性口罩、帽子等使用后，应装入专用垃圾袋回收焚烧处理。

（2）一次性使用的注射器、针头、手套等物品使用后经消毒剂浸泡清洗后按要求统一进行无害化处理。绝不可自行处理和随意扔掉或当生活垃圾处理。

（3）其他废弃物的处理。收集实验中使用过的废弃物，应定期交给有资质的公司进行无害化处理。

（4）动物尸体的处理。实验结束后，如果受试动物尚未死亡，应采用安死术处理，并将动物尸体装入尸体袋中存放冰柜，定期送有资质的公司进行无害化处理。如果实验过程中怀疑受试动物是因其他疾病死亡，应及时查明原因，动物尸体经消毒处理后送相关部门进行无害化处理。焚烧效果应以污物全部化为灰烬为标准。

（5）进行放射性实验所产生的废弃物，如果属于短半衰期且放射性较低的物品，放置 6~10 个半衰期后才可以焚化处理。其他放射性废弃物，应进行中、长期安全包装后送有资质的放射性废物处理站处理。

八、其他注意事项

（1）进行病原体操作时，台面应铺浸有消毒液以减少培养物滴落形成气溶胶。

（2）接触病原体（包括血清诊断标本）时，应戴防护手套。

（3）在实验操作中要养成双手不接触口、鼻、眼、面的习惯，实验结束应将脱下的手套放在规定处进行消毒处理，防止因实验人员的手套造成新的污染。

（4）玻璃器皿应尽量用一次性塑料制品代替，以减少打碎或外伤事故。

（5）实验人员要养成实验结束后清理实验环境的习惯，避免在工作台上遗留污染物品。

（6）定期检查清理存放菌（毒）种和标本的冰箱、液氮罐或其他容器，将不需要的物品及时进行消毒处理。

总而言之，实验室生物安全管理、实验操作是一项系统的工作，是以人为本、可持续发展战略的需要，更是科学技术发展的需要，每位实验工作者应本着对生命，对事业高度负责任的态度，加强实验室生物安全理念，努力创造和谐安全的实验教学环境。

九、实验室生物安全术语

1. 生物因子
一切微生物和生物活性物质均称为生物因子（biological agents）。

2. 病原体
病原体（pathogens）是可使人、动物、植物致病的生物因子。

3. 危险废弃物
危险废弃物（hazardous waste）是指有潜在生物危险、可燃、易燃、腐蚀、有毒、放射和起破坏作用的，对人、环境有害的一切废弃物。

4. 危害
危害（risk）是指伤害发生的概率及其严重性的综合。

5. 气溶胶
气溶胶（aerosols）是指悬浮于气体介质中的颗粒直径一般为 0.001~100 μm 的固体或液体微小粒子形成的相对稳定的分散体系。

6. 生物安全
生物安全（biosafety）是指避免危险生物因子造成实验室人员暴露、向实验室外扩散并导致危害的综合措施。

7. 高效空气过滤器

高效空气过滤器（high efficency particulate air filter，HEPA）是指以滤除大于或等于 0.3 μm 微粒为目的，滤除效率符合相关要求的过滤器。

8. 安全罩

安全罩（safety hood）是指置于实验室安全台或仪器设备上的负压排风罩，以减少实验室工作者的暴露危险。

9. 生物安全柜

生物安全柜（biological safety cabinet，BSC）负压过滤排风柜，可防止操作者和环境暴露于实验过程中产生的生物气溶胶。

10. 个人防护装备

用于防止实验人员受到化学和生物等有害因子伤害的器材和用品称为个人防护装备（personal protective equipment，PPE）。

11. 缓冲间

缓冲间（buffer room）设置在清洁区、半污染区和污染区相邻两区之间的缓冲密闭室，具有通风系统，其两个门具有互锁功能，且不能同时处于开启状态。

12. 气锁

气锁（air lock）是指气压可调节的气密室，用于连接气压不同的两个相邻区域，其两个门具有互锁功能，不能同时处于开启状态。在实验室中用作特殊通道。

13. 定向气流

定向气流（directional airflow）是指在气压低于外环境大气压的实验室中，从污染概率小且相对压力高处向污染概率高且相对压力低处受控制流动的气流。

（侯春莲　胡黎平）

主要参考文献

[1] 杨文远. 寄生虫标本采集保存及制作技术[M]. 武汉医学院寄生虫学教研室, 1983.

[2] 李道宁. 人体寄生虫学技术（高级师资班教材）. 中山医学院寄生虫学教研室, 1978.

[3] 赵慰先. 人体寄生虫学[M]. 北京：人民教育出版社, 1983.

[4] 陈佩慧, 等. 人体寄生虫学实验技术[M]. 北京：科学出版社, 1988.

[5] 于恩庶. 实验诊断技术[M]. 北京：人民教育出版社, 1982.

[6] 徐秉锟. 人体寄生虫学[M]. 北京：人民教育出版社, 1984.

[7] 世界卫生组织. 肠道寄生虫鉴别指南[M]. 薛燕萍, 等, 译. 北京：1998.

[8] 詹希美. 人体寄生虫学[M]. 北京：人民教育出版社, 2005.

[9] 吴观陵. 人体寄生虫学[M]. 3版. 北京：人民教育出版社, 2005.

[10] 王端理. 医学真菌学[M]. 北京：人民卫生出版社, 2005：486～491.

[11] 陈兴保, 等. 现代寄生虫病学[M]. 北京：人民军医出版社, 2002.

[12] 黎家灿. 中国恙螨[M]. 广州：广东科技出版社, 1997.

[13] 姚永政, 等. 实用医学昆虫学[M]. 北京：人民卫生出版社, 1982.

[14] 陆宝麟, 等. 中国重要医学昆虫分类与鉴别[M]. 郑州：河南科学出版社, 2003.

[15] 王林瑶, 等. 昆虫标本技术[M]. 北京：科学出版社, 1983.

[16] 李朝品. 人体寄生虫学实验研究技术[M]. 北京：人民教育出版社, 2008.

[17] 卢思奇, 等. 贾第虫纯培养的建立[J]. 中国寄生虫学与寄生虫病杂志, 1990, 8：199-201.

[18] 张瑞琳, 等. 机会致病原虫动物模型在实验教学中的应用[J]. 热带医学杂志, 2006, 6 (2)：176-177, 193.

[19] 翟天启. 溶组织内阿米巴染色法之研究[J]. 中华病理学杂志, 1955, 1：65-67.

[20] 孙敬方. 动物实验方法学[M]. 北京：人民卫生出版社, 2001.

[21] 孙靖. 实验动物学基础[M]. 北京：北京科学技术出版社, 2005：176-179.

[22] 张瑞琳, 等. 华支睾吸虫实验动物模型在实验教学中的应用[J]. 实验室研究与探索, 2009, 28 (6)：258-260, 270.

[23] 梁炽, 等. 华支睾吸虫生活史在实验室的建立[J]. 热带医学杂志, 2009, 27 (4)：148-150.

[24] 曹建平, 等. 日本血吸虫实验感染及动物选择[J]. 中国寄生虫学与寄生虫病杂志, 1998, 16 (1)：74-77.

[25] 何毅勋，等．不同数量及时龄的日本血吸虫毛蚴感染钉螺的研究［J］．寄生虫与医学昆虫学报，1994，1（1）：22-26．

[26] 景志忠，等．人—猪囊虫、猪带绦虫动物模型替代性研究进展［J］．中国人兽共患病杂志，2001，17（3）：89-91．

[27] 张瑞琳，等．虎纹蛙自然感染裂头蚴的调查及7例患者的感染特点分析［J］．热带医学杂志，2003，3（4）：466，438．

[28] 王光西，等．幼虫移行症：犬弓形线虫幼虫在小鼠体内分布和组织反应［J］．中国人兽共患病杂志，1997，13（3）：27-30．

[29] 王唯唯，等．中性树胶直接封片制作蠕形螨标本［J］．中国寄生虫学与寄生虫病杂志，1998，16（2）：154-155．

[30] 李朝品，等．人群蠕形螨寄生生态的观察［J］．中国寄生虫学与寄生虫病杂志，1996，14（2）：135-137．

[31] 刘月英．医学贝类学［M］．北京：海洋出版社，1998．

[32] 杜卓明．实用组织学技术［M］．北京：人民卫生出版社，1982．

[33] 赵荧，等．形态学实验技术［M］．北京：北京大学医学出版社，2008．

[34] 余森海，等．人体寄生虫学彩色图谱［M］．北京：中国科学技术出版社，1992．

[35] 张瑞琳，等．微孢子虫及人芽囊原虫混合感染与病原体形态观察［J］．中国人兽共患病杂志，1999，15（4）：17-19．

[36] 陈翠娥，等．尿液内发现罕见蠊缨滴虫1例［J］．中国实验诊断学，2003，7（2）：131．

[37] 石玉玲，等．26例肺部疾病患者合并蠊缨滴虫的诊断和治疗［J］．中国寄生虫学与寄生虫病杂志，2007，25（5）：430-431．

[38] 郑惠宾，等．结肠小袋纤毛虫致婴儿重度营养不良1例［J］．广州医药，2002，31（5）：78-79．

[39] 张瑞琳，等．肝片形吸虫病2例［J］．新医学，2002，33（8）：481-482．

[40] 李朝品，等．132例肺螨病临床分析［J］．中国人兽共患病杂志，1991，7（3）：63-65．

[41] 张瑞琳，等．广东省19例粪类圆线虫感染者的检查结果分析［J］．热带医学杂志，2007，7（10）：991-992，101．

[42] 李允鹤．寄生虫病免疫学及免疫诊断［M］．南京：江苏科学技术出版社，1991：375-376．

[43] 倪灿荣．免疫组织化学实验新技术及应用［M］．北京：北京科学技术出版社，1993：235-249．

[44] 周俊宜．分子医学技能［M］．北京：科学出版社，2006：218-220．

[45] 陶义训．免疫学和免疫学检验［M］．2版．北京：人民卫生出版社，1999：140-154．

[46] 赛塞，等．包虫病免疫学诊断进展［J］．医学动物防制，2003，19（2）：108-109．

[47] 申丽洁，等．唾液标本在寄生虫病免疫学诊断中的应用［J］．热带病与寄生虫

学，2003，1（2）：123-124.
- [48] 时法茂，等. 囊虫病免疫学诊断与脑脊液检查［J］. 中国临床医药研究杂志，2003，9（8）：6-7.
- [49] 王世海. 弓形虫病的免疫学诊断和疫苗研究的新进展［J］. 2005，29（4）：380-382.
- [50] 苑淑贤，等. 旋毛虫排泄——分泌抗原的制备及在免疫学诊断中的应用研究［J］. 农业与技术，2006，26（4）：70-73.
- [51] 黄灿，等. 华支睾吸虫乳酸脱氢酶 E10-20 及 E94-102 表位的克隆表达与生物学特性初步研究［J］. 中山大学学报：医学科学版，2010，31（4）：486-490.
- [52] Wick M R. Quality assurance in diagnostic immumohistochemistry［J］. A discipline coming of age. Am J Clin Pathol，1989，72：327-343.
- [53] Zhang W，McManus D P. Recent advances in the im—munology and diagnosis of echinococcosis. FEMS Im—munol Med Microbiol，2006，47（1）：24-41.
- [54] 颜光美，等. 实验室生物安全［M］. 北京：高等教育出版社，2008.
- [55] 胜利荣，等. 高校教学实验室管理［M］. 北京：科学出版社，2008.
- [56] 陈省平，等. 实验技术队伍建设实践与分析［J］. 中国高等医学教育，2010（10）：46-47，72.
- [57] 张洁，等. 高校实验室生物安全管理工作的思考［J］. 实验室科学，2012，15（1）：195-197.
- [58] 刘正. 实验室生物安全管理与实验室安全评价认可标准实用手册［M］. 银川：宁夏大地音像出版社，2004.

附 录

常见人体寄生虫相关彩色图谱

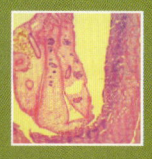
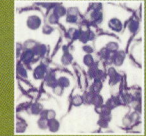
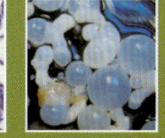
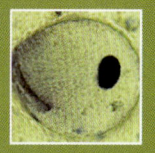
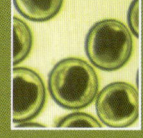
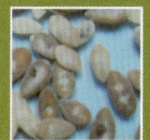
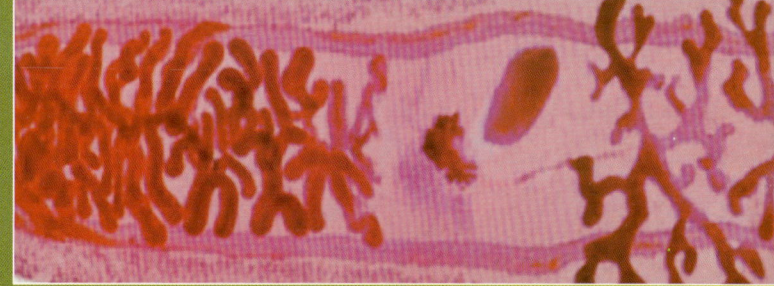

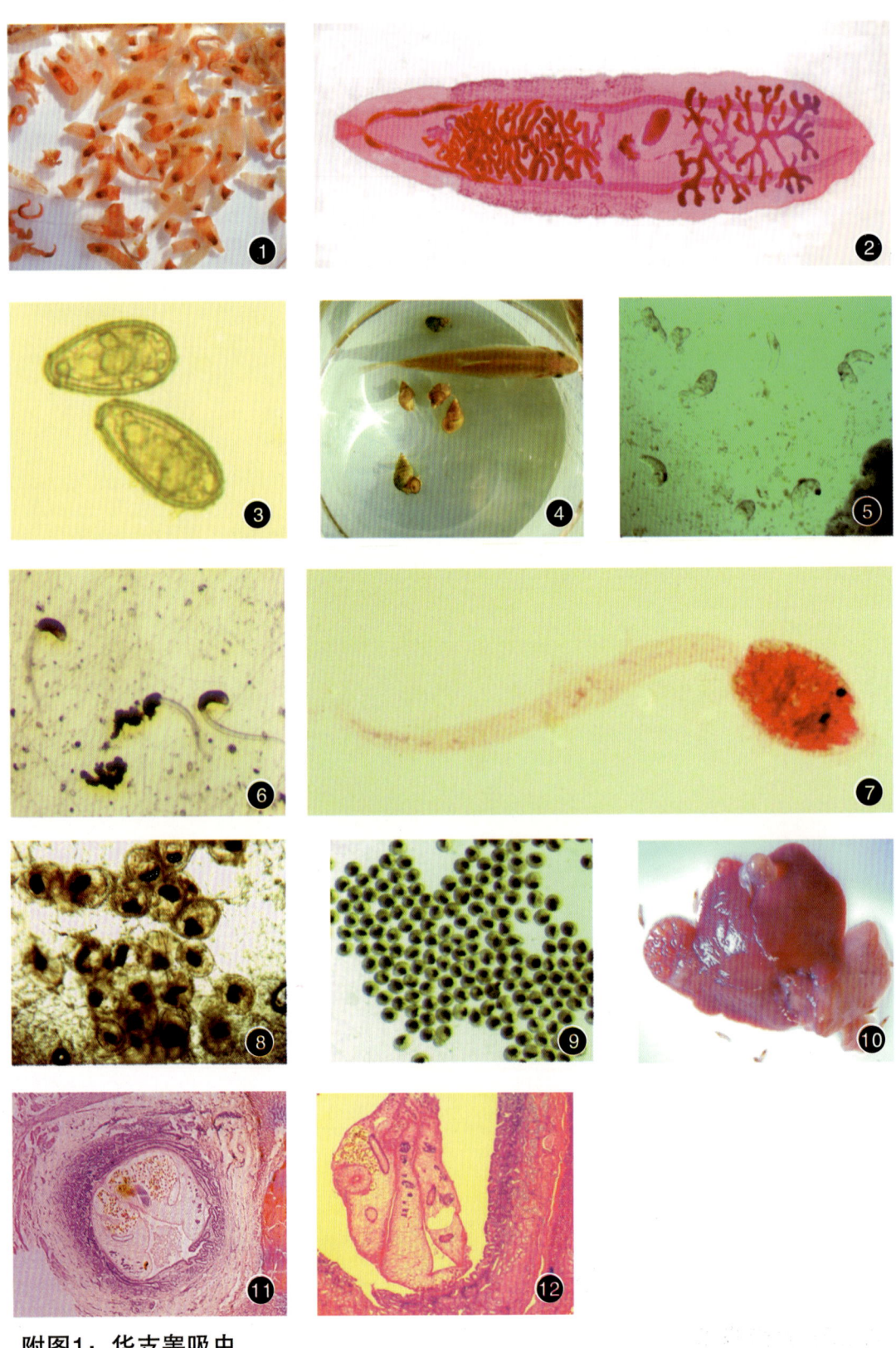

附图1：华支睾吸虫

1. 华支睾吸虫活成虫　2. 华支睾吸虫成虫　3. 华支睾吸虫卵　4. 华支睾吸虫第一、二中间宿主-纹沼螺、麦穗鱼　5. 华支睾吸虫活胞蚴、雷蚴　6. 华支睾吸虫活尾蚴　7. 华支睾吸虫尾蚴　8. 鱼肉压片中的华支睾吸虫活囊蚴　9. 华支睾吸虫活囊蚴　10. 豚鼠模型肝脏病变标本　11. 组织切片中的华支睾吸虫1　12. 组织切片中的华支睾吸虫2

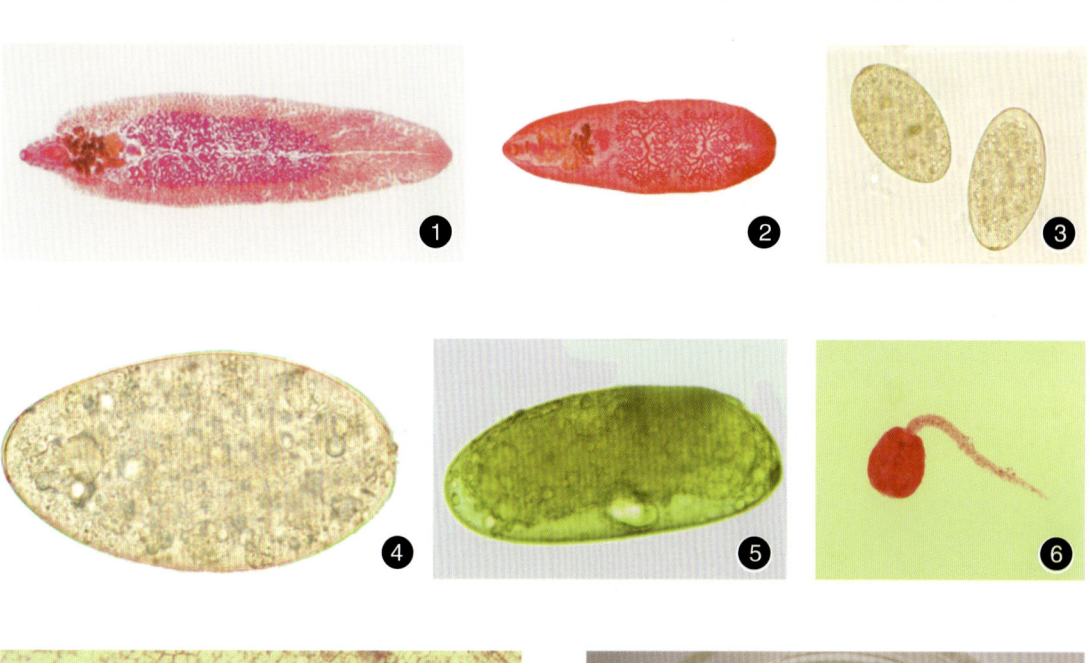
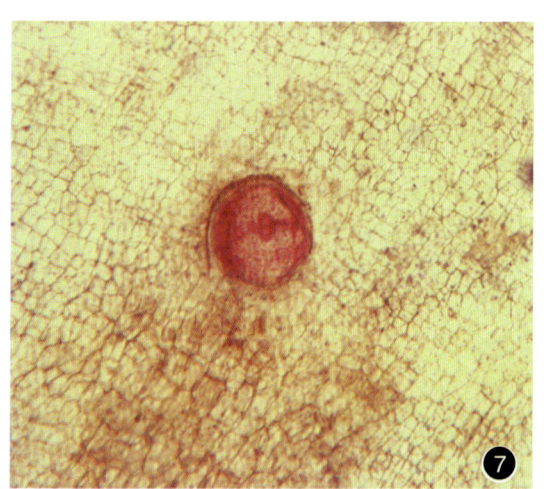
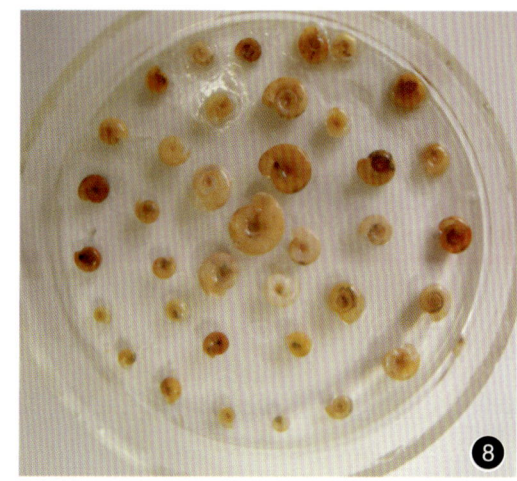
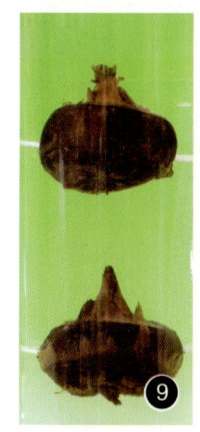
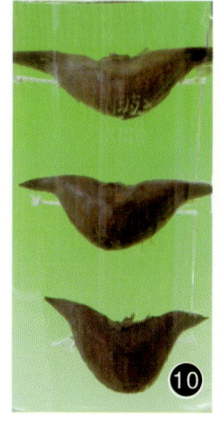
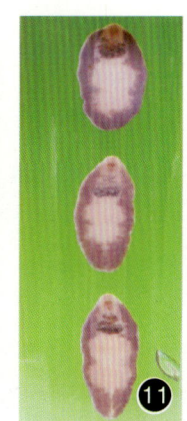
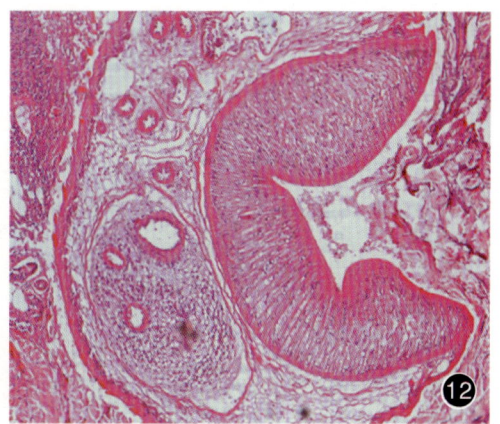

附图2：片形吸虫

1. 肝片形吸虫成虫 2. 布氏姜片吸虫成虫 3. 布氏姜片吸虫卵1 4. 布氏姜片吸虫卵2 5. 巨片形吸虫卵
6. 布氏姜片吸虫尾蚴 7. 布氏姜片吸虫囊蚴 8. 布氏姜片吸虫中间宿主——扁卷螺 9. 布氏姜片吸虫水生植物媒介——荸荠 10. 布氏姜片吸虫水生植物媒介——菱角 11. 布氏姜片吸虫成虫液浸标本 12. 患者组织切片中的肝片形吸虫

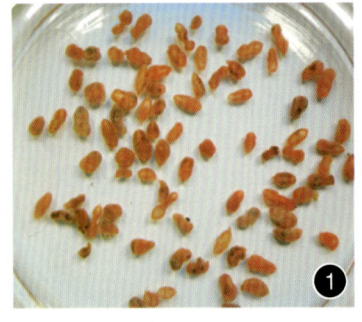
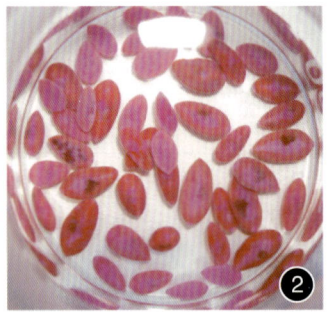
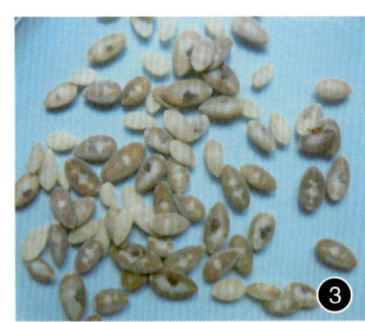
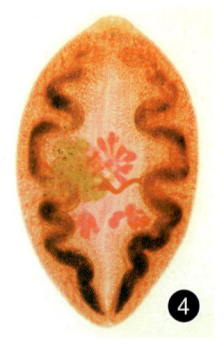
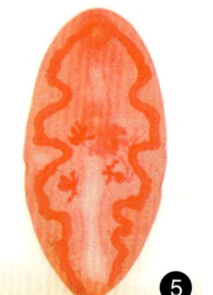
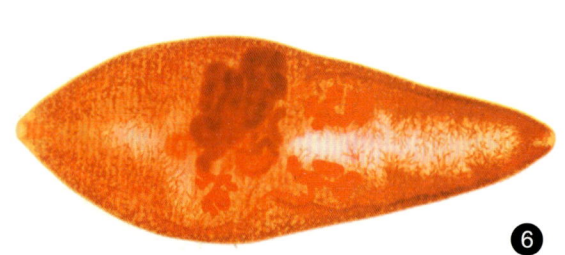
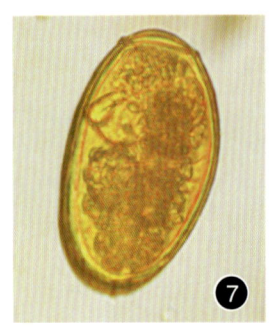
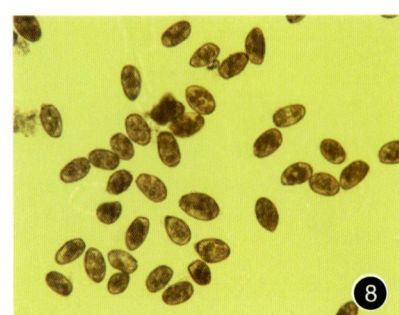
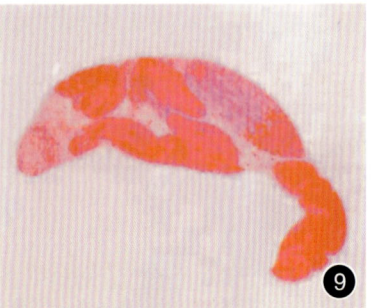
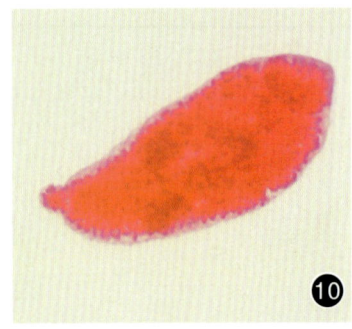
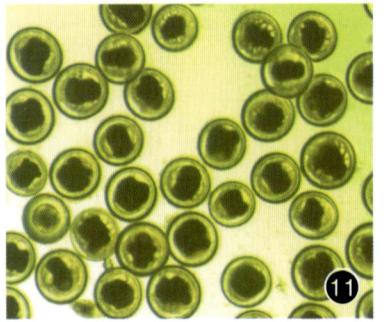
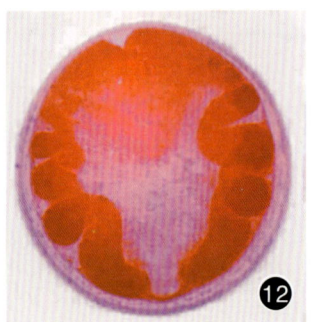

附图3：并殖、狸殖吸虫

1. 并殖吸虫活成虫　　2. 染色待透明的并殖吸虫成虫　　3. 固定压扁的并殖吸虫成虫　　4. 卫氏并殖吸虫成虫
5. 发育中的并殖吸虫　　6. 斯氏狸殖吸虫成虫　　7. 并殖吸虫卵　　8. 并殖吸虫卵　　9. 并殖吸虫雷蚴
10. 并殖吸虫尾蚴　　11. 并殖吸虫活囊蚴　　12. 并殖吸虫囊蚴

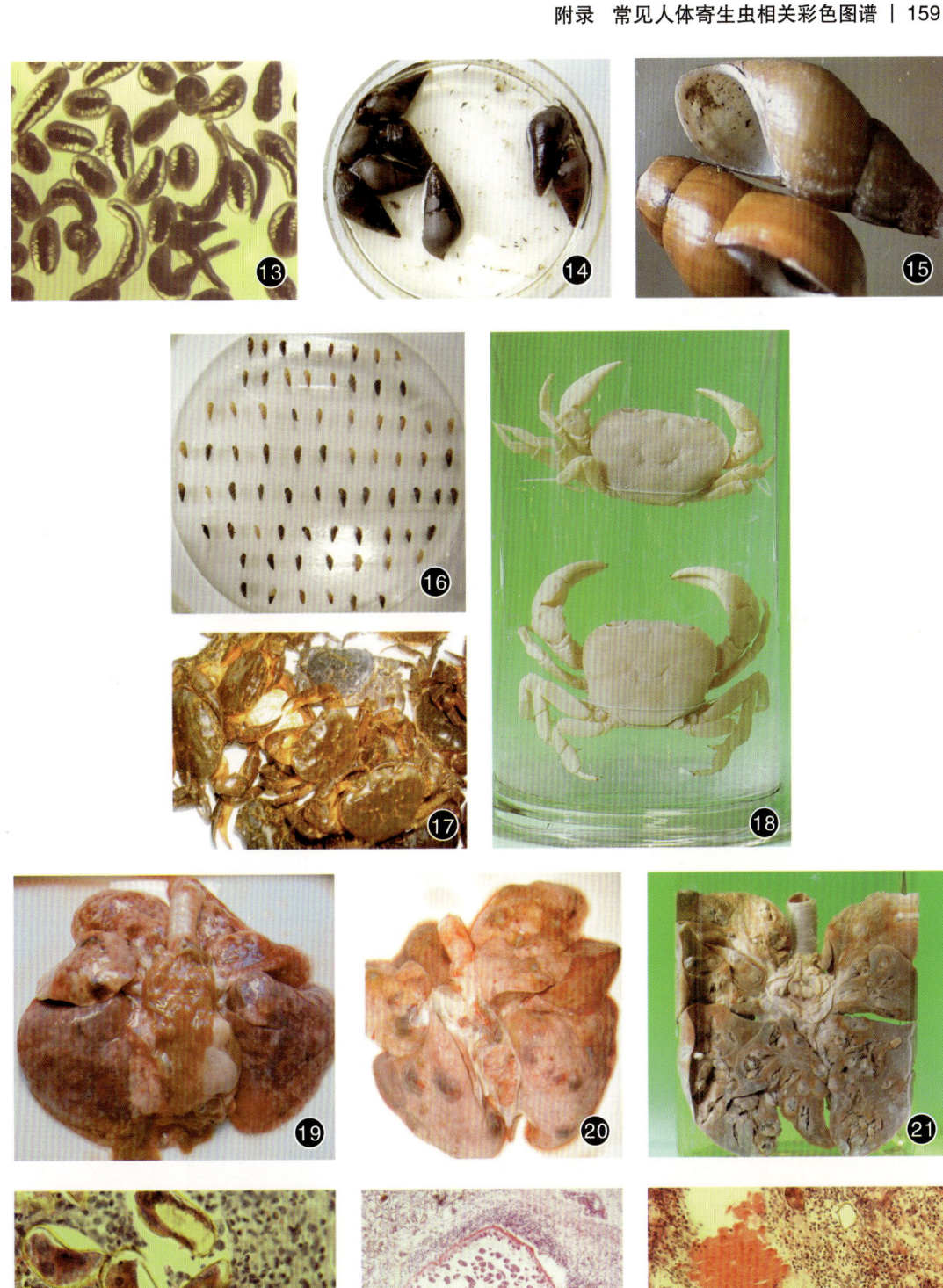

13. 并殖吸虫脱囊后尾蚴　　14. 并殖吸虫第一中间宿主——川卷螺（广东采集）　　15. 并殖吸虫第一中间宿主——川卷螺（四川采集）　　16. 斯氏狸殖吸虫第一中间宿主拟钉螺（云南采集）　　17. 并殖吸虫第二中间宿主——溪蟹　　18. 并殖吸虫第二中间宿主——溪蟹液浸标本　　19. 家犬模型肺脏病变　　20. 家犬模型肺脏病变（示表面虫囊）　　21. 家犬模型肺脏液浸标本　　22. 肺组织切片中的虫卵　　23. 肺组织切片中的虫体　　24. 肺组织切片中的成虫体表皮棘

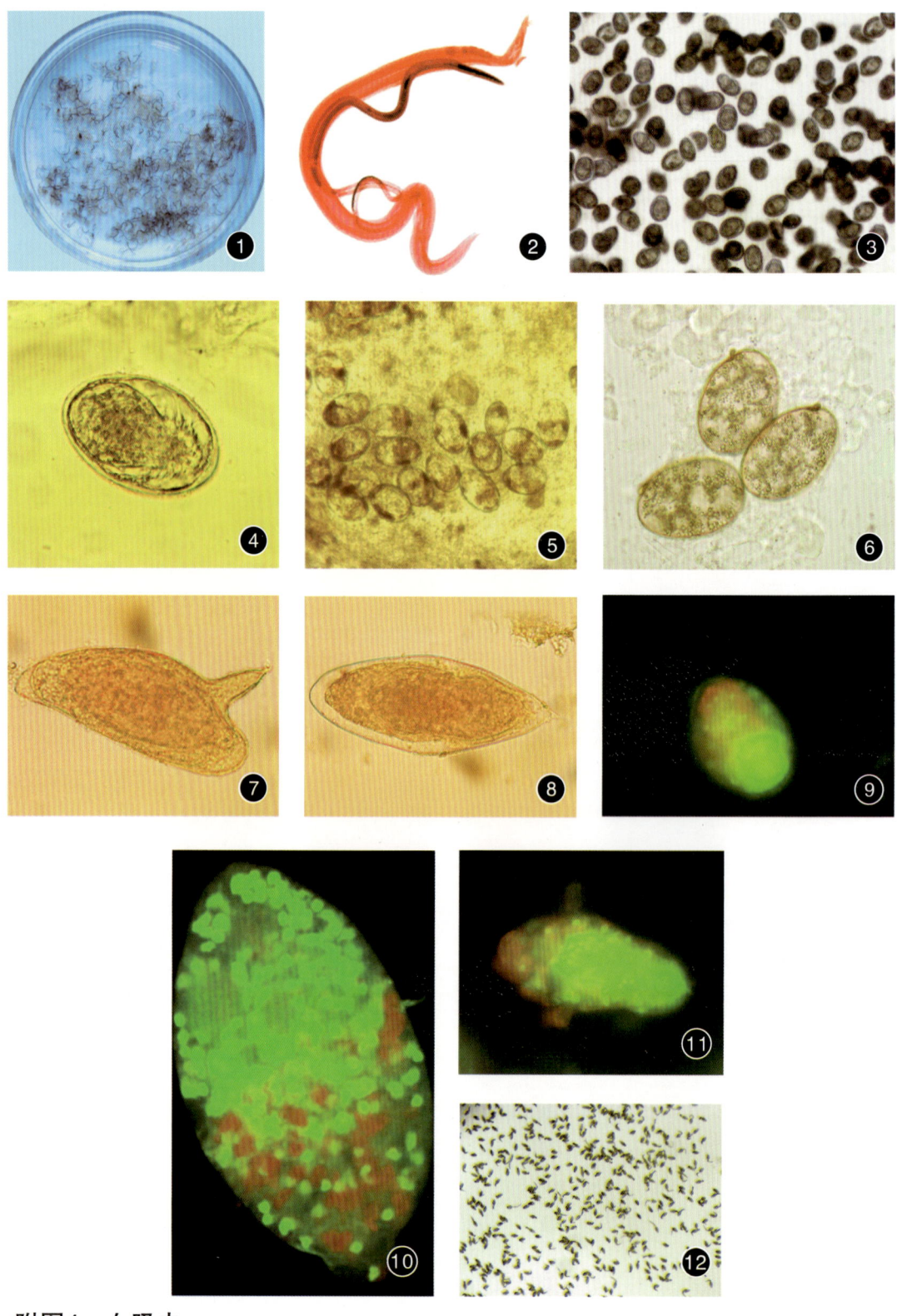

附图4：血吸虫

1. 血吸虫雌雄活成虫　2. 雌雄合抱的血吸虫成虫　3. 纯化的血吸虫卵　4. 成熟血吸虫卵（示卵内毛蚴）
5. 肝组织压片中的血吸虫卵　6. 肠组织压片中的颗粒期血吸虫卵　7. 曼氏血吸虫卵　8. 埃及血吸虫卵
9. 吖啶橙染色的血吸虫卵1　10. 吖啶橙染色的血吸虫卵2　11. 吖啶橙染色的血吸虫毛蚴　12. 血吸虫活尾蚴（示水面状态）

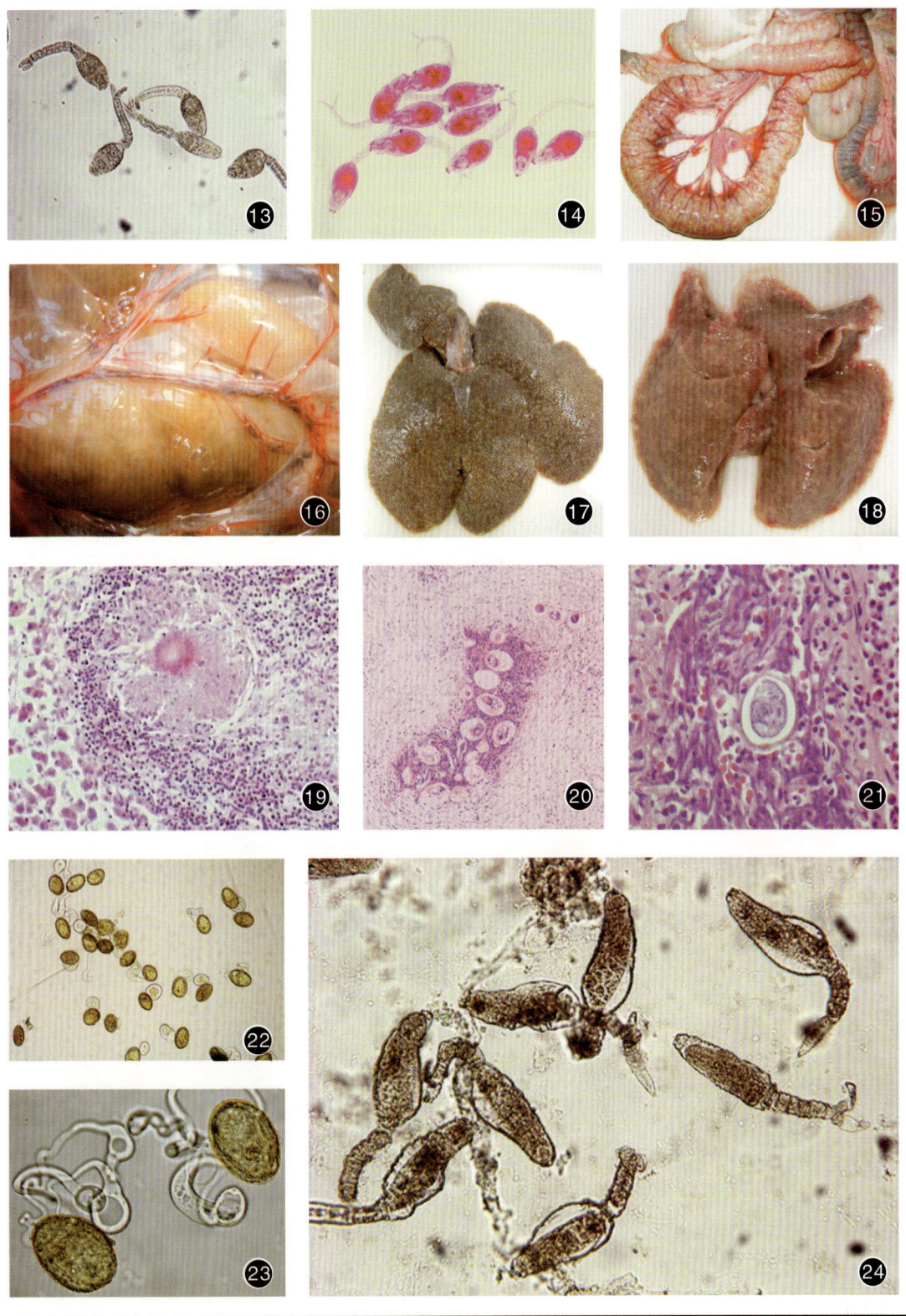

13. 血吸虫活尾蚴　　14. 血吸虫尾蚴　　15. 血吸虫卵沉积在宿主肠壁　　16. 血吸虫成虫寄生宿主肠系膜静脉
17. 血吸虫卵沉积在宿主肝组织　　18. 血吸虫卵沉积在宿主肺组织　　19. 组织切片中的急性虫卵结节　　20. 组织切片中的慢性虫卵结节　　21. 患者阑尾组织切片中的血吸虫卵　　22. 血吸虫环卵沉淀试验1　　23. 血吸虫环卵沉淀试验2　　24. 血吸虫尾蚴膜反应试验

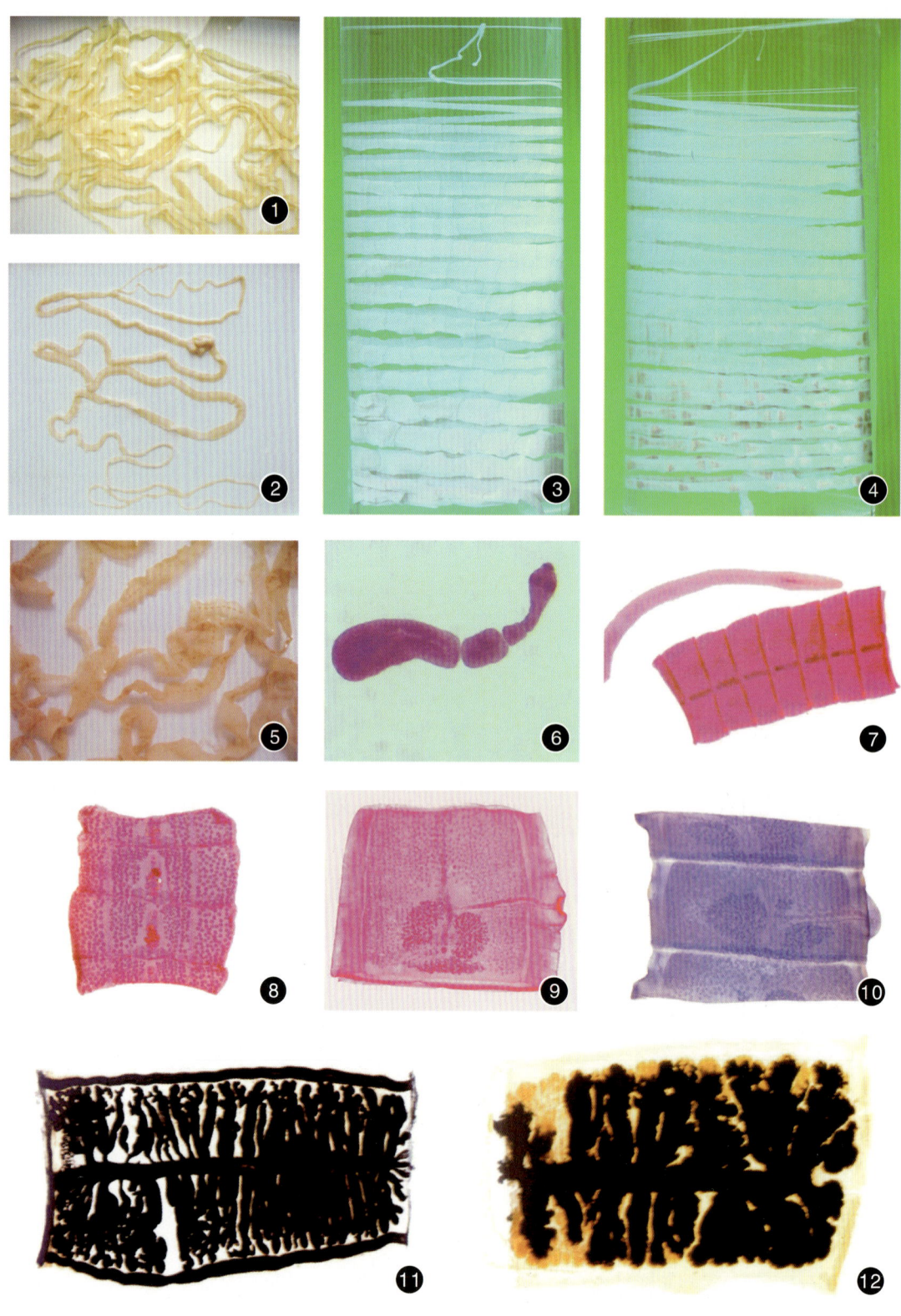

附图5：绦虫成虫、节片

1. 牛带绦虫成虫　　2. 猪带绦虫成虫　　3. 牛带绦虫液浸标本　　4. 猪带绦虫液浸标本　　5. 曼氏迭宫绦虫成虫
6. 细粒棘球绦虫成虫　　7. 曼氏迭宫绦虫头节、幼节　　8. 曼氏迭宫绦虫成熟节片　　9. 牛带绦虫成熟节片
10. 猪带绦虫成熟节片　　11. 牛带绦虫妊娠节片　　12. 猪带绦虫妊娠节片

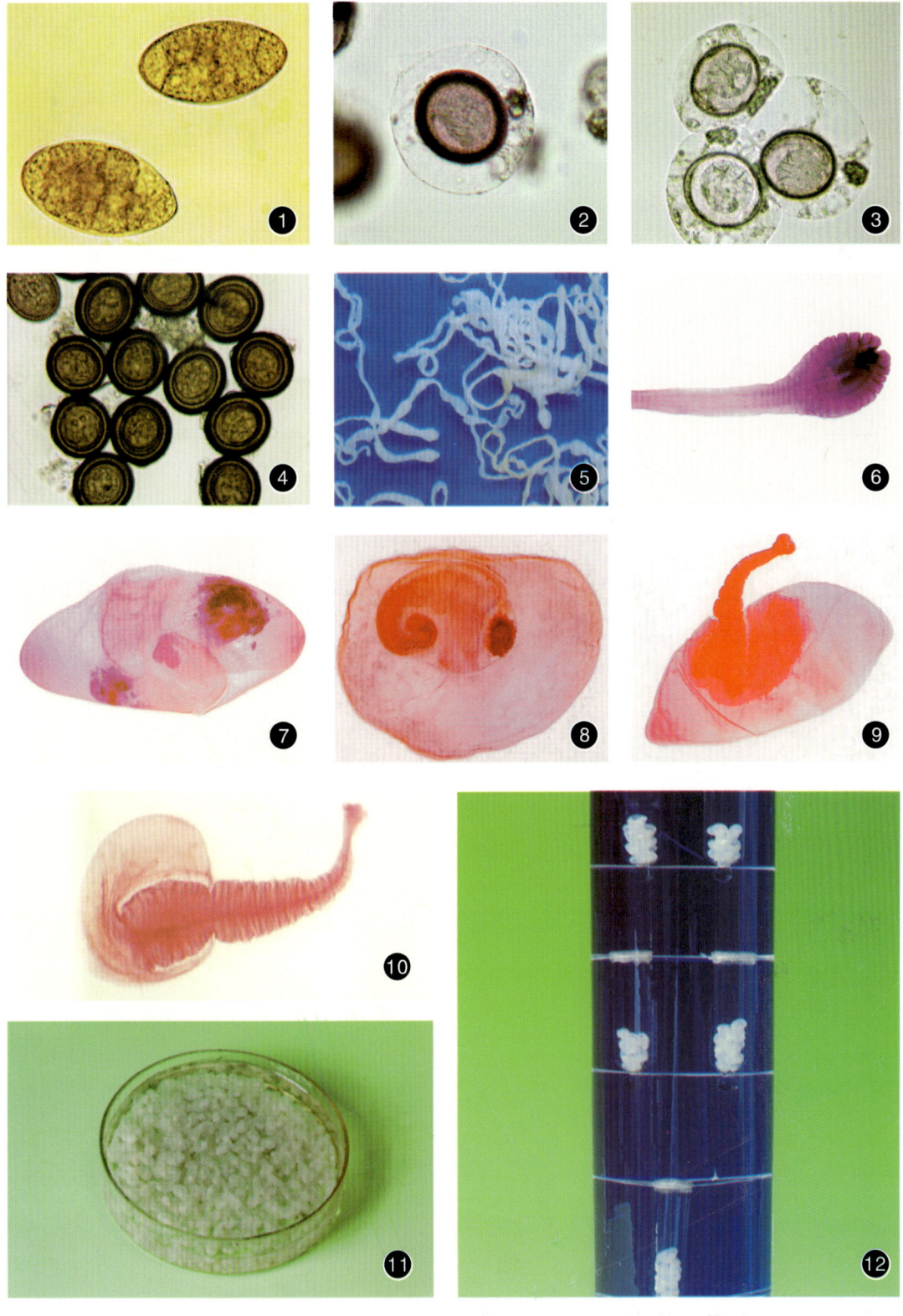

附图6：绦虫卵、成虫

1. 曼氏迭宫绦虫卵 2. 具卵壳的带绦虫活虫卵 3. 发育中的带绦虫活虫卵 4. 带绦虫卵 5. 活裂头蚴
6. 裂头蚴（示裂口） 7. 牛囊尾蚴 8. 猪囊尾蚴 9. 头节外伸的牛囊尾蚴 10. 头节外伸的猪囊尾蚴
11. 猪肉中收集的猪囊尾蚴 12. 猪囊尾蚴液浸标本

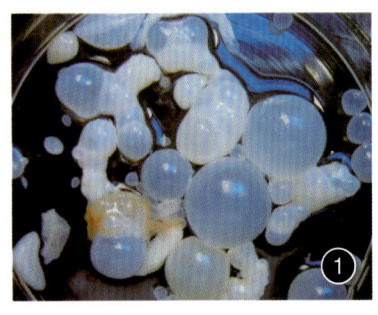
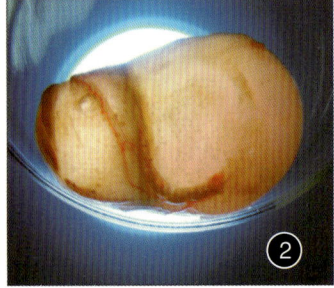
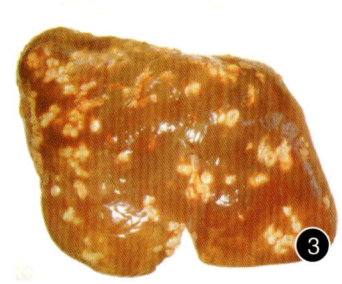
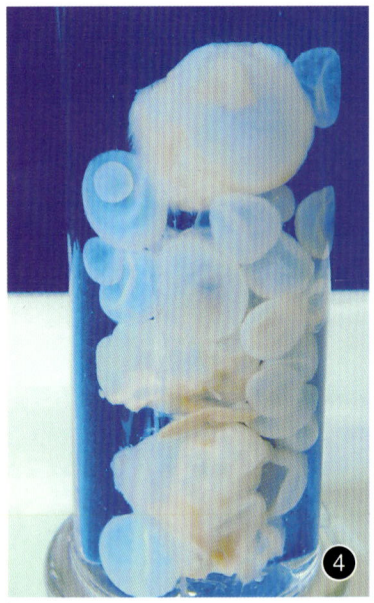
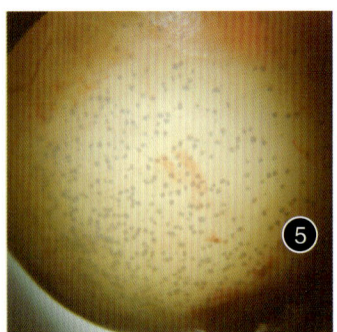
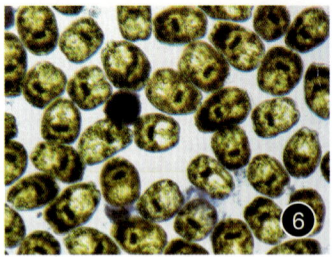
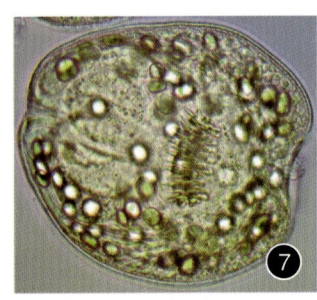
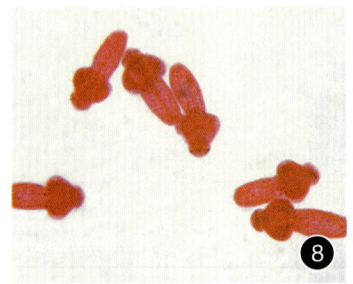
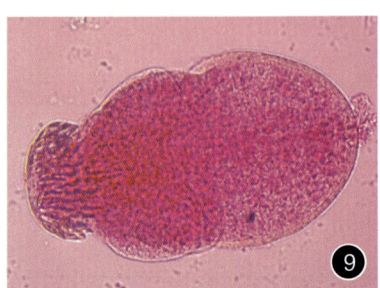
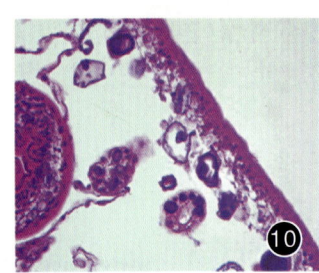
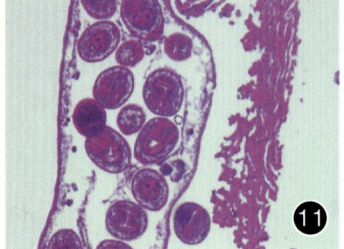
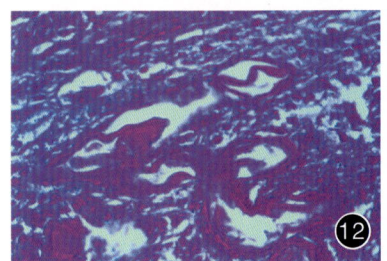

附图7：细粒棘球绦虫(包生绦虫)幼虫

1. 来自实验动物模型的薄壁棘球蚴　　2. 来自实验动物模型的厚壁棘球蚴　　3. 羊肝脏表面的棘球蚴　　4. 棘球蚴液浸标本　　5. 棘球蚴内壁上的原头蚴　　6. 活体原头蚴1　　7. 活体原头蚴2（示小钩）　　8. 头节外伸的原头蚴1　　9. 头节外伸的原头蚴2（示小钩）　　10. 患者组织切片中的棘球蚴内壁结构　　11. 患者组织切片中的棘球蚴及其内原头蚴　　12. 肝组织切片中的多房棘球蚴

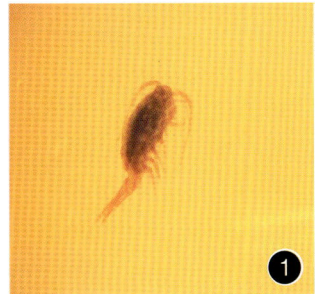 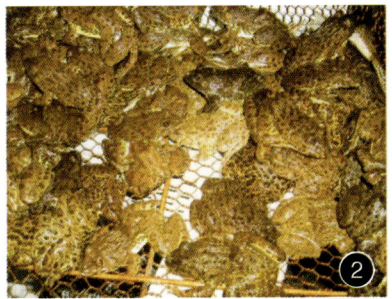 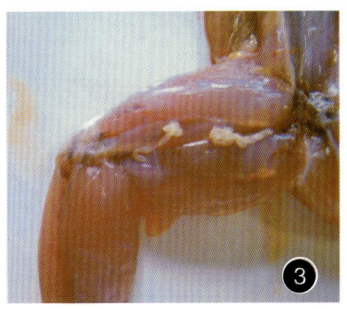
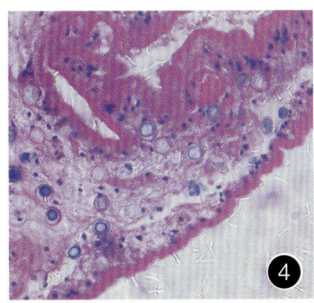 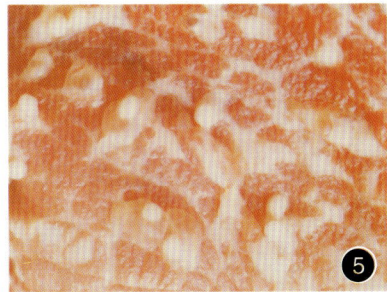 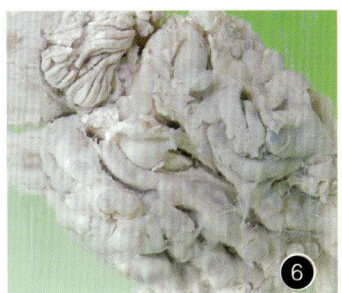
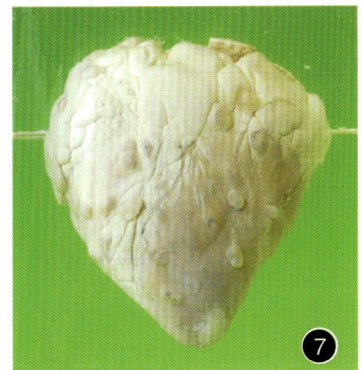 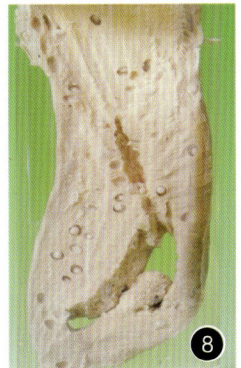 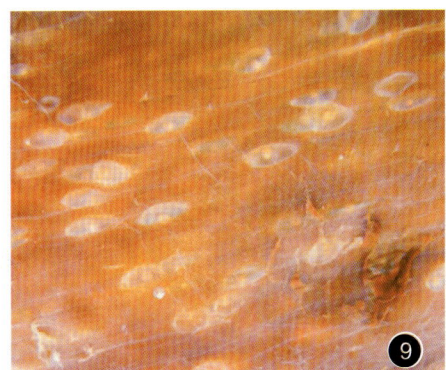
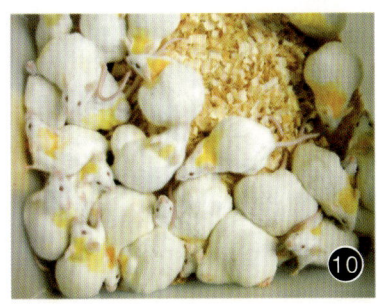 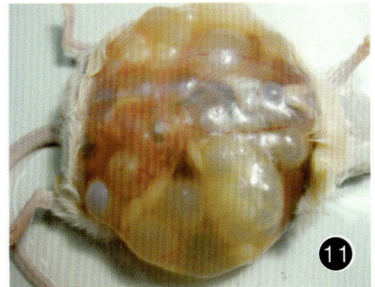 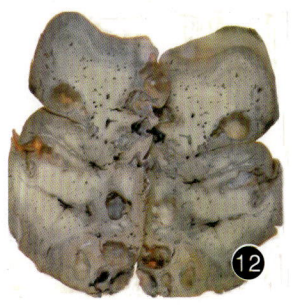

附图8：绦虫中间宿主、病变液浸标本

1. 曼氏迭宫绦虫第一中间宿主——剑水蚤　2. 曼氏迭宫绦虫中间宿主——野生虎纹蛙　3. 虎纹蛙肌肉中的裂头蚴　4. 患者组织切片中的裂头蚴　5. 新鲜猪肉中的猪囊尾蚴　6. 脑组织中的猪囊尾蚴　7. 心肌中的猪囊尾蚴　8. 舌肌中的猪囊尾蚴　9. 猪肉中的透明猪囊尾蚴　10. 包虫病小鼠模型　11. 包虫病小鼠腹腔中的棘球蚴　12. 羊肝脏切面（示棘球蚴）

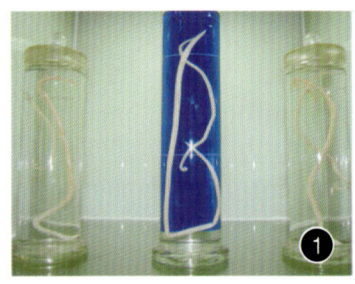
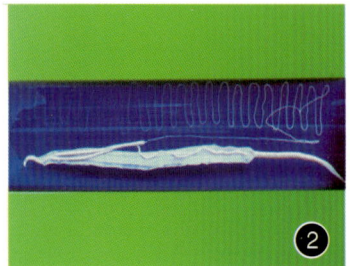
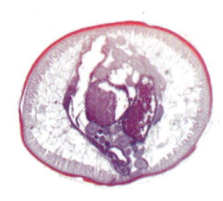
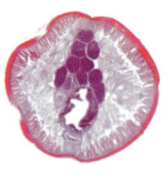
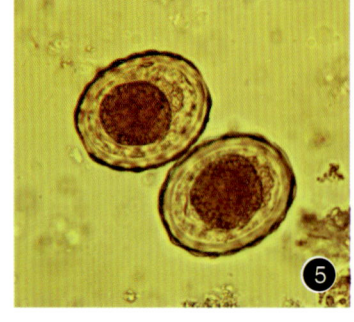
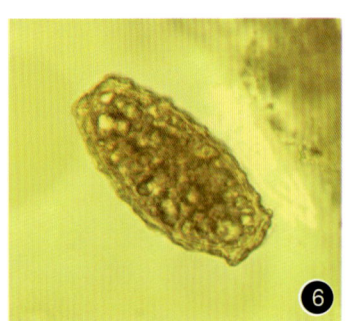
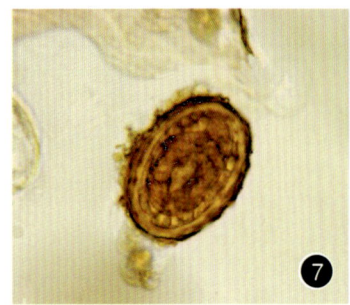
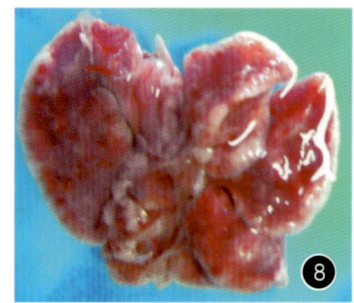
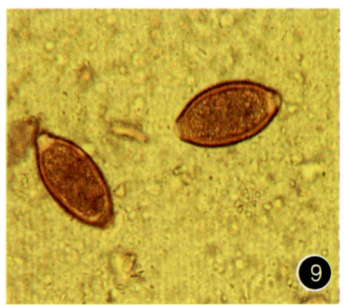
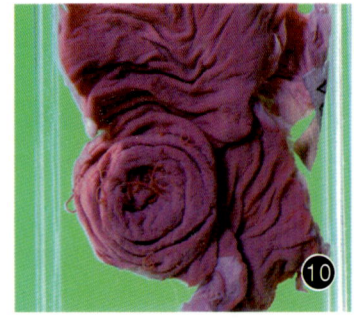
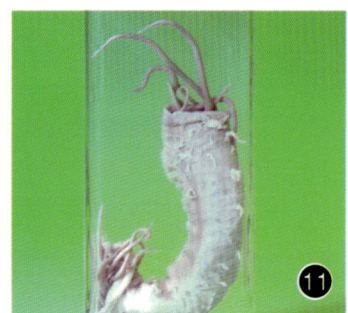
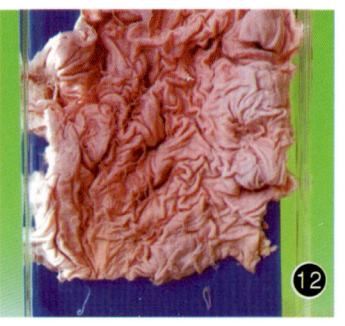

附图9：蛔虫、鞭虫

1. 雌雄蛔虫液浸标本 2. 雄蛔虫内部结构 3. 雌蛔虫横切染色标本 4. 雄蛔虫横切染色标本 5. 受精蛔虫卵 6. 未受精蛔虫卵 7. 感染期蛔虫卵 8. 蛔虫幼虫移行症肺部病变标本 9. 患者粪便涂片中的鞭虫卵 10. 鞭虫寄生在患者回盲部的液浸标本 11. 蛔虫性肠梗阻液浸标本 12. 鞭虫寄生肠壁液浸标本

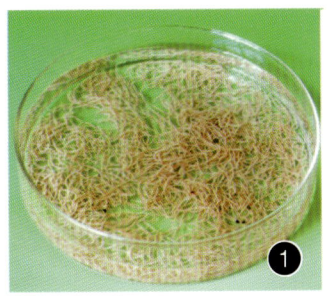
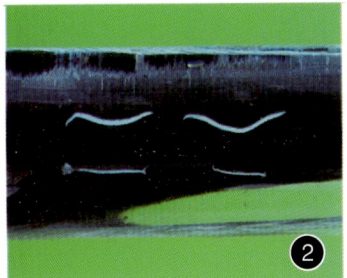
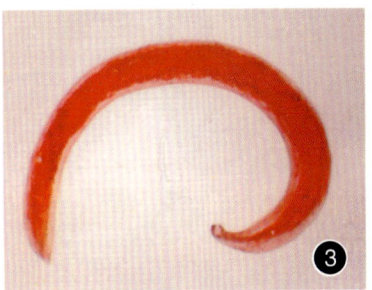
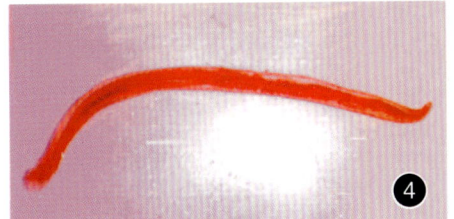
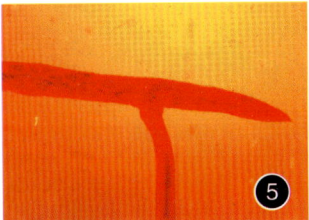
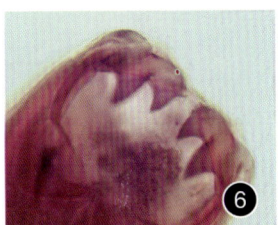
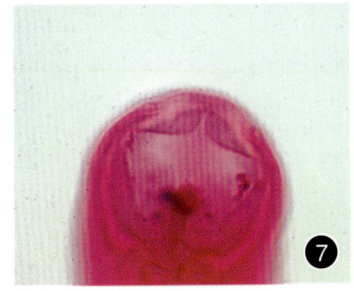
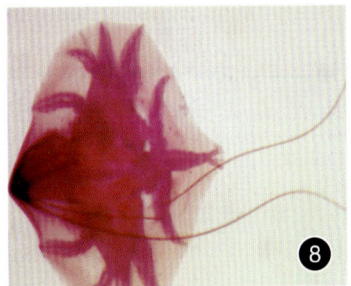
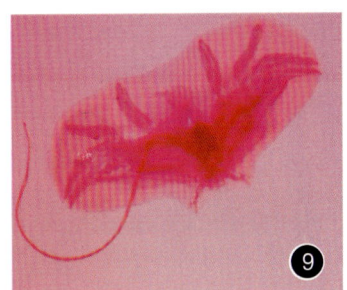
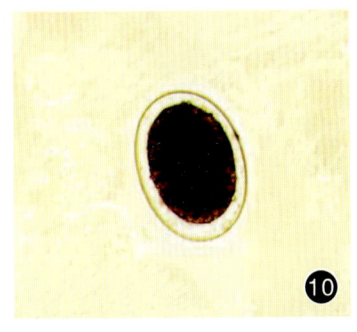
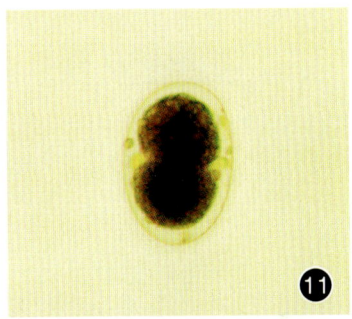
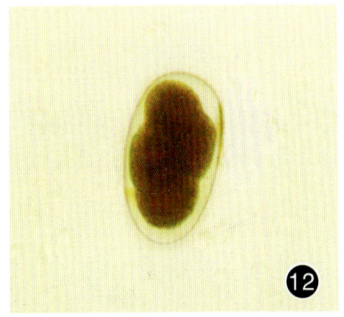

附图10：钩虫、粪类圆线虫

1. 钩虫成虫   2. 钩虫成虫液浸标本   3. 十二指肠钩虫雌虫   4. 美洲钩虫雄虫   5. 雌雄交配的钩虫成虫
6. 十二指肠钩虫口囊（示钩齿）   7. 美洲钩虫口囊（示板齿）   8. 十二指肠钩虫尾伞   9. 美洲钩虫尾伞
10. 单细胞钩虫卵   11. 双细胞钩虫卵   12. 四细胞钩虫卵

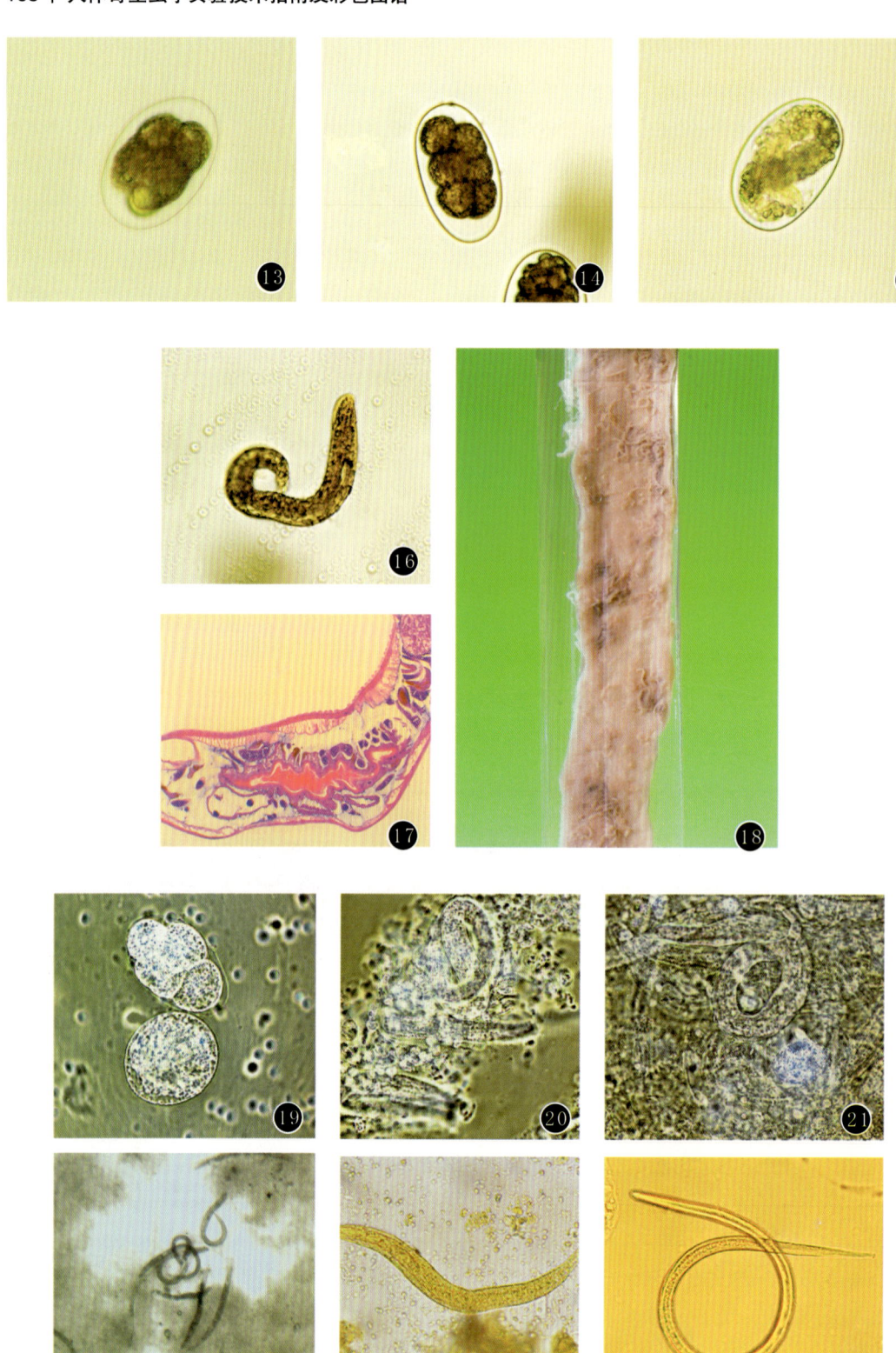

13. 六细胞钩虫卵　14. 八细胞钩虫卵　15. 含幼钩虫卵　16. 钩虫杆状蚴　17. 患者组织切片中的钩虫成虫　18. 钩虫寄生肠壁液浸标本　19. 患者呕吐物中的粪类圆线虫卵　20. 患者呕吐物中的粪类圆线虫含幼卵　21. 患者呕吐物中的杆状蚴　22. 患者粪便涂片中的粪类圆线虫杆状蚴　23. 患者粪便涂片中的粪类圆线虫杆状蚴　24. 患者粪便涂片中的粪类圆线虫丝状蚴

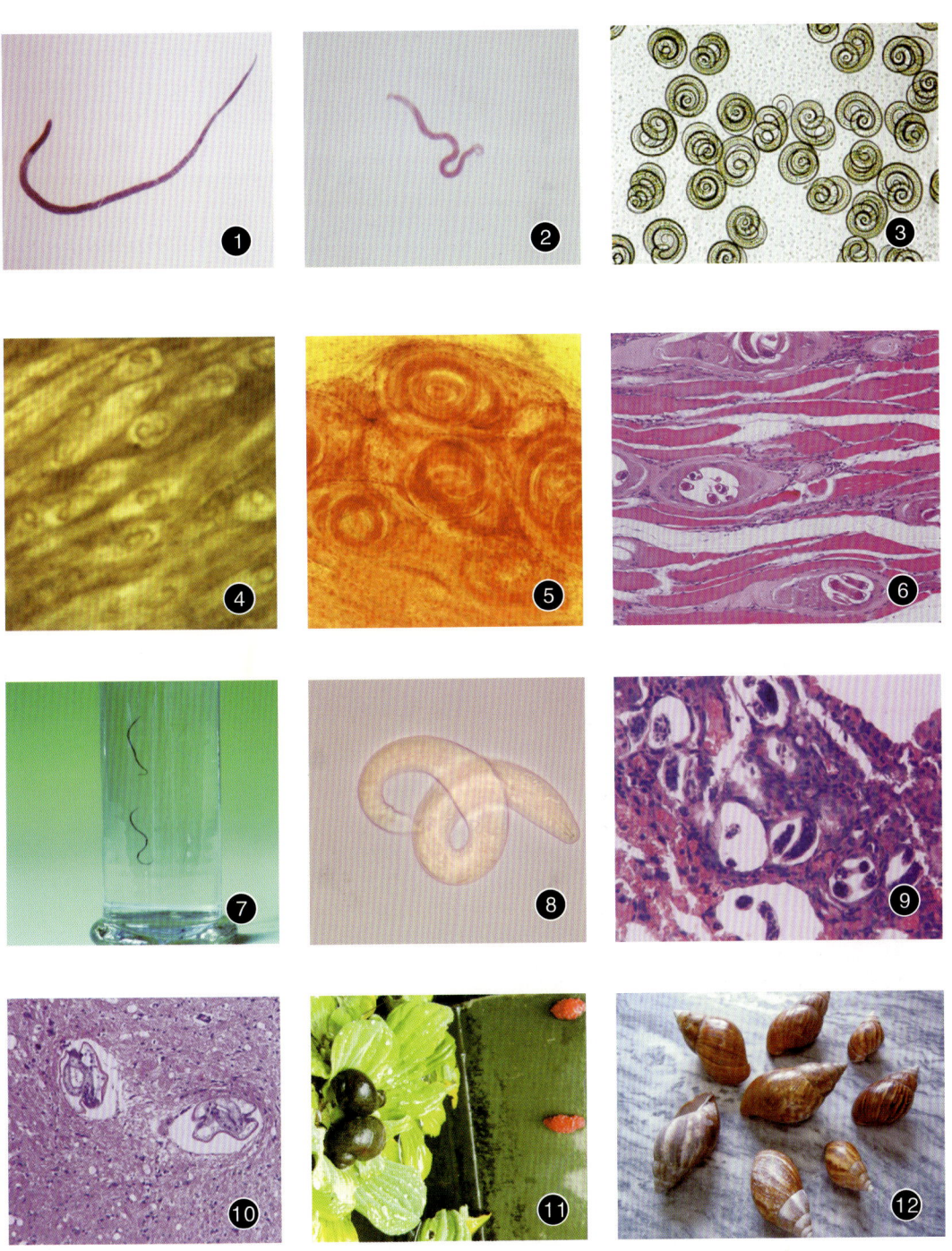

附图11：旋毛虫、广州管圆线虫

1. 旋毛虫雌虫　　2. 旋毛虫雄虫　　3. 纯化的旋毛虫幼虫　　4. 新鲜肌肉压片中的旋毛虫囊包幼虫　　5. 肌肉压片染色制片的旋毛虫囊包幼虫　　6. 组织切片中的旋毛虫囊包幼虫　　7. 广州管圆线虫成虫液浸标本　　8. 广州管圆线虫幼虫　　9. 肺组织切片中的广州管圆线虫幼虫　　10. 脑组织切片中的广州管圆线虫幼虫　　11. 广州管圆线虫中间宿主福寿螺及其螺卵　　12. 广州管圆线虫褐云玛瑙螺

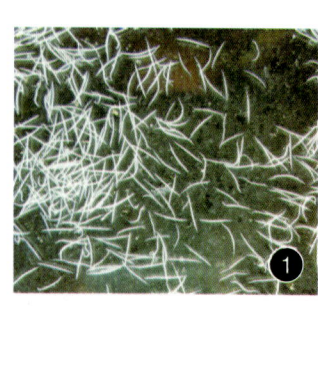
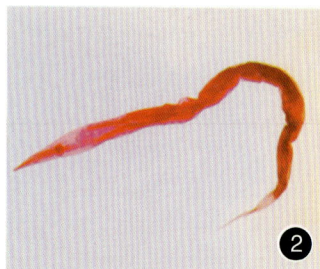
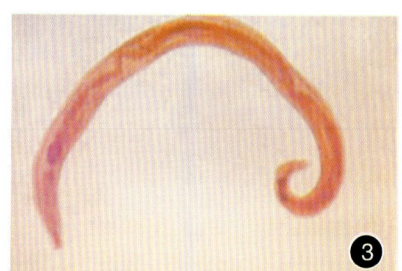
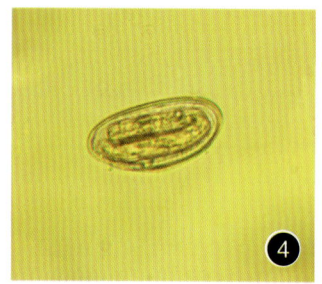
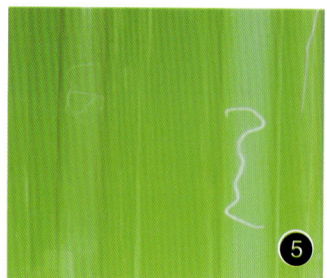
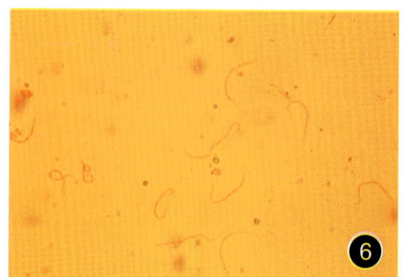
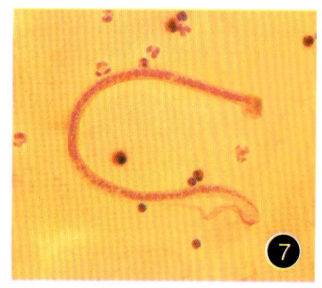
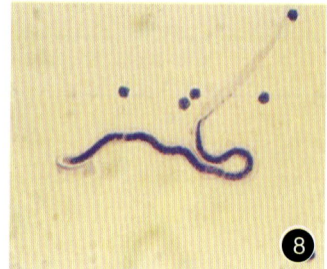
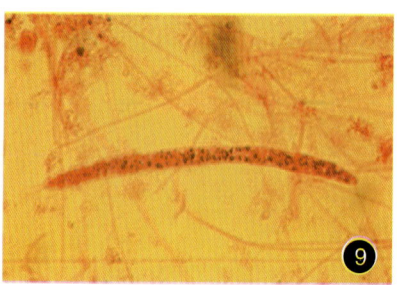
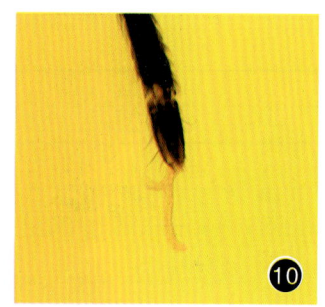
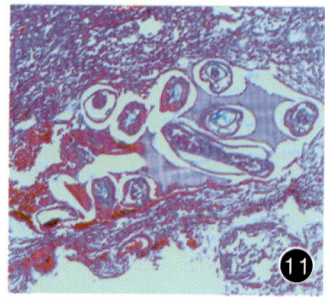
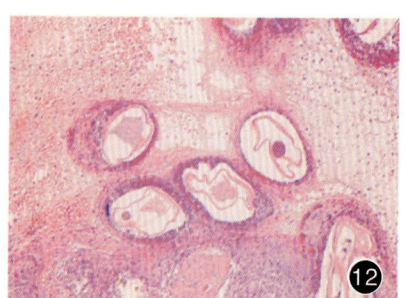

附图12：蛲虫、丝虫

1. 蛲虫成虫液浸标本 2. 雌蛲虫成虫 3. 雄蛲虫成虫 4. 蛲虫卵 5. 马来丝虫、罗阿丝虫成虫液浸标本 6. 丝虫微丝蚴（低倍视野） 7. 班氏丝虫微丝蚴 8. 马来丝虫微丝蚴 9. 蚊体分离的腊肠期幼虫 10. 丝虫感染期幼虫从蚊下唇逸出 11. 淋巴组织切片中的丝虫 12. 附睾组织切片中的丝虫

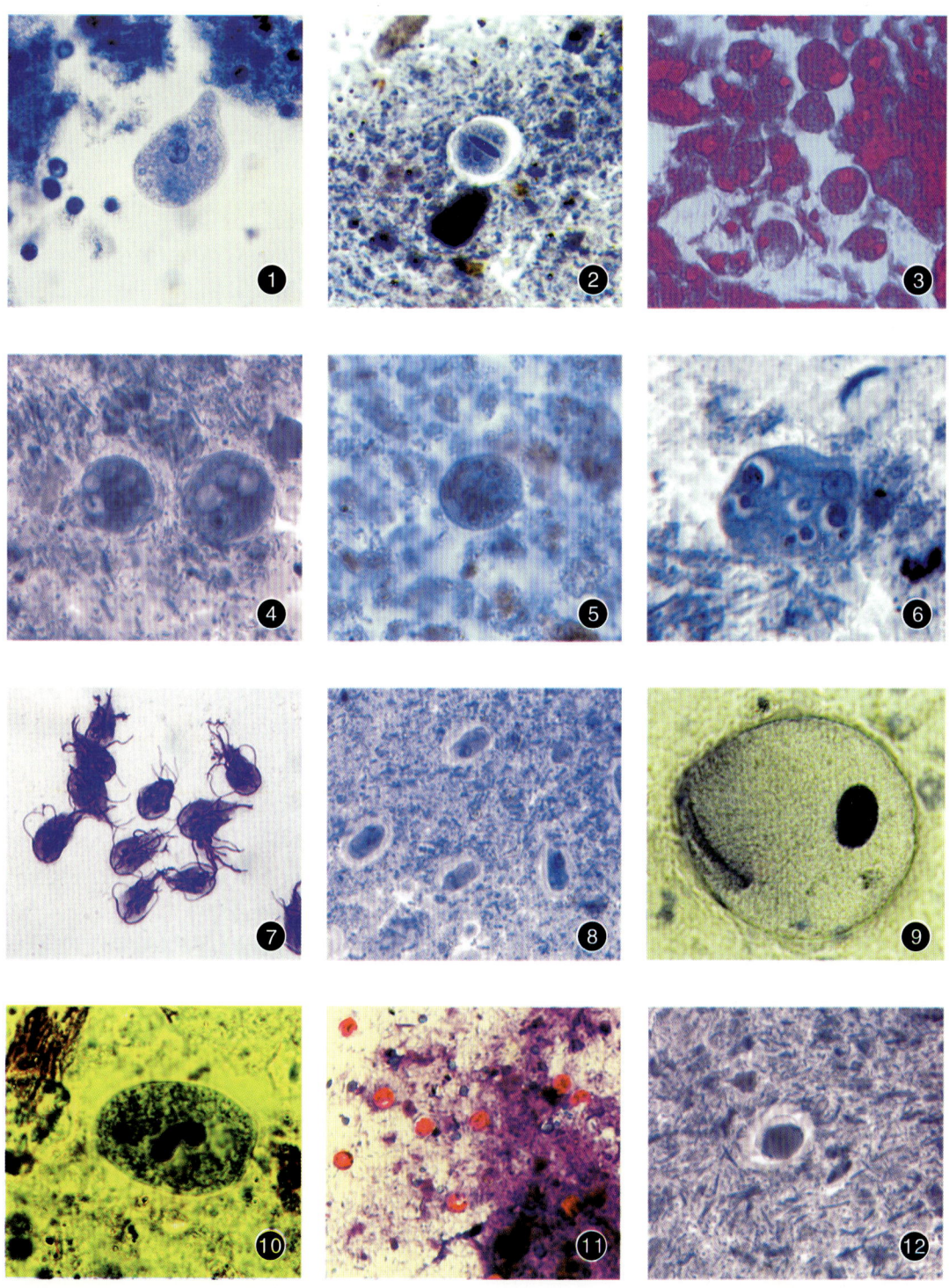

附图13：肠道、腔道等原虫

1. 溶组织内阿米巴滋养体　2. 溶组织内阿米巴包囊体　3. 肠组织切片中的阿米巴滋养体　4. 结肠内阿米巴滋养体　5. 结肠内阿米巴包囊体　6. 齿龈内阿米巴滋养体　7. 蓝氏贾第鞭毛虫滋养体　8. 蓝氏贾第鞭毛虫包囊体　9. 结肠小袋纤毛虫滋养体　10. 结肠小袋纤毛虫包囊体　11. 隐孢子虫卵囊　12. 人芽囊原虫

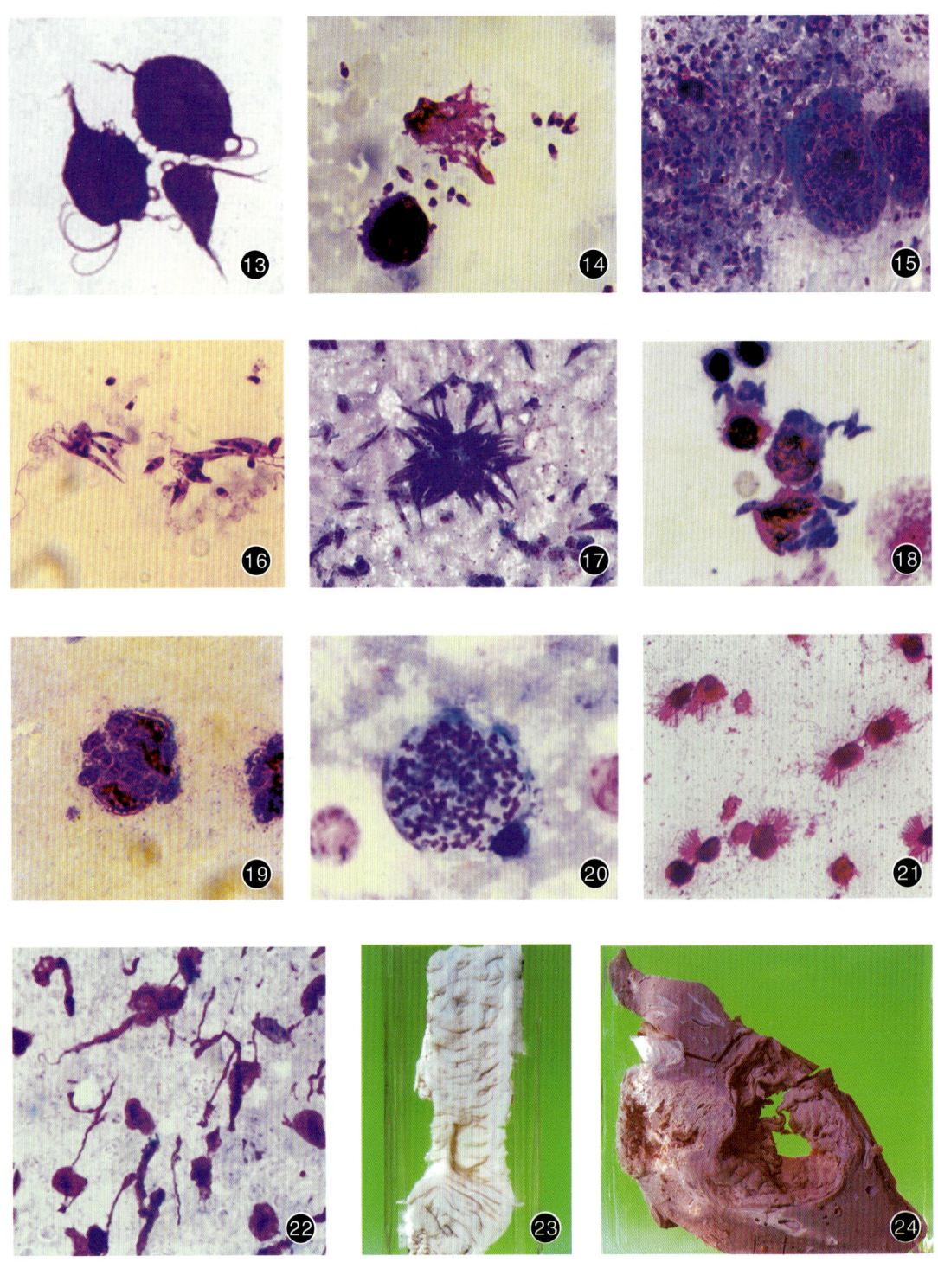

13. 阴道毛滴虫　14. 杜氏利什曼原虫无鞭毛体1　15. 杜氏利什曼原虫无鞭毛体2　16. 杜氏利什曼原虫前鞭毛体1　17. 杜氏利什曼原虫前鞭毛体2　18. 弓形虫滋养体　19. 弓形虫假包囊　20. 弓形虫包囊　21. 蠊缨滴虫　22. 卡氏肺孢子虫包囊体（卡氏肺囊菌）　23. 阿米巴肠壁溃疡液浸标本　24. 阿米巴肝脓肿液浸标本

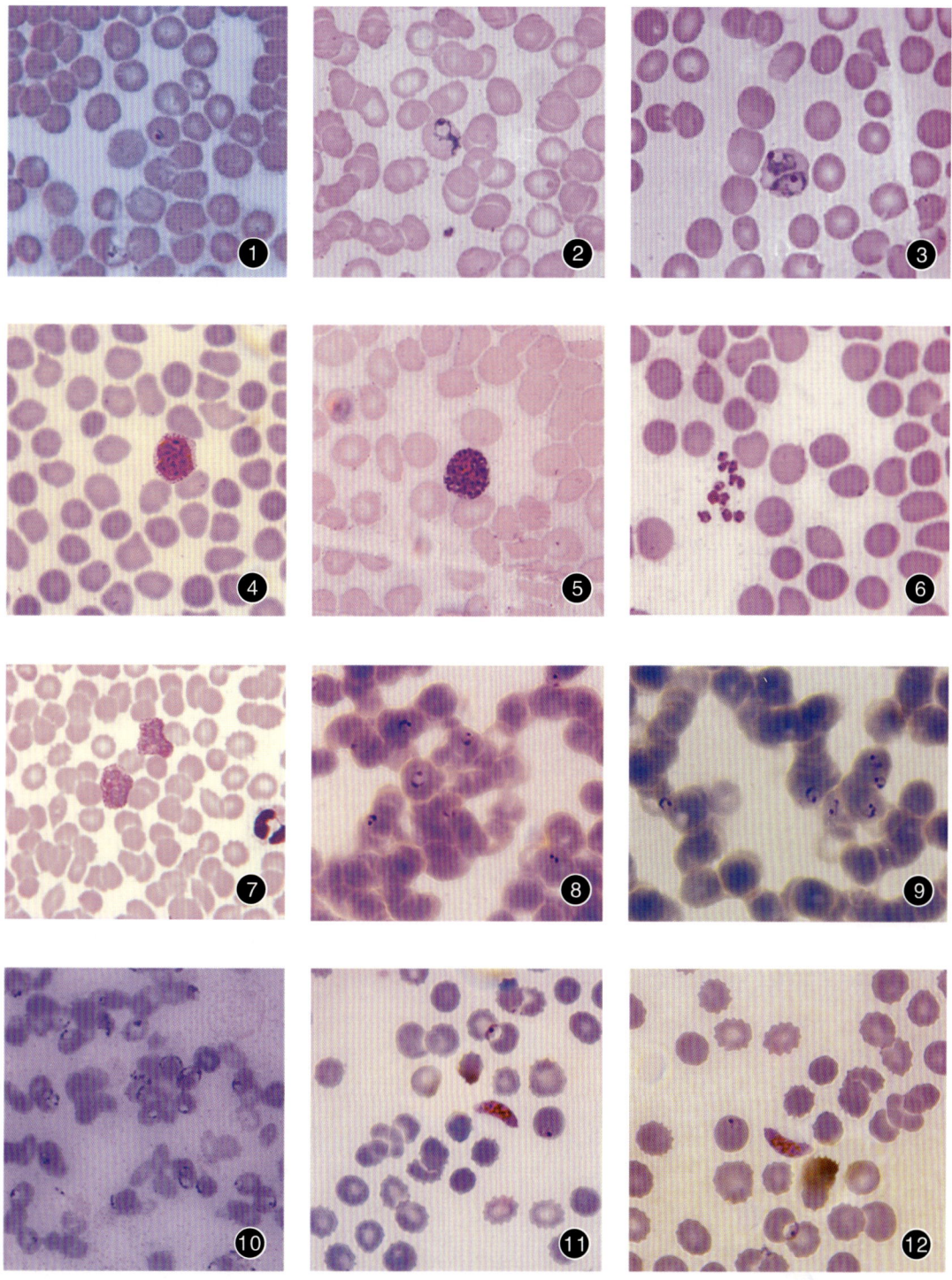

附图14：疟原虫等原虫

1. 间日疟原虫环状体　2. 间日疟原虫滋养体1　3. 间日疟原虫滋养体2　4. 间日疟原虫早期裂殖体　5. 间日疟原虫成熟裂殖体　6. 间日疟原虫裂殖子　7. 间日疟原虫配子体　8. 恶性疟原虫环状体1　9. 恶性疟原虫环状体2　10. 恶性疟原虫环状体3　11. 恶性疟原虫环状体、配子体　12. 恶性疟原虫雌配子体

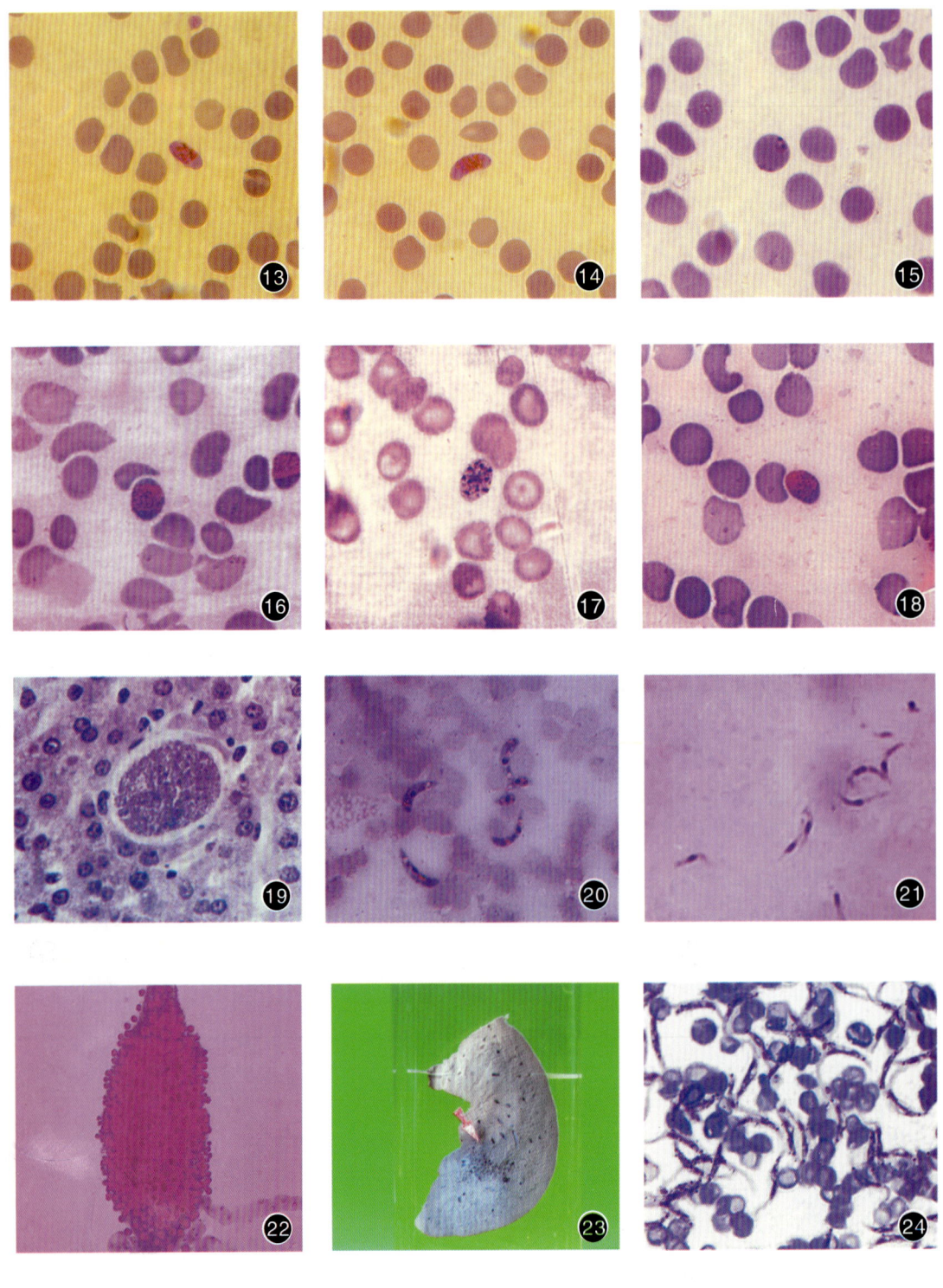

13. 恶性疟原虫雄配子体1 14. 恶性疟原虫雄配子体2 15. 三日疟原虫环状体 16. 三日疟原虫滋养体 17. 三日疟原虫裂殖体 18. 三日疟原虫雌配子体 19. 疟原虫红外期裂殖体 20. 疟原虫动合子 21. 疟原虫子孢子 22. 媒介按蚊胃壁上的疟原虫卵囊 23. 疟疾肝脏病变液浸标本（示蜂窝状肝组织） 24. 锥虫

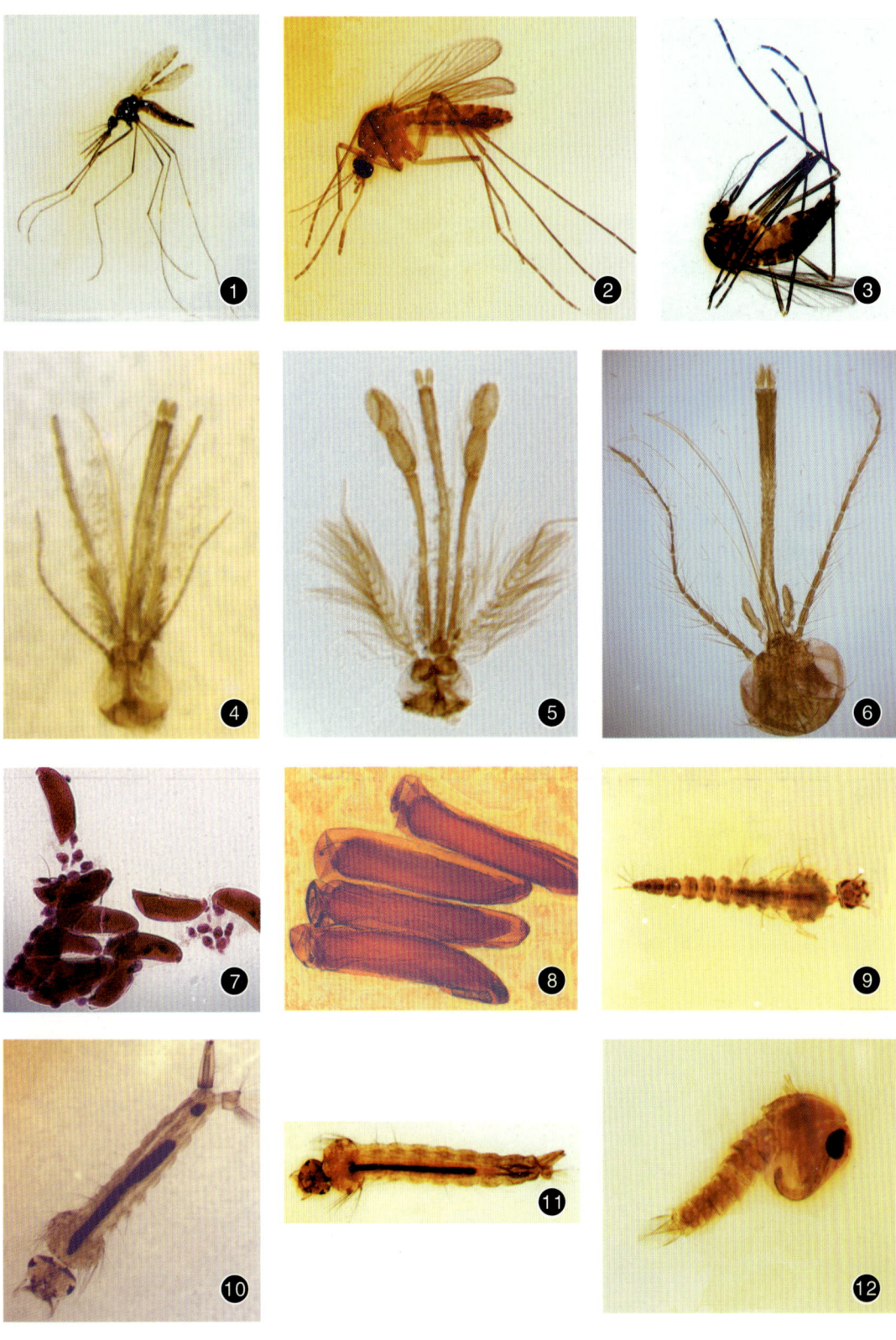

附图15：蚊

1. 按蚊　2. 库蚊　3. 伊蚊　4. 雌按蚊头节　5. 雄按蚊头节　6. 雌库蚊头　7. 按蚊卵　8. 库蚊卵
9. 按蚊幼虫　10. 库蚊幼虫　11. 伊蚊幼虫　12. 蚊蛹

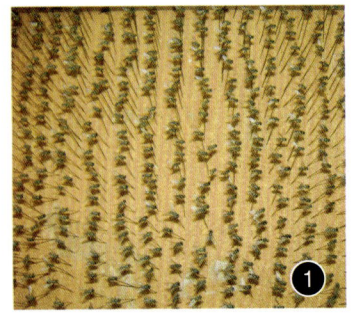
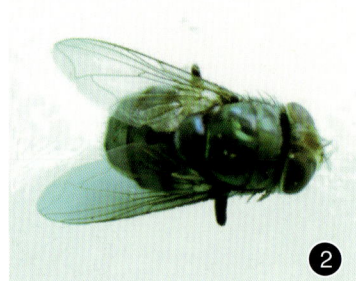
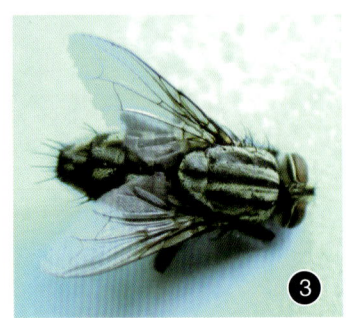
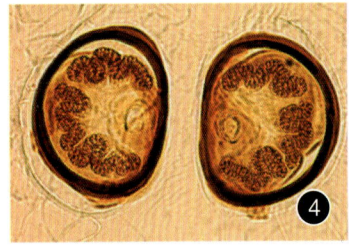
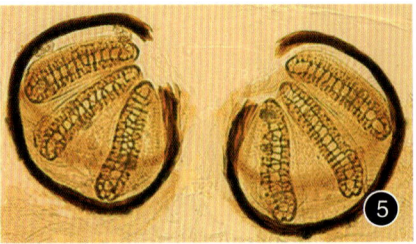
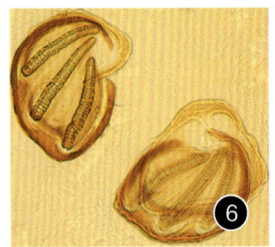
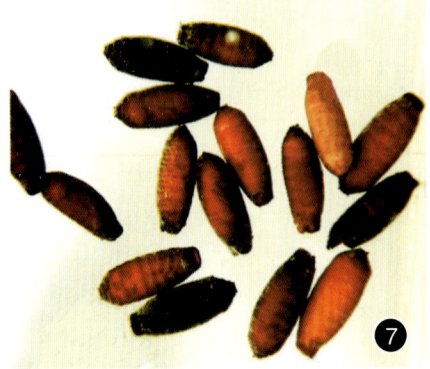
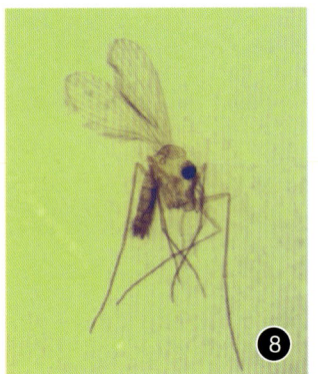
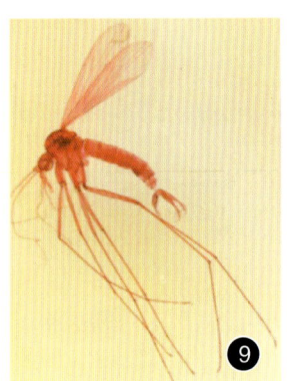
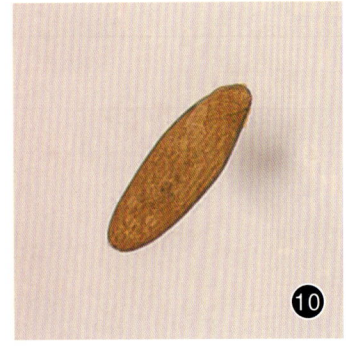
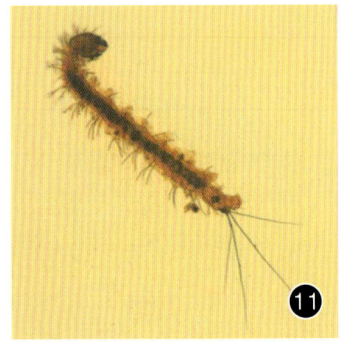
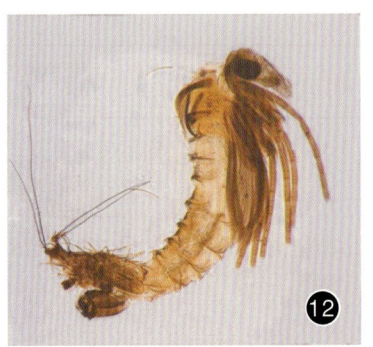

附图16：白蛉

1. 家蝇针插干制标本　　2. 金蝇　　3. 麻蝇　　4. 家蝇幼虫后气孔　　5. 金蝇幼虫后气孔　　6. 麻蝇幼虫后气孔　　7. 蝇蛹　　8. 雌性白蛉　　9. 雄性白蛉　　10. 白蛉卵　　11. 白蛉幼虫　　12. 白蛉蛹

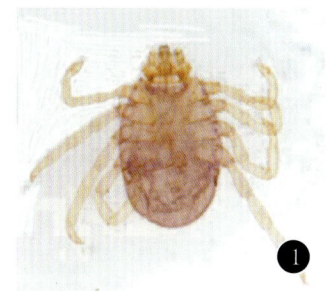
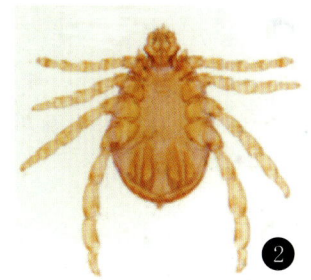
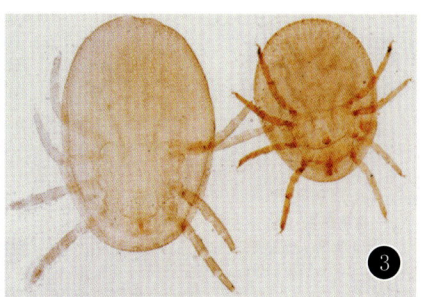
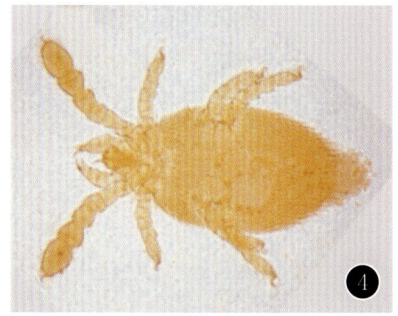
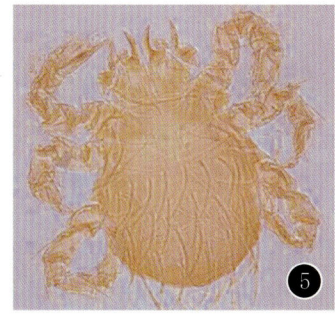
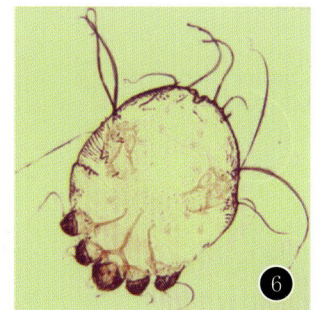
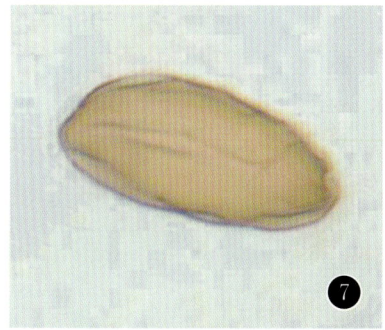
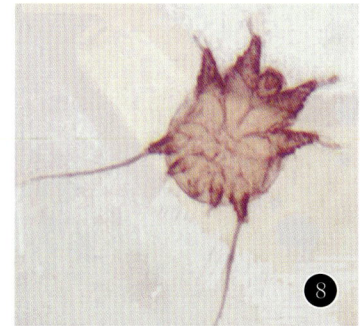
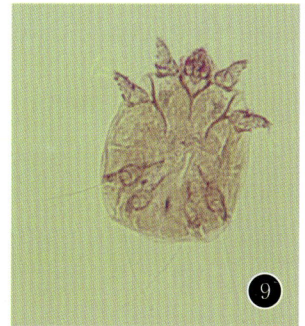
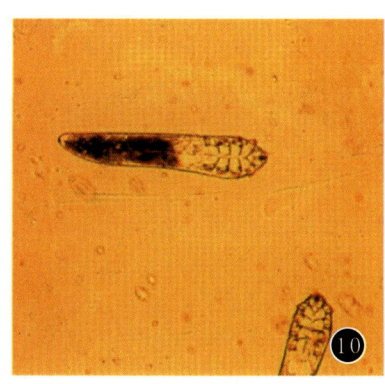
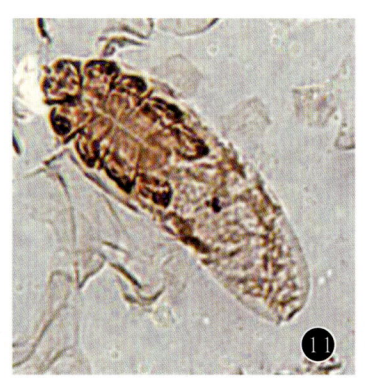
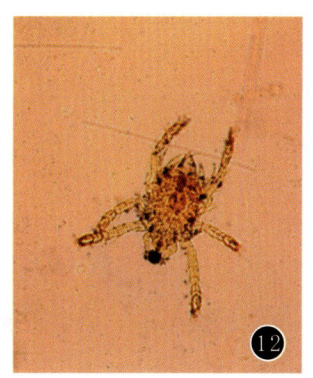

附图17：蜱、螨

1. 雌硬蜱　　2. 雄硬蜱　　3. 软蜱　　4. 恙螨成虫　　5. 恙螨幼虫　　6. 疥螨成虫　　7. 疥螨卵　　8. 疥螨幼虫1
9. 疥螨幼虫2　　10. 毛囊蠕形螨　　11. 皮脂蠕形螨　　12. 尘螨

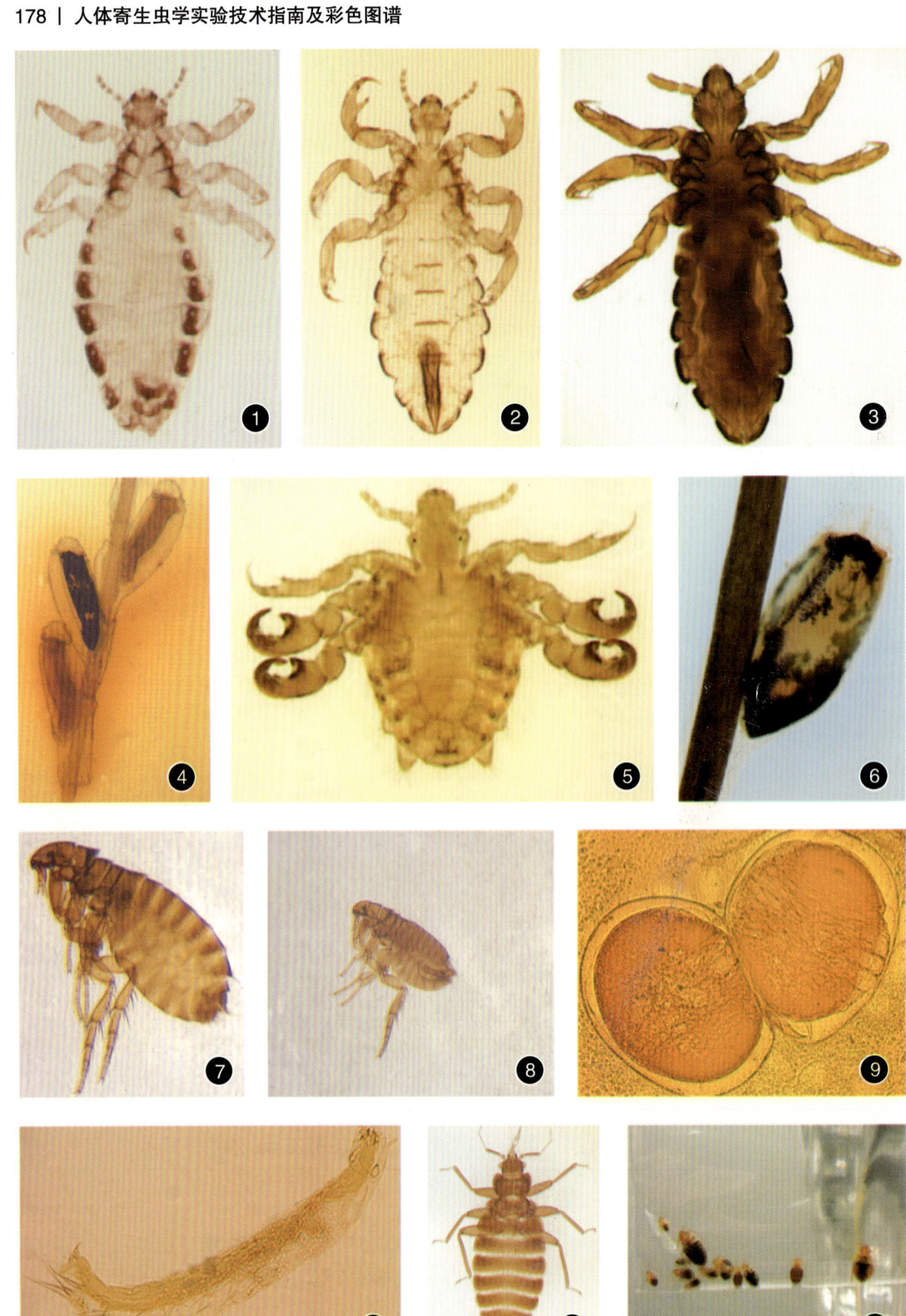

附图18：虱、蚤、臭虫

1. 雌体虱　　2. 雄体虱　　3. 头虱　　4. 头虱卵　　5. 耻阴虱　　6. 耻阴虱卵　　7. 雌蚤　　8. 雄蚤　　9. 蚤卵
10. 蚤幼虫　　11. 臭虫　　12. 夜间寻食的臭虫